JN195849

わたしたちの中絶

38の異なる経験

石原燃　大橋由香子

明石書店

わたしたちの中絶――38の異なる経験

もくじ

第Ⅲ部　様々な経験に接して

＊は本名ではない方

凡例

＊引用文の一部において、旧仮名遣いや旧字は新字体に変え句読点を補った。
＊［］は筆者の補足である。
＊いくつかの語句は、それぞれの執筆者の意図を踏まえ、統一していない場合がある。

はじめに

石原 燃

二〇歳の頃に中絶をしたことがある。大学三年の三学期だった。

当時の具体的なエピソードは戯曲や小説でも断片的に書いているので、ここでは触れないことにする。三〇歳を越えてから劇作家になり、ここ数年で、中絶をテーマにしたいくつかの作品を発表した。けれど、当事者だということを宣伝として明示したことはない。にもかかわらず、この場を借りて、中絶したと書いたのは、それが本書の企画意図と切り離すことのできないことだと思ったからだ。

わたしには、中絶したことに対する悲しみや後悔はない。罪悪感もない。

しかし、長い間、そのことを自覚できずにいた。中絶は思い出すたびに、わずかに痛みを感じる記憶のひとつだ。だから、漠然と、それが中絶そのものに対する悲しみや後悔、あるいは罪悪感というものなのだと思っていた。

でも、よく考えてみれば、傷として思い出されるのは、親からの信頼をなくしたと感じたことや、医師から批判がましい言い方をされたことなどで、それは「中絶そのもの」による傷ではない。わたしはあのとき、速やかに安全な中絶にたどりつけたことに安堵していた。わたしは中絶に救われたのだ。

そのことに思い至ったとき、わたしの中で、中絶というテーマは「書くべきこと」になった。そんなはずはない、悲しいはずだ、と何度も言われた。そのたびに、わたし固有の経験が押しつぶされる気持ちになった。「命」を奪うことに罪悪感はないのか、とも言われた。しかし、妊娠した実感すらないのに罪を感じるのは難しかったし、中絶することで守られたわたしの人生にとって、中絶そのものよりもずっとずっと傷つくことだったから、何度も繰り返し違和感を訴えてきた。でも、言葉というものは不完全なもので、重ねれば重ねるほど、「何かに傷ついている」ということだけが伝わり、「やっぱり中絶で傷ついたのだろう」「中絶を後悔しているのだろう」と解釈されてしまう。もちろん、中絶した人すべてがわたしと同じように感じているわけではない。中絶そのものを悲しみ、後悔している人もいるだろう。そういう人を否定するつもりは毛頭ない。ただ、悲しみや罪悪感を感じなかった人の中には、そのことで自分を責めている人も多いと聞く。そういう人には、悲しみを感じなくてもいいのだと言ってあげたい。無事に中絶できたとき、ほっとしたあなたの感覚は普通だ、と。

そもそも、人間の身体は一人一人違う。月経が人によって重かったり、軽かったりするように、妊娠、中絶による身体の反応や変化は人によって違うし、妊娠したときの状況、産みたい気持ちがあったかどうか、そして中絶した週数などによって、経験の内容も、それを受け止める気持ちも変わる。

そのうえ日本では、基本的には相手の同意を取って、高額な処置を受けるしか中絶する方法がない。二〇二三年四月にやっと日本でも中絶薬が承認され、手術しか方法がないという状況は脱した。けれど、中絶薬も価格や条件が手術並みに設定されてしまったので、手術一択のときから状況が変わったとは言いがたい。誰もが同じくらいの金額を払い、同じ条件の下で中絶を受けているというと、「中絶の経験」はどれも同じだと思われるかもしれない。しかし、実際はそうではない。一〇万円を用意する難しさも、条件を満たす難しさも、人によって違うから、それに応じて経験の内容が変わるのだ。

二〇二二年、中絶の実体験を元につくられた映画が二本、日本でも公開された。

一本は『セイント・フランシス』。主演を務めるケリー・オサリバンが自身の体験を元に台本を書いたアメリカの作品で、経口中絶薬による現代的な中絶が描かれている。

もう一本は『あのこと』。二〇二二年にノーベル文学賞を受賞したアニー・エルノーのオートフィクション小説『事件』を原作にした作品で、まだ中絶が禁じられていた一九六〇年代のフランスにおける違法中絶を描いている。

日本では、『セイント・フランシス』で描かれたような自宅での中絶薬の服用は認められていないし、一方でいまや『あのこと』に出てくるような危険度の高い処置を行っているところはないと思うので、医療や制度の観点からすれば、どちらも現在の日本には当てはまらない。だがわたしには、どちらも既視感のある光景として映った。

『セイント・フランシス』では、ケリー・オサリバンが、「中絶にたどり着くまでよりも、中絶した後の方が大変だった」とインタビューで答えているように、中絶そのものではなく、中絶や出血に対する偏見に傷つく姿が描かれている。わたしの経験はどちらかというとこちらに近い。一方、『あのこと』では、親や、学校や、会社にバレることを恐れたり、お金がすぐに用意できなかったりして、医療につながるのが遅れ、中期中絶になってしまったり、孤立出産に行き着いてしまうケースを想起せずにはいられない。病院に行っても望む処置を受けられず、相談できる人もいない、めまいのするような日々の描写に、自分の経験を重ねた人は少なくないはずだ。どうしていいかわからずに、自分で編み棒をつっこむしかないと悩む人は、今の日本にもいる。

だから、本書をどういうものにしようかという相談の場で、いろいろな人の経験を集めてはどうかと、共編著者の大橋由香子さんがご提案くださったとき、わたしも迷わず同意した。フィクションでは、一つの作品の中で、多くのケースを描くのは難しい。でも経験集という形でなら、その人固有の、他の誰とも違う経験に光をあて、それをひとつひとつ折り重ねることで、中絶の複雑な実相を浮かび上がらせることができるかもしれない。それは、刑法・堕胎罪の撤廃を求める活動をしてきた「SOSHIREN　女（わたし）のからだから」とのかかわりや、ご自身の仕事の中で、たくさんの声を聞いてきた大橋さんだからこその発想だったし、そうだとしたら、わたし自身も本書のために経験を語ってくださった方たちに連なりたいと思った、中絶の経験者として、というだけでなく、女性として、妊娠する身体を持つ者の一人として。

本書では、第I部にて、戦前からこれまでの中絶をめぐる状況を概観したあと、その中で中絶を経験した当事者の声を第Ⅱ部に、支援者や研究者、取材者などの立場で、中絶の現場を見聞きしてきた人たちの声を第Ⅲ部にまとめた。直接的な当事者だけでなく、周囲にいる人たちの声もまとめることで、その複雑な実相に近づければと考えた。

経験を語るということは、奪われた声を取り戻すということだ。

医療制度や法律を考えるとき、いつも現実離れした紋切り型なイメージがそこにあり、当事者の声がかき消されている。それは声を奪われているということで、それを取り戻さなくては、わたしたちが自分の身体に主体的に関わることはできない。

マジョリティに対してだけ言っているのではない。わたし自身、自分が主体なのだということを忘れて、医療者の方だけでなんとかしてくれないかと、他力本願になってしまうこともある。だからこそ、何度も何度も、この問題はわたし自身が主体なのだと、自分自身に言い聞かせてきた。

よりよい中絶を必要としているのはわたしたちだし、わたしたちはみな、自分の身体のことを決める権利を持っている。

「わたしたちの中絶」というタイトルには、そんな想いも込めたつもりだ。

当事者が語るということは、本人にとっていいことばかりではない。忘れようとしていたことを思い出してしまうこともあるし、周囲に知られたり、思わぬところから批判を浴びることもある。語りたくても語れないこともあるし、当然、「語らない」という自由も、当事者にはある。それでもなぜ語るのかは、人それぞれ違うだろう。

本書にご自身の経験を寄せてくださった方たちがそれぞれどういう気持ちでご協力くださったのか、わたしが代弁するわけにはいかない。でも、どんな気持ちであるにしろ、もしかしたら痛みを伴うかもしれない個人的な、唯一無二の体験を、託してくださったことに、心から感謝申しあげたい。

読者には、こうして声を上げることがいかに困難なものかをご理解いただき、複雑さをそのまま受け止めていただけたらと思っている。

第 I 部

中絶をめぐる長いお話

大橋由香子

第1章　妊娠したら産むしかない？——堕胎罪と優生保護法

「ひょっとして妊娠？　どうしよう」——想定外の出来事に心乱れ、不安や絶望で目の前が真っ暗に、頭の中は真っ白になっている人が、世界中に、昔も今もたくさんいる。

遅れている月経がくるように、流産が起きるようにと「何か」を試みてきた。お腹を強くマッサージする、叩く、高いところから飛び降りる、下半身を冷たい水に浸ける行為。薬草や果実、酢や卵、下剤、あるいは売られている薬を飲む行為。編み棒、針金ハンガー、植物の茎など棒状のものを膣から子宮口に入れる行為。

「一人でできる」方法によって出血すれば、妊娠状態が解消されたことになる。しかし、成功率も低く、安全ではない。産婆（さんば）（今の助産師に近い）や医師など専門的な技術を持つ人に頼めば、もう少し確かで安全かもしれない。それでも、衛生的で近代的な施設で安全な手術を受けるのとは、大違いだ。

しかも、中絶は犯罪だと法律で定められていれば、これらの行為が発覚すると逮捕され処罰される。禁止されている行為を人に頼めばどうなるか。足元を見られて高額なお金を要求されたり、密告されて捕まったり、年月が経過した後も脅されたりする。

非合法ということは、闇や裏道の中絶にしか頼れず、後遺症に苦しみ、時に命を落とすことを意味する。ヤミ中絶に追い込まれる女たちの苦悩は、欧米中心だが映画でも描かれている。フランスの『あのこと』（原作は二〇二二年ノーベル文学賞受賞者アニー・エルノー『事件』）、英国の『ヴェラ・ドレイク』、アメリカの『スリーウィメン　この壁が話せたら』『コール・ジェーン』、ルーマニアの『4ヶ月、3週と2日』などを観ると、望まない妊娠への絶望感、それを乗りきろうとする意志が伝わってくる。

第1章では、日本の制度を簡単に説明したのち、その時代を生きた女たちの経験を、残された記録からほんの少しだが紹介したい。

刑法堕胎罪は一九〇七年から今も存在している

日本では一八六八年「明治新政府」が、産婆に対して堕胎を禁じる布告を出した。「お上」が禁止したということは、それが実際になされていたことをも意味する。欧米の帝国主義によって植民地化されないために日本も近代化を急がなければいけないと、フランスやドイツをまねて刑法に堕胎罪をつくった。一八八〇年に堕胎をした女性を罰し、一九〇七年の新刑法に次のような堕胎罪をつくった（当時は「妊娠中ノ女子ガ薬物ヲ用ヒ……」と文語体、漢字カタカナ表記だが、口語体・新表記で引用する。条文内容は同じである）。

第二一二条（堕胎）妊娠中の女子が薬物を用い又はその他の方法により堕胎したるときは一年以下の懲役に処する。

いる。

二一三条は女性に頼まれて施術した人の処罰、二一四条は施術者が医療関係者の場合を定めている。

第二一三条（同意堕胎及び同致死傷）女子の嘱託を受け、又はその承諾を得て堕胎させた者は、二年以下の懲役に処する。よって女子を死傷させた者は、三月以上五年以下の懲役に処する。

第二一四条（業務上堕胎及び同致死傷）医師、助産婦、薬剤師又は医薬品販売業者が女子の嘱託を受け、又はその承諾を得て堕胎させたときは、三月以上五年以下の懲役に処する。よって女子を死傷させたときは、六月以上七年以下の懲役に処する。

つまり、妊娠して中絶した女性本人と、彼女に頼まれて中絶手術をした人は、逮捕され罰せられる。制定から一二〇年近く経過した現在も、中絶は原則として犯罪なのである。

さて、この堕胎罪の内容を読んで、あなたはどう思うだろうか。何か腑に落ちない、モヤモヤする？

女性だけでは妊娠はできない。男性との性行為があって、卵子と精子が合体し子宮に着床して妊娠する。『射精責任』（ブレア）という本が話題になったように、妊娠には男性が関与している。にもかかわらず、堕胎罪では男性は何も問われないのだ。

「不同意堕胎罪でちゃんと罰せられるのでは？」と思う人のために条文を紹介する。

二一五条（不同意堕胎）女子の嘱託を受けないで、又はその承諾を得ないで堕胎させた者は、六月以上七年以下の懲役に処する。前項の罪の未遂は、罰する。

二一六条（不同意堕胎致死傷）前条の罪を犯し、よって女子を死傷させた者は、傷害の罪と比較して、重い刑により処断する。

このように「不同意堕胎」とは、女性が頼んでもいないのに堕胎させた者を罰するという規定であり、性行為をして妊娠に関与した男性かどうかは関係ない。

女性だけでは妊娠しないのに、女性のみ罰するという、現在からみれば不公平に感じる法律が、なぜつくられたのだろうか。

この時代の法律は、天皇を君主とした大日本帝国憲法のもと、帝国議会の議員は男性のみ、女性は選挙する権利もなく政治集会に参加できないなど制限ばかりだった。民法で女性は「無能力者」とされ、財産権などの権利はない。結婚した男性が、妻以外の女性と恋愛するのは「男の甲斐性（かいしょう）」と非難されないが、同じことを妻がしたら刑法の姦通罪で罰せられる。女性だけが処罰の対象になり男性は問われないダブルスタンダード（二重基準）という意味で、姦通罪と堕胎罪の発想は共通している。

さらに天皇を頂点とする家制度が世の中の基本的な仕組みとなり、戸籍の筆頭者＝戸主が生活の様々な場面で大きな決定権を持っていた。

こうした社会において、性的合意も、効果的な避妊方法もなく、中絶が禁じられていたらどうなるか。妊娠したら産むしかない、というのが堕胎罪なのである。

みんな喜んで産み育てていたのだろうか。あるいは育てられる環境だったのだろうか。

中絶できない社会で女たちはどうしていたのか

貧困と差別、虐待、性暴力に晒された金子文子（ふみ子）。彼女が書いたものが最近また若い人にも読まれ、映画『朴烈と金子文子』でも人生の一端が描かれ、浜野佐知監督による映画も制作中だ。文子の母は、父と別れた（捨てられた）後、貧しい暮らしの中で別の男と同棲する。ところがその男も一向に働かない。「もっと早く別れればよかった」と後悔する母のことを、文子は冷たい目で見ている。友だちと遊んでいた文子のところに、母がしんどそうにしてやってきて、ホオズキがどこかにないか？と子どもたちに尋ねる。子どもたちは親切にさがしてあげる。（以下、改行は「／」と表す）
「有りがとう」と母は言って、根もとからぽヽっヽきヽりと折って根を袂の中に入れて帰って行った。／その夜私は、その鬼灯（ほおずき）の黄色い根だけが古新聞紙にくるまれて、部屋の棚の豆ランプのわきに載せてあるのを見た。／今から察すると、母は妊娠していたのだ。鬼灯の根で堕胎しようとしたのだ。（金子、一九九八、五四〜五五頁）

戸籍がないために最初は拒絶された小学校にやっと通い、文子は卒業式を迎えた。みんなと違う、みすぼらしい卒業証書をもらった頃のエピソードなので、一九一〇年前後と思われる。大逆罪で囚われ獄死した文子の回想に、堕胎を試みる母が描かれているのだ。

お産婆さん（助産師）の聞き書きの中にも、ホオズキが出てくる。例えば、一九一八年生まれの工藤チヨさん（福島県二本松出身）はこう語る。

当時、実家あたりのお産を全部やってた産婆さんは、秋田の男勝りのおうめばあさん。明治の頃だから、多分、資格は持ってない。その人が堕胎をして亡くならせたとか、子どもの頃耳に入ってきたのを思い出すね。昔は、ほおずきの根で堕ろさせたんですよね。あれ開くでしょ？　ラミナリア[*1]と同じこと。生姜の根みたいな感じ。あれを入れると、子宮口がお産のように伸びて赤ちゃんが出てくるの。（REBORN編、二〇〇八、四三頁）

ホオズキ以外にも、様々な方法が試みられた。性風俗を記録した本に、次のような記述がある。

恐ろしいことじゃが、素人が子どもをおろす（堕胎）話もききました。ヤナギやナンテンの枝を、指と一緒に陰門に挿入したり、ツワブキの根やズイキを使っとったともいわれとります。……（中略）……／闇のおろし屋というのがおりました。徳山の松原ちゅう所に、女の人でそういうことをやる人がおったときいとります。山間部では男の人がやっとったともききました。／闇のおろし屋のことを、チュウジョウ（中条流）と呼んでいたようですが、それは鯨の髭とか三稜鍼という道具（漢方で使うオデキを手術する道具）で掻爬したんだそうですのう。（向谷、一九八六、一六九～一七〇頁）

飲むことで月経を促す「通経薬」などの薬は江戸時代からあった。一六六八年の「中条流産科全書」によると、「古血下し」という堕胎薬は腐り薬とも呼ばれ、水銀を含む卵大の丸薬を膣内に押し込み胎児を腐らせて排出させる。女性が死んだり、流産せずに生まれた子どもに害が及んだりした。朔日丸、朝日丸、月水早流し、などの薬の名前は色々だが水銀が用いられたようだ。

戦後は労働運動で活躍する郡山吉江は、詩人の夫と結婚。一九三〇年頃の自分の妊娠について、自伝でこのように書いている。

「堕ろそう」と私たちは心に決めた。彼［夫］は知る限りの「つて」を求めて走り回った。私は私で猛烈な「つわり」で、食物をいっさい受けつけない。しまいには「たちくらみ」さえするようになった。／「三つきのうちに、三ヵ月以内に」、それが過ぎれば堕ろすこともできぬと知れば、心は焦りに焦った。／詩人会のひとり、同郷の人で、なんでも江東地区の無産者治療所に看護婦さんがいると知り、早速、その病院に相談にゆくことにした。事前に話を通してあったのだが、診察の結果、「堕ろす理由がみつからぬほどの健康体」とあっさり言われた。…（中略）…私はヘナヘナとうなだれてしまった。（郡山、一九八〇、五四～五五頁）

堕胎罪があった当時でも、結核など命の危険を招く病気の場合には中絶できる可能性があったので病院に行ったものの、簡単にはできない。周囲の人たちの必死の試みについても郡山は書いている。

よほどの「コネ」でもない限り、厳然とある堕胎罪の前にはなしうることもない。当然、耳に入る民間の話しか頼るところがなかった。／当時、東京の乗合自動車の走る道路はゆれ方のはげしいデコボコ道である。妊娠を知ると、一枚のキップで東京中を乗り継ぎ、その上にも、間借りの二階の階段を数十回上り下りしてやっと中絶したというものすごい話、幾度も中絶の結果、指先まで透き通るようになり、豆腐さえ切ることがやっとという友人の話などなど、相談する人もない都会の真中で、私はただオロオロする毎日であった。郷里で、農村の女たちが木灰の上ずみを飲んで堕ろしたという話や、野草の根を煎じて飲めばよいという話など、人づてに聞いてはいるものの、自信はなかった。／彼が、だれからか聞いてきたという唯一の話、卵の白味七個に一合の酢をかきまぜて飲むということは、一番真実性がありそうで、それを実行することにした。その夜、刺激の強い酢が胃からつきあげてくるのに耐え、一気に飲みこんだ。下腹がつっぱるような、妙な痛みに、「今か、今か」と緊張して一夜は明けた。そんな状態が二、三日つづき、あとはそのまま立ち消えになってしまった。（郡山、一九八〇、五五〜五六頁）

流産できなかった郡山は出産することになるが、難産だった。赤ちゃんは体が弱く、年三回の入院をくりかえした。「私は子の虚弱の原因が、もしかしたら堕ろそうとしたことにあるのではないかとの自責の念に苦しめられ」る。

堕胎罪をめぐる議論と、逮捕された女たち

堕胎罪ができた数年後、「新しい女たち」の間で、避妊や中絶をめぐる論争がくりひろげられた。平塚らいてうが創刊した雑誌『青鞜（せいとう）』一九一五年第六号に、原田皐月が小説「獄中の女より男に」を発表、堕胎罪に問われた女性の法廷でのやりとりを描いた。

主人公は裁判官に、母親になる力がないのに妊娠しないよう注意しなかったことは悪かった、けれど、女は毎月たくさんの卵細胞を捨てていて、受胎しただけではまだ生命も人格も感じられない。母体の小さな付属物に本能的な愛など感じ得ないと言い、「私は自分の腕一本切って罪と

なった人を聞いた事がありません」と訴える。さらに、腕は切り離しても単独には生命をもたないが、胎児は生命を持ち得るからこそ、育てる責任が持てないから堕胎しなければならなかった、とも言う。

『青鞜』に惹かれて福岡から東京に来て編集を手伝っていた伊藤野枝は、同じ号でこう書いている。

どうしても子供が出来るということが苦痛であったり、恐ろしいと思う念を払い退けることが出来ない時には、その場合避妊をするのもいいでしょうけれど、いったん妊娠してからの堕胎ということになって来ればそうはいかないと思います。私はそれは非常に不自然なことだということが第一に感ぜられます。…(中略)…「生命」というものを軽視した行為ではないでしょうか。／…(中略)…腕を一本他人のを切って御覧なさい、それこそ大変ですわ、直ぐ刑事問題になるでしょう。それと同じですわ、たとえ、お腹を借りていたって、別に生命を持っているのですもの、未来を持った一人の生命をとるのと少しもちがわないと私は思っています。(伊藤、一九一五)

『青鞜』のこの号は発売禁止処分になるが論争は続いた。この「堕胎論争」について、山川菊栄は約五〇年後、次のように整理している。

原田皐月が…（中略）…法廷で裁判官と争う場面により、問題を提起しました。野枝は胎児を処置することは人情において忍びない、という感情論一点ばりで反対し、山田わかはいかなる場合にも避妊も中絶も共に絶対非とし、らいてうは九月号で共に是としました。ついでアナキスト宮嶋麗子が『近代思想』にこれをとりあげ…（中略）…、らいてうの言葉をとらえ、インテリ婦人だけがそういう欲求を持つのではない、と反ばくしたのはよいとして、結局こういう悩みが起こるのは、社会組織の罪だというだけで、当面是か非か決定を迫られている問題には、どちらとも答えていません。（山川、一九七九、一一一頁）

奔放でアナーキーな伊藤野枝が中絶に抵抗感が強いなど、因襲を拒否し自由を希求していた女たちも、妊娠への戸惑いや恐れや喜び、母性への誇り、ためらいなど、それぞれに抱えて生きていた。

そして実際、堕胎罪で起訴され法廷に立たされた女性たちがいる。

その一人が映画俳優の志賀暁子だ。彼女の妊娠を知ると、付き合っていた相手の映画監督は去っていった。結婚していない自分の出産が周囲に知れたら、何もかも失うと思った志賀は自殺を考える。しかし、家出して苦労してやっと主役に抜擢されたタイミング。「このまま死んでしまうのも口惜しい気がして」思いとどまる。しかし産み育てることはできない。

流産すると聞いてパイナップルを三度三度食べたが効かず、レントゲン科の専門医を受診したがどこも悪くない。兄が入手したドイツ製の粒状堕胎薬も下痢をしただけ。映画撮影は必死に続け、もはや妊娠八ヶ月。紹介された神宮司という産婆の、中野駅前にある産院に行った。ベッドに寝かされ、三日間そのままじっとしていた。

四日目の朝薬を飲まされました。にがい薬だったので思わず顔をしかめました。神宮司は馴れた手さばきで手術をはじめました。／飲んだ薬のせいか、頭が靄(もや)に包まれたように、ぼーっとして意識も不明になりかけていました。／身も心も苦痛と闘い抜いて、疲労しきった私はやがて深い深い谷底に身体が沈むような気がして、意識を失いました。

（志賀、一九五七、六六頁）

妊娠中に撮影した『霧笛』上映は成功したが、産婆の神宮司が別件で逮捕され、志賀は堕胎罪と嬰児遺棄致死で逮捕される。小説家・宮本百合子は、一九三六年一一月二三日の「國民新聞」でこう記述している。

出廷する暁子として、写真も大きく載せられ、裁判所は此一人の女優の生涯に起った悲しい出来事の公判のために、傍聴券を出しました。／…（中略）…罪は一方的に［暁子に］課せられ、相手の男は地位と金をもって現在の社会で十分保護されながら、法律の上では何の苦痛をも受けていません。（宮本、一九八一、四五一～四五二頁）

志賀暁子は、宮本百合子が市ヶ谷の取調室で隣だったことも自伝『われ過ぎし日に』に綴っている。同じ頃、愛人を殺害し男性器を切り取った阿部定事件の公判もあり、新聞は連日、これらの事件をグロテスクに報じた。

法廷で、志賀の弁護士・鈴木義男は、遺棄致死罪はある程度成長した子の場合で、適用は堕胎罪のみとすべき、「妊娠は主として、男性の放縦無責任の結果であります」と述べ、志賀の行動は「緊急避難」だとして無罪を主張した。

一九三六年一一月二四日に、懲役二年、執行猶予三年の判決が言い渡された。二五歳で見せしめのように逮捕され世間のバッシングにあった志賀は、映画界で活躍の場を失っていく。一九二九年生まれの筆者の母も「ああ、あの堕胎罪の志賀暁子さん、かわいそうにね」などと言っていた。

同じ頃、中絶の施術をして堕胎罪で捕まり、和歌山刑務所に囚われたのは産婆の柴原浦子である。柴原浦子は尾道で産婆をしながら、避妊方法(産児調節)を人々に伝えていた。漁村のおかみさんたちに、これ以上は育てられないと泣きつかれると、緊急の産児調節として中絶もした。やがて柴原は大阪に活動の場を移し、産児制限相談所で様々な相談にのる。新聞記者の取材にこう語っている。

多産がどれだけ生活を苦しめ貧しい人を悩ましているかは、約二ヶ月間ここに訪れた二三一一という多数の実情によって正直に表明されています。中には一九才でお嫁入りして四一才の現在まで双子を二対生み総てで一七人の子供というのや流産二四回というのもありました。……(中略)……私たちは万難を排してもこれらの人々を救わねばなりません。

(藤目、一九九七、二四九頁)

柴原の弟子でもあった産婆・高山初代は、「貴方なら一週間もあればできるようになる」とヨーチンを塗布する技術の習得を勧められたが、堕胎のような残酷なことはしたくないと言下に拒絶したという(藤目、一九九七、二四九頁)。

柴原とともに産児調節運動をしていた尾崎豊子医師も、東京の芝公園近くに開設した産児制限相談所について、新聞記事でこう答えている。

相談者は大部分が大工や左官、畳職人などのおかみさんで、みな赤ん坊を背負って小さな子供の手を引いて、生活と多産とに疲れきった青ざめた顔をしてやってきます。聞いていると、わずかな収入で五人だの六人だのという子供を抱えている、これ以上生まれたら親子心中でもしなくてはならない、と言って全く血の涙をこぼしながら訴えるのです。妊娠している一人のおかみさんなどは、あまり苦しい生活に半分自暴自棄になっている夫が、この上また自分が妊娠したことを知ったら大変なことになるから、ぜひお腹の子をどうにかしてくれと言ってきました。…（中略）…地獄のような苦しみに悶えている家庭の実状に接すると…（中略）…いまだに変な見解に囚われて、産児制限に反対している人々を憎みたくなります。

（『東京朝日新聞』一九三〇年二月六日）

「産めよ殖(ふ)やせよ」から一転して人口減少政策へ

台湾、朝鮮、中国をはじめ「大東亜共栄圏」としてアジア諸国を占領し植民地化していく中、日本は労働者や兵士になる「良質」な国民を増やそうとした。一九三一年には有害避妊器具取締規則が施行され、石本（のち加藤）シヅエなど産児調節運動の活動家も逮捕され、相談所は閉鎖される。堕胎罪を改正しようとつくられた「堕胎法改正期成同盟」などの活動も中止に追い込まれる。

政府は一九三八年に厚生省を設置、一九四〇年には国民体力法を制定し、戦争遂行に伴う人的資源確保、そのための体力向上を図ろうと体力手帳がつくられた。同年には国民優生法をつくり、「不良な子孫」の増加を防ぐために不妊手術を強制しようとしたが、家制度の断絶を招きかねない、人口増が必要なときに不妊手術は如何なものかなどの反対意見もあり、結果的には強制的な不妊手術はほとんど実施されなかった。一方、中絶に関しては、医師の意見を聞き行政官庁に届け出をするという条文がつくられたため、それまでの医師の裁量での中絶が困難になり取り締まりが強化される。

国民優生法が施行された一九四一年、厚生省に人口局母子課が設置される。政府は人口増加と国民体力の向上を目指す人口政策確立要綱を閣議決定、人口一億人を目指す。優良多子家庭を表彰し、結婚貸付制度、優生結婚相談所などを通して、女性は二一歳までに男性は二五歳までに結婚し、五人以上の子どもを産むことが奨励された。

一九四二年、妊産婦手帳制度のスタート。これは労働力として酷使される「嫁」の健康を守ることで、妊産婦死亡率、新生児死亡率を下げることを意図して、妊娠したら役所に届けることを義務化した。代わりに交付される妊産婦手帳があれば、配給で食糧や脱脂綿などが優遇される。労働者や兵士を増やすためには、母体を大事にしなければいけないという発想から生まれた妊産婦手帳は、戦後は母子手帳として引き継がれ、現在も母子健康手帳と名称を変えて存在し続けている。

こうして日本政府は、避妊も中絶も厳しく取り締まり、人口を増やしていった。助産師の菊池登美恵は戦前を振り返ってこう語る。

戦争中はね、とにかく命がけででも産まなきゃいけなかった。「あなた、このお産すると命が危ないよ」というときでも、産まなきゃいけなかった。中絶が許されていなかったんです。私が今でも思い出すとザワーッとするのは、三人目を妊娠したお母さんが、屋根から飛んだ時のこと。お腹の子を堕ろしたくて、不全流産になって大出血して、その処置に私が呼ばれ、病院に送って命びろいしたことがありました。あの時代「産めよ増やせよ」っていったけど、女の人、喜んで産んでいたんでしょうかね。私、自分が一五人きょうだいの一三番目なんです。母に聞いてみなかったのが残念なんですが、本当に私を喜んで産んだんだろうかって思います。女の人の意思は、なんにも尊重されないままにきたんじゃないでしょうか。（山上、一九九四）

一九四五年、アジア太平洋戦争に負けた日本は、占領地・植民地にした国の人々に莫大な被害を与え、空襲や原爆によって日本も焼け野原となり、人々は食糧も衣服も住宅も不足し、窮乏生活を送る。親を亡くした子、夫を亡くした妻、そこに「外地」から引き揚げてくる人々。日本政府は一転して人口を減らさなければいけなくなった。欧米の戦勝国（連合国）の中には、オーストラリアのように、人口が増えすぎた日本人が移民として自国に押し寄せるのではないかと警戒する国もあった。

国内的にも対外的にも人口を減らさなければいけない、しかし効果的な避妊方法もなく普及には年月がかかる。また、日本が侵略した中国からの引き揚げ者の中にはソ連兵などの性暴力で妊娠した女性もいた。国内でもアメリカ占領軍兵士との妊娠など、「混血児」の出生を防ぐ意味でも中絶が必要とされた。

増えすぎた人口を中絶で減らすと同時に、「質の悪い」人口を増やさないためにも中絶を許可し不妊手術を強制することで、「逆淘汰」を防ごうとした。それが、国民優生法を改正する形でつくられた優生保護法である。

堕胎罪の例外として中絶を許可した優生保護法

最初の社会党案の第一条目的は「母体の生命健康を保護し、且つ、不良な子孫の出生を防ぎ、以て文化国家建設に寄与すること」であった。法案は、戦時中に産児調節運動に取り組んでいた太田典礼や加藤シヅエが中心になり、福田昌子も加わって一九四七年、衆議院に提出されたが審議未了で成立しなかった。

そこに参議院議員で産婦人科医の谷口弥三郎が、社会党案の「急進的すぎる」点を修正し「通りやすく」しようと太田と加藤に提案する（太田、一九六七）。今度は谷口と福田など産婦人科医中心に保守党を含む超党派で提案。この優生保護法案が一九四八年に戦後初の議員立法として成立した。社会党案に比べて産児調節が後退、指定医師制になり、優生思想はさらに強まった。いずれの案でも、「母性保護」と「優生」は不可分の関係にあった（松原、二〇〇二）。

成立した優生保護法第一条目的には「この法律は不良な子孫の出生を防止するとともに、母性の生命健康を保護する」とある。本人の同意が必要ない強制的な優生手術[*2]や中絶を定め、後半の「母性の生命健康を保護する」ために中絶と不妊手術を医師に許可している。

堕胎罪が適用されずに中絶するためには、任意の中絶と、地区優生保護委員会に申請・審査を必要とする中絶があった。そこで認められる理由は、主に優生的理由と母体の健康を著しく害するもの、強姦によるもので、最初は「経済的理由」という言葉はない。

法律の条文も手続きも複雑で、申請が通らない・配偶者の同意が得られない・病院に行きにくい等の理由から、指定医師の病院での手術ができず、それまでと同じくヤミ中絶に頼る女性もいたという。先に紹介した助産師の菊池さんは、「戦後は、『産むな産むな、減らせ』と言われても、女に人の力では、なんにもできなかったんです。しょうがないから、妊娠したら中絶する、それも闇の中絶です。ヤミ中絶って実際にけっこうありました」（山上千恵子、一九九四）と振り返っている。

よりスムーズに中絶できるように、一九四九年の改訂で中絶の許可条件に「経済的理由」と「本人又は配偶者が精神病又は精神薄弱である場合」が加わった。

さらに一九五二年には、中絶の審査をする「地区優生保護審査会」を廃止し、中絶できるかどうかは指定医師の認定だけでよくなり、ハードルが低くなった。こうして一九九六年までの四四年間、次の条文によって堕胎罪の違法性が除かれ「日本は中絶ができる国」となる。[*3]

第一四条（医師の認定による人工妊娠中絶）都道府県の区域を単位として設立された公益社団法人たる医師会の指定する医師（以下「指定医師」という。）は、左の各号の一に該当する者に対して、本人及び配偶者の同意を得て、人工妊娠中絶を行うことができる。

① 本人又は配偶者が精神病、精神薄弱、精神病質、遺伝性身体疾患又は遺伝性奇型を有しているもの

② 本人又は配偶者の四親等以内の血族関係にある者が遺伝性精神病、遺伝性精神薄弱、遺伝性精神病質、遺伝性身体疾患又は遺伝性奇型を有しているもの

③ 本人又は配偶者が癩疾患[*4]に罹つているもの

④ 妊娠の継続又は分娩が身体的又は経済的理由により母体の健康を著しく害するおそれのあるもの

⑤ 暴行若しくは脅迫によつて又は抵抗若しくは拒絶することができない間に姦淫されて妊娠したもの

二 前項の同意は、配偶者が知れないとき若しくはその意思を表示することができないとき又は妊娠後に配偶者がなくなつたときには本人の同意だけで足りる。

三 人工妊娠中絶の手術を受ける本人が精神病者又は精神薄弱者であるときは、精神衛生法第二〇条（後見人、配偶者、親権を行う者又は扶養義務者が保護義務者となる場合）又は同法第二一条（市町村長が保護義務者となる場合）に規定する保護義務者の同意をもつて本人の同意とみなすことができる。

また、医師以外でも認定講習を受けた保健婦・助産婦・看護婦が、避妊用器具（ペッサリー[*5]）を使用する受胎調節の実地指導ができるようになった。先に引用した助産師の工藤チヨさんは、東京に来て助産院の助手、病院勤務の後、福島に戻って役場のお抱え助産師となり、敗戦後一九四六年には渋谷で開業した。ベビーブームと呼ばれた時代だ。

お産が一番忙しいときに、受胎指導員の資格をいち早く取りました。渋谷区はモデルケースで、家庭生活研究会というのが千駄ヶ谷にあって、味の素や三井銀行の頭取さん、鳩山さんとかがスポンサーになって、渋谷区の助産婦は家庭訪問して歩いたの。／ところが先輩たちから「なんで自分たちの首を絞めるようなことをするのか」と、ずいぶん言われました。…（中略）…「でも、これは必要なことなんです」と食い下がって。あの頃、妊娠中絶が本当に多かったから。子だくさんで、お風呂屋に行くように中絶に行く。だから、受胎調節指導はみんな喜びましたよ。戦後ですもの、コンドームも気軽に買える時代じゃないから。でも、コンドームは男性が協力すればいいけど、なかなか協力してくれない。その点、ペッサリーはいいですよ。集団指導のときは、幻灯機を持ってね。二部屋に大勢集めて、ひと部屋でペッサリーを合わせる。その場で「ご主人に内緒で合わせてご覧なさい」って。みんなお産してるし何でもない。こっちもお産取り上げているから大したことないの。

（REBORN編、二〇〇八、四八頁）

まずは中絶によって人口を減らし、その後、産児調節が「家族計画」と名前を変え、コンドームとペッサリー、オギノ式[*6]が普及していく。「少なく産んで賢く育てる」「子どもは二人まで」というかけ声のもと、夫婦＋子ども二人が「標準家庭」とされ、高度経済成長を支えた。

刑法堕胎罪がそのまま適用されていた時代と比べれば、優生保護法の許可条件によって逮捕される危険もなく、合法的に中絶できることで、どれだけホッとしたことだろう。女性や障害者への人権という視点はない差別的な人口政策であっても、ヤミ中絶をしないで済んだことで救われた側面はある。

戦後、労働省婦人少年局長になった山川菊栄を訪ねて職員として採用され、のち参議院議員を三期つとめた田中寿美子さんは、中絶体験についてインタビューでこう答えている。

女は産む性を持ってることによって犠牲を強いられるんですからね。／戦前も、結構みんなやってますよ。私だって、戦前二回、戦後一回、経験があります。たいていの人は経験があると思うの。口に出しては言わないし、いいことだとは思ってないけど。……戦前なんて、麻酔かけないから、そりゃ苦しい。もう大変な苦しみでしたよ。［聞き手――いわゆるヤミ中絶しかできなかったわけですね。］そりゃ非合法だわね。私は中野にあった医療生活協同組合でやりました。左翼の病院で、ま、医者がやってくれましたけど。結局、いい避妊法がなかったんです。あの頃は。…（中略）…私が最後に中絶したのが五一年か二年ですけど、それでもその頃はそういうこと［優生保護法の問題点］を考えなかった。その時は、一応麻酔してやりましたけど。

（あごら二八号編集委員会、一九八三、一八三頁、一八六頁）

田中寿美子さんは「当人が欲するなら、安全な方法で中絶できる」ことが必要で「堕胎罪は廃止すべき」とも語っている。

しかし現実には、女性の意思や希望ではなく、夫や義父母の意向による中絶も多かった。戦前の家制度での女性の地位の低さは、新憲法ができてもそう簡単には変わらない。

逆に、女性が中絶したいのに夫が許さない場合、「配偶者の同意」のサインがないと中絶はできない。一九四八年の優生保護法は、なぜ中絶に配偶者の同意を必要としたのだろうか。最近の国会質問でも法務省や厚労省は明確に答えていない。

考えられることは、国民優生法での不妊手術の規定を踏襲していること。国民優生法の、夫やその父（戸主）、親戚（親族会議）の発言権が大きかった家制度の規定に比べると、同意が必要なのは配偶者「だけ」になったという意味合いかもしれない。ちょうど日本国憲法二四条に「婚姻は、両性の合意のみに基いて成立し」（傍点は筆者）とあるのと同じく、夫の両親（舅や姑）の意思を排除すること＝夫の同意だけになったので民主的という解釈、あるいは夫の許可は当然すぎて疑いもしなかったのではないか。

いずれにしても、堕胎罪には登場しない（罰せられない）妊娠の相手男性が、中絶するときには最終決定権を握るという摩訶不思議な仕組みが、八〇年以上、今も続いている。

一方で、堕胎罪による「罰せられるべき犯罪」という感覚は、弱まった面もある。国や社会にとって「役に立つ」子どもを「少なく」産むためには「悲しいけれど必要なこと」と人々に認識されていった。

筆者が生まれたのは、ちょうど高度経済成長期。農業世帯が減り、都市部では夫が賃金労働・妻が家事育児（無償労働）という性別役割分業に基づく核家族が増える時期だった。子どもを二人か三人産んだ後の、三〇代や四〇代主婦層の中絶が多かった。夫たちは通勤のために朝早く家を出て、長時間労働で帰宅は深夜近く。病院で中絶手術を受けるあいだ、上の子を隣近所のお母さん仲間が預かっていたという話を、母親から聞いた。地域や環境によって異なるだろうが、〝大きな声では言えないがよくあること〟というニュアンスだったと思われる。

【註】

＊1 ラミナリアの原料は、天然の海藻を乾燥させたもので、体内の水分を吸いながら膨張し子宮口をゆっくり柔らかくして広げる。前日に挿入して、翌日に中絶や流産の処置を行うことが多いが、出産経験の有無、妊娠週数などによって、時間や使う本数が違ってくる。膣から挿入して子宮の入り口（子宮頸管）を開かせるものを「吸湿性子宮頸管拡張材」と呼び、近年ではラミナリアのほかに、高性能ポリマーを材料とするものもある。

＊2 生殖腺を除去することなく生殖を不能とする手術のこと。女性は卵管をしばる・切除する。男性は精管をしばる。

＊3 革命直後一九二〇年に中絶を合法にしたソ連（今のロシア）は例外で（その後非合法になるが一九五五年に再び合法化）、イギリスで合法になったのは一九六八年、アメリカやヨーロッパ諸国は一九七〇年代まで非合法だったことに比べると、日本はとても早い。

＊4 引用者注＝ハンセン病のこと。一九九六年四月らい予防法廃止により、この項目は削除。

＊5 小さな円盤状のペッサリーを（二つ折りにして細長くして）膣から自分で入れて子宮口にかぶせる。これによって精子が子宮に入らないようにブロックする避妊法。殺精子ゼリーと併用する。性交後、時間が経過してから取り出し、洗って乾燥させ何回でも使える。サイズを測る必要があり、優生保護法の受胎調節実施指導員がそれを行う（第Ⅱ部第14章参照）。精子が卵子に届かないようにするという意味で、男性がつけるコンドームと同様に「バリア法」とも呼ぶ。なお、子宮口にかぶせるのではなく、膣内全体をカバーするように装着するのは女性用コンドーム。ペッサリーより小さくて硬い素材の子宮頸管キャップもバリア法の一つ。

＊6 次の月経がくる時期から排卵の時期を予想して、その期間は性交をしないという避妊方法。しかし、「安全日＝妊娠しない日」は月経周期から予想しているだけなので、精神的なストレスなどで周期が変わることもあり、避妊方法とはいえない。女性が基礎体温を測ることから、排卵日を予想するリズ

ム法も含めて、妊娠したい時に、受精しやすいタイミングを知るには参考になるかもしれない。

【文献】


あごら二八号編集委員会編「この人に聞く　田中寿美子さん　阻止以後こそ危機の時」『あごら』BOC出版、一九八三年。

伊藤野枝「私信　野上彌生様へ」『青鞜』第五巻六号、一九一五年。

太田典礼『堕胎禁止と優生保護法』、経営者科学協会、一九六七年。

金子文子『何が私をこうさせたか　獄中手記』春秋社、一九九八年。

郡山吉江『冬の雑草』現代書館、一九八〇年。

志賀暁子『われ過ぎし日に』学風書院、一九五七年。

向谷喜久江『よばいのあったころ　証言・周防の性風俗』マキノ書店、一九八六年。

REBORN編集部『にっぽんの助産婦　昭和のしごと』REBORN編集部、二〇〇八年。

藤目ゆき『性の歴史学――公娼制度・堕胎罪体制から売春防止法・優生保護法体制へ』不二出版、一九九七年。

松原洋子「母体保護法の歴史的背景」斎藤有紀子編著『母体保護法とわたしたち』明石書店、二〇〇二年。

宮本百合子『宮本百合子全集』第一七巻、新日本出版社、一九八一年。

山上千恵子監督、佐々木靜子監修、ワーク・イン「中絶Ⅱこころ編　わたしを生きるために」ビデオ、横浜市女性協会、一九九二年。

山川菊栄「『青鞜』前後及び新婦人協会」『日本婦人運動小史』所収、大和書房、一九七九年。

ガブリエル・ブレア著、村井理子訳『射精責任』太田出版、二〇二三年。

第2章　中絶を禁止する動きと女たちの抵抗——表現と記録

第2章では、再び中絶を規制しようという動きと、それに抵抗する動きについてみていく。

人口減少に「成功」することで、経済的に豊かな先進国の仲間入りをすると、今度は、労働力不足を心配する経済界と、政治信条や宗教的な理由からの中絶反対派が、優生保護法の見直し（経済的理由を削除する等）を主張する。中絶が非合法だった欧米諸国から富裕層が来る、日本は「堕胎天国」「中絶天国」の汚名を返上すべきだと国会で議論された。

中絶規制を求める宗教団体は一九六一年には優生保護法改正請願書を厚生大臣に提出し、優生保護法改廃期成同盟（一九六七年）、優生保護法議員懇談会（一九六八年）も発足させた。

厚生省の人口問題審議会は一九六九年「女性は平均二・一人の子どもを産む必要がある」との答申を出した。

一方で、一九六三年、欧米と日本でサリドマイドの薬害[*1]が発生。世界的に予防医学への関心が高まり、一九七〇年に日本医師会が「優生保護対策委員会」を設置して先天異常の発生予防を提案。翌年の「厚生白書」に「遺伝による先天異常を防ごう」という一節が入り、厚生省が「心身障害研究事業」を発足させるなど、福祉にかかるコストを削減するため、障害の発生予防という声が出てきた。しかも、こうした動きは一九七〇年「心身障害者対策基本法」など障害者福祉と並行して進んでいた。

中絶の許可条件から「経済的理由」を削除する

これらが具体的に現れたのが、優生保護法改定の動きである。一九七二年に国会上程された改定案は以下の三点だった。

ア、一四条の中絶許可条件④から「経済的理由」を削除し「精神的理由」を入れる
イ、胎児条項を新たにつくる（一四条に「胎児が重度の精神又は身体の障害の原因となる疾病又は欠陥を有しているおそれが著しいと認められるもの」を加える）
ウ、若いうちに出産するよう指導する（優生保護相談所の業務に「適正な年齢において初回分娩が行われるようにするための助言及び指導その他妊娠及び分娩に関する助言及び指導」を加える）

中絶の九九％以上が優生保護法一四条の④の「経済的理由」で行われていた中で、アの経済的理由削除は、実質的な中絶禁止、堕胎罪の適用を意味する。ウは女性に早く結婚して早く出産せよという生き方の押し付けになる。イは胎児診断（羊水チェック）の技術などにより胎児が「不良な子孫」なら中絶許可という優生政策の拡大を意味する。

これらの理由から、当時盛り上がっていたウーマンリブ運動（女性解放運動）や障害者解放運動は、重点の置き方に違いはありながらも共闘して反対し、改定案は廃案となった。

政府は七三年にも国会に上程（成立せず）、さらに障害者団体から反対の強かった胎児条項を除く修正案も提出したが、いずれも廃案となった。

また、この頃から、「水子の祟り」と中絶への罪悪感を煽り、水子地蔵で供養させるという宗教ビジネスが広まっている。

一九八二年にも、再び経済的理由の削除の動きが出てくる。三月一日「生長の家政治連合議員総会」（生政連）は大会で、二大目標「憲法改正、優生保護法改正」早期実現を決議した。生政連とは、生長の家のほか、神社新庁など神道系、キリスト教カトリックが連携した国会議員の集まり。マザー・テレサを日本に呼んで、中絶が多い日本は心が貧しい国という彼女のコメントを最大限に利用して、中絶禁止を目指した。

三月一五日参議院予算委員会では、村上正邦議員が、「総理はじめ閣僚の皆様に、ぜひ聞いていただきたい歌がございます」と歌詞を配り、「ママ！　ママ！　ボクは生まれそこねた子どもです　おいしいお乳も知らず　暖かい胸も知らず　一人ぼっちで捨てられた　人になれない子どもです」と、「刑法二一二条」という歌を読み上げ、「どのような御感想をお持ちになられましたか」と、当時の鈴木善幸首相と森下元晴厚生大臣に尋ね、優生保護法から「経済的理由」を削除することへの前向きな答弁を得た。

この動きを知って、「中絶が禁止されることだけはストップさせたい」と、古くからある婦人団体、七〇年代初頭にできたウーマンリブの小グループ、労働組合の女性部、戦争に反対するグループ、障害者団体などが、地方議会に請願を出し署名を集めた。マスコミや国会議員、厚生省、医療関係者などにも働きかけ、それらの既成団体も反対を表明する。

マスメディアでは、少しずつ増えてきた女性記者が中心になって、経済的理由削除に疑問を投げかける記事や社説が掲載された。いわゆる「婦人問題」に詳しい評論家（フェミニストという呼称はまだ使われていなかった）はもちろん、メジャーな小説家も筆で抗議した。

例えば、田辺聖子さんは「朝日新聞」一九八二年七月一一日の連載コラム「おせいさんの団子鼻」で、「優生保護法の改正は慎重にしなければいけない。女たちはますます生きにくくなってしまう」と書き、明治・大正・昭和はじめの新聞記事を見ていて目につくのは若い女の自殺で、「身ごもって」という理由が多いことに触れてから、こう書いている。

もう死ぬしかない、と思いつめる若い娘を、私たちはどうやって救えるのだろうか、女性にえらぶ権利を与えない男たちの陰謀は何なのだろう。／どうもマスコミが五つ子ちゃんや子だくさんをもてはやすと思ったら、ねらいは「生命の尊重」より「人的資源の確保」にあるのではないだろうか。／中絶自体には私は反対だけれど、女の運命はいろんな展開があって、ひとすじなわではいかない。せめて女は自分の運命を自分でえらぶ力がほしいものだ。…（中略）…／女をコドモ扱いにしてるから、女の性まで管理しようとするのだ。

一九四八年以来、三〇年以上にわたって、既得権として中絶ができたことの意味は大きかった。いろいろな矛盾を隠蔽するための中絶、心から納得していない、強いられた中絶もあったが、中絶が禁止され逮捕されるヤミ中絶の時代には戻りたくない。その気持ちは多くの人々の支持を得ていた。

筆者も、一九八二年八月にできた「'82優生保護法改悪阻止連絡会」(略称「阻止連」)に参加し、仕事が終わると事務所に行った。四ツ谷駅から近い、たい焼き屋の隣の木造アパート二階にあった「ジョキ」は、「国際婦人年をきっかけとして行動を起こす女たちの会」「私たちの男女雇用平等法をつくる会」など複数グループの女性解放合同事務所。そこを間借りして、入れかわり立ちかわり女たちが出入りし、ビラをつくり印刷し、手紙を書き電話をかけ、四谷公会堂や荻窪の喫茶店で会議を開いた。

署名用紙には「〝経済的理由〟の部分の削除に反対し、あわせて刑法堕胎罪と優生保護法そのものの廃止を要求します」という文章の下に、手書きで名前と住所が並ぶ。その用紙の束が次々と届き、ダンボールが積み重なっていく。テレビで見る有名人からのカンパに驚き、チラシに寄せられる温かいメッセージが心強かった。北海道から沖縄まで、それぞれの地域の独自性を生かした集会やデモ、議会への活動が繰り広げられた。東京では、渋谷の山手教会での集会、霞が関の厚生省前にテントをはり「学生の会」を中心にしたリレーハンスト、代々木公園での集会と雨のデモも行った。

日本家族計画連盟や日本母性保護医協会、自民党も含めた超党派の女性国会議員からも反対の声があがり、一九八三年春、生政連は法案提出をあきらめ、嵐のような反対運動はいったん収束した。[*2]

しかし、改悪を阻止しても、堕胎罪と優生保護法がセットになった管理はそのままなので、スッキリとはしない。中絶や自分の身体について、改めて考え向き合おうという動きが、このタイミングで生まれてきた。三つのグループがつくった記録を例に、そこで語られ書かれた中絶体験も含めて紹介したい。

映画『中絶――北と南の女たち』と書籍『沈黙をやぶった女たち』

一九八二年に各分野の専門家が集まってできた「女の人権と性」シンポジウム有志は、カナダのゲイル・シンガー監督の映画『中絶――北と南の女たち』の日本語版を作成した。アイルランド、ペルー、タイ、日本、カナダを取材したドキュメンタリー映画だ。一九八四年四月から映画上映と講演会を開催し、上映会でアンケートを配布すると、びっしりと綴られた用紙が回収され、七回の上映会で千枚近くが集まり、あたかも「中絶白書」の様相を呈した。そこで、映画脚本、講演内容とアンケートを収録した本『沈黙をやぶった女たち』を編み、ミネルヴァ書房から一九八八年に刊行された。

ちょうど失業中だった筆者は、パンフレットと映画の日本語字幕製作、上映会などの手伝いをした。

『沈黙をやぶった女たち』に掲載された声のごく一部を紹介する。アンケート回答時の年代から四〇年を足すと、その人の今の年代となる。

私自身、中絶と流産を合計七回しております。二一歳から九年間恋愛もして彼をよくみてきたつもりでしたが、自分のおろかさがみじめでなりません。／今高校一年になる子どもを産む前後、二ヵ月で自然流産、そのたびごとにおそろしかった。麻酔から始まって……。次々と中絶、流産をくり返した。というのは、仕事がら立ち通しのためと経済的にお金がほしく働き続けたためです。主人がたびたび大事故をおこし、その処理のため私が働き、主人は三度、四度と入院の生活だった……本当に生きることがつらかった……。／無理をして働き通した私は、三三歳のとき精神的につかれて精神病院に入院した。結果的によくなって今も働いています。その後子どもができたのですが、入院中の強い安定剤のため、またも身をちぢめるような中絶、死にたいとまで思いました。／主人が協力的だったらよいのですが、避妊についても、私が体がダメになっちゃうからといっても一方的なのです。女であるかなしさ、この映画はためになりました。自分を大切に生きていきます。

（東京都・四〇代、女、六〇頁）

二度とあんな思いはしたくない……。生まれたわが子を愛するほどに、つらく、重たく、深く、心の中に沈みこめた思いが妊娠恐怖となって、今、夫との行為がうとまれてなりません。哀しみも苦しみも、あまりに私一人のものだったからだと思います。

（四〇代・女、六〇頁）

中絶マッサージを受ける［タイの］高校生のシーンでは、自分の子宮がかき回されているようだった。一〇年以上前になる中絶経験だが、産まなくてよかったと思っている。手術の前に身辺整理をし、麻酔を受けた。このまま意識が戻らないのではないかという思いが、何度もしていた。病院まで付きそう約束をやっととりつけた男は、やはり来ず、次の日から仕事に出た。妊娠が判ってから中絶まで、おぼろ気に感じてきていた自分の、男と女の関係の貧しさがはっきりしていった。そのことを通じて自分が男に対して要求したいことが、はっきりしていったと思う。中絶がいろいろなものを見せてくれるきっかけになっている。

（埼玉県・三〇代・女、一五七頁）

現在つきあっている人がいるが、結局相手におしきられてしまうことが多く、避妊をせずに行為をしてしまうこともある。しかし、いつも妊娠という恐怖の中にいる自分がいつもいることを本当はわかってほしいと思いながら、いえない弱い自分がいる。お互いが愛し合うというのは、思いやりと尊重というものを持っていなければならないのだろうが、私と彼との間は一体何なのだろうと考えてしまう。／私の中で中絶というのはとてもいけないこと、一つの生命をうばうことは許されない罪だと思っています。そして私は以前この罪をおかしてしまいました。また私は医療従事者でもあります。まったく知識のない人間ではないのです。反面、この経験を生かして性教育や男女の理解というところで何かできるのではないかとさえ思っています。（後略）

（二〇代・女、一六九頁）

中絶したとき、産めない自分がくやしかった。／生長の家が、生命尊重のコマーシャルをやっています。あれ、腹が立ちます。産めない社会をつくっておいて、生命に序列をつくっておいて（私は中絶をするように、いろいろいわれました）、なぜ生命尊重でしょう。／序列のない差別のない社会ができてはじめて女性は解放されるのだと思います。

（東京都・三〇代・女、九六頁）

映画『中絶――北と南の女たち』は、その後、各地の女性グループが上映会活動を繰り広げていく。ちょうど一九八二年には、被害女性の目線から強姦（レイプ）を告発した『声なき叫び』（アンヌ・クレール・ポワリエ監督／カナダ映画／一九七八年）の上映会が実行委員会によって行われた。その上映ネットワークと優生保護法反対運動とによって、各地での上映会につながっていった。

書籍『中絶　女たちからのメッセージ』

「私達女性は、年令や生活、考え方が違っていても、同じ様に自分の体や性にまつわる悩みや不安を経験しています。また、これまで自分達の体について、女達がお互いに話し合ったり、知ったりする機会があまりありませんでした」というメッセージを広げようと集まった大阪の「女のためのクリニック準備会」。「優生保護法改悪反対！」とスローガン的に叫んでも、どこまで自分の体と結びついているだろう？という疑問が生まれ、体や性・生の問題をもっと具体的に、避妊・妊娠・出産・中絶について捉え直そうとした。

『中絶——北と南の女たち』上映会や勉強会を開き、不安や罪悪感を持つばかりで中絶に無関心だったこと、中絶は具体的に何をするのかも知らなかったことに気づき、『中絶　女たちからのメッセージ』という本を一九八五年に出版する（女のためのクリニック準備会、一九八五）。

体の仕組み、中絶手術の中身、堕胎罪と優生保護法の説明、そして一一人の手記が続く。その中のお一人の原稿のごく一部を紹介させてもらう。

私は二十一年前と十年前と二度の中絶体験を持っている。……（中略）……一度目は結婚直後妊娠し、気がついたら四ヶ月に入っていた。はじめての妊娠で嬉しくて私は生みたかったが、夫は「子どもなんかいらん。」と言い、自分の気持ちだけで生むことはできないとあきらめ、言われるままにひとりで病院へ行き始末した。医大病院の産婦人科の待合室で、出産を待っている大きなおなかの女達に混じって、恐怖と不安のいりまじった気持ちで座っていたことを思い出す。胎児が大きいので全身麻酔をしてから手術は行われた。〝掻爬〟といって、胎盤や胎児とかきまぜてくずしてとり出すのだと聞いた。麻酔からさめて、家に帰る時の後ろめたさ、みじめで涙が出た。翌日は、何事もなかったような顔で出勤した。／二年後に長女を産んだが正常出産だった。／二度目の中絶は三五才。国家試験を受けてある資格をとり、再就職をと考えている矢先の妊娠であった。私自身は二人の子も手をはなれていて、三人目を生んでもいいと思っていた。経済的には、夫の仕事は不安定で余裕はなかったが、何とかなると思っていた。ところが夫は、「どうしても生むなら勝手にしろ、だが一切俺は責任は持たんからな。」と言うだけで話し合おうと思っても応じてくれなかった。何とかなるといっても、当時の私には経済的な裏づけもなく、また家事も、子育ても夫の協力は望めなかった。…（中略）…あきらめて近くの産婦人科に行き、中絶手術を受けた。中絶手術を受ける女は私ぐらいの女が多いらしく、医者も色々な理由を聞くことなしにやってくれた。その時もひとりで行った。（みんなひとりで行っているのだろうか。）…（中略）…／「女は男に従っていたら家の内があんじょういく、あんたががまんせな。」と結婚してからよく夫の姉に言われた。また、「夜の夫婦関係も求められたら応じるべきや、男はがまんできんのや。」からとも言われた。（後略）

（地方公務員・四五歳）

他の人も、病気や経済的な理由、相手との意見の違いなど、辛い体験を振り返ることで、過去に向き合い、「望まない妊娠にふりまわされずに、自分の人生は自分の意志で決めたい」という思いで体験を寄せている。

「女のためのクリニック準備会」は一九八七年には『ピル――わたしたちは選ばない』（女のた

めのクリニック準備会編、一九八七）という本も発行、その後「ウィメンズセンター大阪」と名前を変え、性暴力救援センターなどの活動もしている。

「中絶――人工妊娠中絶に関する調査報告」

映画『中絶――北と南の女たち』との「衝撃的な出会い」をきっかけに一九九三年、宮城県の三〇代、四〇代の女性が集まったのが、「グループℓ（アイ）」である。「わたしのからだはわたし自身」を合言葉に、中絶・避妊、女性をとりまく社会の動きにも目を向けて活動してきた。一九九五年には、「人工妊娠中絶に関する調査」を実施。一〇五五人に無記名アンケートを配布したところ、「わたしたちの不安を見事に裏切って」八六三人から回答があった。一九九六年五月に「中絶　人工妊娠中絶に関する調査報告」という冊子を発行した。中絶体験については「ある」という回答が二二九人（三〇・一％）、「ない」四九七人（六五・三％）、無回答三五（四・六％）だった。「ある」という回答は、毎日新聞人口問題調査会「隔年家族計画世論調査（一九九四年）」の二五・九％より少し多かった。

「問16　中絶を体験した時の状況や気持ちについてよろしければお書きください」への回答には、二〇代から六〇代以上が声を寄せている。その一部を紹介する。

上の子と1歳しか年齢差がなく、夫が産ませなかったが、気持ち的には若かったせいも

あり、非常に悲しかった。昔の思い出。（六〇代）

中絶の理由で「経済的に無理」のときは封建的な婚家の絶対的命令により、嫁の立場の無力さに尊い人命（胎児）を犠牲にした。封建的制度を激しく恨んだ。「母体の健康上」のときは、結核性湿性肋膜炎でDr［医師］よりの指示で……無防備な状態の私、男（主人）の身勝手な暴力的な行為に無情を覚えました。済まないと思っています。今でも。（六〇代）

病気で薬を服用していたので、あきらめたという回答も目立つ。

結婚してはじめての妊娠だったため悲しかった。中絶より不妊になるのではと心配だった。しかし健康な子どもを産むために、その時の状況から中絶をした選択は正しいと考えた。（体調が悪く薬品を飲んでいた時期だったから）（五〇代）

手術は自分にとってとてもいやなことだった。しかし、自分の選択として迷いはなかった。安全にすませれば問題はないし、早くすませれば月経とあまりかわらないと思った。（四〇代）

第一子誕生6ヶ月後に妊娠したが、育てていく自信がなかった。協力的な夫と誕生すべきだった子どもにはとても申し訳なく思っている。絶対こんなことのないように気をつけていたつもりであったがオギノ式で失敗してしまった。避妊の失敗は3回とも私の計算違いで夫にいやな思いをさせてしまい深く反省しています。今となっては産めばよかったと後悔しています。(四〇代)

性的行為に嫌悪感だけを感じるようになった。(三〇代)

やむをえないこととはいえ、罪を感じる自分に腹がたった。(四〇代)

だいぶ前のことなのでもう思い出したくないことだが、心のすみに隠していたことを誰かにはきだしたい気持ちをわかってもらえる、考えてくれる人がいることで安らぎの心が持てたようでした。(四〇代)

一九九六年秋、筆者はグループℓに呼ばれて仙台で講演させてもらい、アンケート調査をしたメンバーにもお会いした。ちょうど、優生保護法が母体保護法に変わった頃だった。優生条項はなくなったものの、堕胎罪には一切手をつけず、中絶の配偶者同意もそのままという母体保護法には失望しかなく、イベント後、みなさん持参のお手製のお漬け物をいただきながらの会話は、ちょっぴりしょっぱかった。差別的な優生思想の条文削除は当然であり遅すぎたくらい。次こそ、リプロダクティブ・ヘルス／ライツの視点からの見直しをしなければ、という思いを宮城のみなさんと共有した。

その後、グループℓは、避妊を中心にした冊子「女性のだれにもいえないからだのことやセックスのことを考える本」（改訂版一九九九年）を作成した。

【註】

＊1　一九五〇年代から六〇年代はじめに世界各地で販売された鎮痛・睡眠剤。これを妊娠初期に服用した場合、胎児の手、足、耳、内臓などに障害を生じさせた薬害。欧米で中絶を認めるようになった背景の一つに、この薬害があったという指摘もある。

＊2　優生保護法をめぐって、障害者差別と女性差別についてどうやって一緒に運動をしていくかは、一九七〇年代前半のウーマンリブ運動と障害者運動、一九八二年の運動、一九九六年優生条項削除と母体保護法への改定、一九九七年以降の強制不妊手術の謝罪や補償を求める活動、二〇一八年の国賠訴訟などの契機がありながらも、かかわる人たちがずっと継続して試行錯誤してきた。とても大きなテーマなので本書では割愛する。拙文を含め、巻末リストにあげた出版物も参考にしてほしい。

【参考文献】

シンポジウム有志編「女の人権と性」『沈黙をやぶった女たち　――映画「中絶　北と南の女たち」をめぐって』ミネルヴァ書房、一九八八年。
女のためのクリニック準備会編『ピル――わたしたちは選ばない』女のためのクリニック準備会、一九八七年。
グループℓ「中絶　人工妊娠中絶に関する報告」一九九六年。
田辺聖子「おせいさんの団子鼻」『朝日新聞』一九八二年七月一一日。

第3章　わたしの身体、わたしが決める――リプロとSRHR

第3章では、リプロダクティブ・ヘルス／ライツ（性と生殖に関する健康／権利）という言葉や考え方（以下「リプロ」と略すことあり）の背景を確認しながら、日本の政治でどう扱われてきたのか、リプロを広めようとする動きと、消そうとする動きがあったこと、そして中絶をめぐるこの国の現状をみていきたい。

第四回「女と健康国際会議」からカイロ人口開発会議へ

これまで書いたような人口政策は、法律や制度、進め方に違いはあっても、日本だけでなく多くの国で行われている。国家が考える「健全な国民」には中絶や避妊を禁じて出産を奨励し、「価値がない」「生産性が低い」と決めつけた人々には、安全性が確かめられていない避妊法を押し付け、不妊手術（不妊化）を強制・強要する。そのターゲットは、主に女性の身体（しんたい）である。

優生保護法から経済的理由を削除する法改定はなされず、中絶ができる現状は維持したものの、産むか産まないかを、女（わたしたち）が決められるようにするにはどうしたらいいのか、運動にかかわった人たちが次にどうしたらいいか考えあぐねていた一九八四年、「女と健康国際会議」[*1]の案内状が届いた。そこで「リプロダクティブ・フリーダム」という言葉に出会った。開発途上国の「人口爆発」をいかに防ぐかという一九八四年国際人口会議（メキシコ）に対する、草の根の対抗会議。当初は同じメキシコ開催の予定だったが、アメリカ合州国のグラナダ侵攻によって、急きょオランダに変更。日本から、筆者を含めて四人が参加した。

「女と健康国際会議」は一九七七年イタリア（ローマ）、一八八〇年ドイツ（ハノーファー）、一九八一年スイス（ジュネーブ）で開かれていたが、一九八四年は、人口抑制政策のターゲットになっている国の女性が参加できるよう渡航費カンパを募った。筆者たちもリプロダクティブ・フリーダムという文字とメンバーが描いたイラストTシャツを作成・販売してカンパした。

第四回会議のスローガンは、「人口管理はいらない、女が決める！（Population Control No Women Decide!）」。避妊や中絶の大切さを訴える女たち、堕胎罪で逮捕された女性、説明や安全性の保証もないまま長期間効果があるホルモン避妊薬を強要される女たち、強制的な不妊化をなくすよう訴える女性が、同じ会場に集い、時には通訳を介しながら議論をした。

その結果、中絶を求める側からと、本人の意思を無視して不妊化される（産むことを奪われる）側からの要求をあわせ持つリプロダクティブ・ライツが主張された。そして、帝国主義的な支配、国家間の経済格差、白人中心・異性愛中心主義への批判、先進工業国での移民や少数民族、障害者など複合差別、女の運動にも存在する偏見への告発や糾弾もあり、「産む・産めない・産まない」をめぐる複雑さ・ややこしさが浮き彫りになった。

それと同時に、相手を非難するだけでなく、女性の身体をコントロールする家父長制や人口政策に抗議するために共闘できることを模索する前向きな姿勢、「女が決める」という言葉にこめられた女たちの連帯(シスターフッド)の心地良さにも満ちていた。それは、セクシュアリティの自由を求め、どう生きるか、誰を好きになるか、生殖（妊娠）に関してどうするかは、わたしが決める、わたしのからだはわたしのもの、という思いである（大橋、二〇一五、二〇二〇）。

その後、主催者は紛糾しながらつくり上げた声明文を、国際人口会議に反映させようと、国連へも働きかけた。一方、国連や各国政府も、それまでの強圧的な人口減少政策より、女性の地位向上（教育や賃金を得られる仕事の獲得）のほうが出生率を下げることになる事実を認識していった。一〇年後の一九九四年カイロ国際人口開発会議では、こうした積み重ねの結果として、行動計画に「リプロダクティブ・ヘルス／ライツ」が記載される。その長い定義を要約すると次のようになる。

人間の生殖システム、その機能と活動過程のすべての側面において、単に疾病、障害がないというばかりでなく、身体的、精神的、社会的に完全に良好な状態（well-being）にあることを示し、以下のことを含む。

・人々が安全で満ち足りた性生活を営める
・子どもを産む可能性を持つこと
・子どもを産むか、産まないか、いつ、何人産むかを決める自由を持つこと

・男女ともが、自分の選んだ、安全かつ効果的、また安価で利用しやすい出生調節法についての情報を得、またその方法を入手することができること
・すべての女性が安全に妊娠・出産でき、カップルが健康な乳児を持つための、適切なヘルス・ケア・サービスを入手できること

リプロの概念は広く、カバーする問題は多岐にわたるが、「妊娠・出産の調整、いつ何人、子どもを産むか産まないかの選択をはじめ、女性には自分のからだについて自由にかつ責任を持って決める権利（自己決定権）があり、そのために必要な情報・教育・手段を得る権利があること。また女性には性と生殖に関することがらを、健康という視点から生涯にわたり保障される権利があること」（芦野、二〇二三）と要約することもできる。

ところが、カイロ会議において日本政府はリプロを「妊娠と出産に関する健康／権利」と訳そうとした。これでは、産むか産まないかを選択できるという基本、産まない選択を無視した誤訳だと、「女性と健康ネットワーク」などが中心になって抗議し、「性と生殖に関する健康／権利」と変更させた。この経緯はその後の日本のリプロの状況を考えるうえでも象徴的だった。

なお、最初の案では「セクシュアル&リプロダクティブ・ヘルス／ライツ」だったのが、避妊や中絶を認めない国々（カトリックの国とくにバチカンや、イスラム教の国々）が「セクシュアル」（だけ）は削除すべきと要求し、交渉と調整の結果、「セクシュアル」の文字はなくして、〝リプロダクティブ・ライツにはセクシュアル・ライツも含まれる〟という文言を加えるという妥協の産物

になった。翌一九九五年には北京で世界女性会議が開かれ、「行動綱領」には「セクシュアル・リプロダクティブ・ヘルス」が明記された。こうした経緯を踏まえて、「リプロダクティブ・ヘルス／ライツ」の日本語訳に「性と生殖」と「性」が入っていると筆者は解釈している。

優生条項を削除しただけの母体保護法

一九八二年、優生保護法から「経済的理由」を削除する動きがあったが、法律は国会に上程されなかった。しかし、中絶を禁止したい「生命尊重派」は地道な活動を続けている。

一九八四年には「生命尊重センター」が発足、「お腹の赤ちゃんも社会の大切なメンバー」という柔らかい言葉で、芸能人・著名人が講演をしたり機関紙「生命尊重ニュース」に執筆したりしている。「中絶禁止」を前面には出さずに、一九九三年には「NPO法人円ブリオ基金センター」もでき、募金箱設置や妊娠SOS相談、赤ちゃんポストの宣伝、国や自治体への要望もしている。

優生保護法が公布された七月一三日を「生命尊重の日」として、中絶された胎児の命を大切にという趣旨のイベントを企画し、地方自治体に主催や共催を働きかけている。

アメリカ合州国の「プロ・ライフ」（生命尊重＝中絶禁止派）が作成した偽（フェイク）映像の上映、その映像を日本の中学高校の保健室に贈る活動もしている。この映像を授業で見たため、中絶は赤ちゃんを殺す残酷な行為という罪悪感や恐怖心を植え付けられたと、実に多くの若い人から聞かされた（本書第Ⅱ部の経験にも出てくる）。

敗戦直後からの「大人が生きるため/少なく産んで賢く育てるため中絶は必要」という見方が次第に弱まり、一九七〇年前後から、中絶禁止派による「受精の瞬間から命」「中絶は赤ちゃんを殺すこと」という宣伝が広まっていった。個々人の人生観、宗教観がいろいろなのは当然だが、中絶への罪悪視も移り変わりがあり、近年のほうが強くなっているかもしれない。

さて、中絶するための手続きが省略された一九五二年以降、堕胎罪と優生保護法には三つの「変化」があった。

一つめは、中絶できる期間の短縮。

優生保護法第二条第二項には「胎児が、母体外において、生命を保続することのできない時期」とだけあり、妊娠何週まで中絶できるという時期は定めていない。では誰が決めるのか。厚生省の事務次官通達である。制定当初は妊娠八ヶ月未満だったのが、一九七六年に二四週未満になり、一九九〇年に二二週未満に短縮され、現在もそのままである。国会で法律を改正する必要はない。今後も医療が進み、妊娠週数が短くても生存するというデータが増えていくと、中絶できる週数は短くなっていくかもしれない。

二つめの「変化」は、堕胎罪の表記。

一九九五年、刑法全体の現代用語化がなされた。堕胎罪も、それまでの文語体・旧漢字とカタカナ表記から、平仮名・口語体になったが、内容はそのままなので「変化」とは言えないかもしれない。この現代用語化にあたり内容も見直すべきだという議論が国会であった。政府の答弁は、胎児も生命を持つものとして保護する必要がある、(堕胎罪をなくすと)生命軽視につながる、性道徳が一層乱れる、堕胎罪の検挙件数が少なくても一般予防的な見地から処罰規定を置く意義がある、国民意識も堕胎を是認するには至っていない――というものだった（第一三二国会参議院法務委員会一九九五年四月二七日）。ちなみに、堕胎罪についての政府の見解は、現在もほぼ同様である。

三つめは、前の二つに比べるとかなり大きい。一九九六年六月一七日、優生保護法から母体保護法への法改正。

「不良な子孫の出生防止」に関連する条文が障害者差別にあたるとして、不妊手術や中絶の優生的な部分と、別表（病気や障害名を列挙）をバッサリ削除。文字通り引き算のようにそこだけを取ったという法改正だった。

以前から、女性の権利やリプロの観点から堕胎罪も見直して、新しい法律をつくるべき、特に配偶者同意は削除すべきだと、複数の女性グループが繰り返し国会議員や行政に要望してきた。しかし、そうした見直しは、中絶禁止派（胎児の生命尊重派）国会議員の影響力が大きいためか、一向に進まなかった。カイロ人口開発会議での国際的な批判を受けて、「臭いものに蓋」をしたとも言えるだろう（芦野・大橋・柘植、二〇二三など参照）。

その結果、母体保護法の条文は左記になり、今日に至っている。

第一条（この法律の目的）この法律は、不妊手術及び人工妊娠中絶に関する事項を定めること等により、母性の生命健康を保護することを目的とする。

第一四条（医師の認定による人工妊娠中絶）都道府県の区域を単位として設立された公益社団法人たる医師会の指定する医師（以下「指定医師」という）は、次の各号の一に該当する者に対して、本人及び配偶者の同意を得て、人工妊娠中絶を行うことができる。

①　妊娠の継続又は分娩が身体的又は経済的理由により母体の健康を著しく害するおそれのあるもの

②　暴行若しくは脅迫によって又は抵抗若しくは拒絶することができない間に姦淫されて妊娠したもの

二　前項の同意は、配偶者が知れないとき若しくはその意思を表示することができないとき又は妊娠後に配偶者がなくなったときには本人の同意だけで足りる。

リプロに関する女性運動や女性国会議員の要望に関しては、下記のような付帯決議が採択された。

政府は、次の事項について、適切な措置を講ずべきである。

一　この法律の改正を機会に、国連の国際人口開発会議で採択された行動計画及び第四回世界女性会議で採択された行動綱領を踏まえ、リプロダクティブヘルス・ライツ（性と生殖に関する健康・権利）の観点から、女性の健康等にかかわる施策に総合的な検討を加え、適切な措置を講ずること。

この付帯決議を実現するためのプロジェクトチームが約束されていた。しかし当時の連立与党各党のうち、社民党、新党さきがけは担当議員を決めたが、自民党が人選をせず、そのまま一度も開かれなかった。

その結果、二つの困ったことが生じた。一つは、堕胎罪廃止と避妊や中絶を利用しやすくする法や制度づくりが先延ばしになったこと。

もう一つは「改正したから解決した」とばかりに、優生的な強制不妊手術や中絶の実態解明、被害者への謝罪や補償、名誉回復、再発防止のための専門家や市民への教育などが、何もなされなかったことである（この問題が最高裁判決によって憲法違反とされるのは二八年後のことである）。

リプロを消そうとする動きと少子化社会対策

二〇〇〇年代になると、いわゆるジェンダーフリー・バッシングが強まる。

二〇〇一年、自民党の山谷えり子国会議員は、中学生向けの冊子「思春期のためのラブ&ボディBOOK」（母子衛生研究会、厚労省所管）に対して、避妊用ピルなどを例に「行き過ぎた性教育」だと国会で問題視し、絶版・回収させた。安倍晋三議員が座長の「過激な性教育・ジェンダーフリー教育実態調査プロジェクト」がつくられる。二〇〇三年には、都立七尾養護学校の教員たちがつくり上げた知的障害を持つ生徒への性教育を、都議会議員が「過激・不適切」と決めつけた。意欲的な性教育に取り組んでいた教員が教育委員会に処分され、日の丸・君が代の強制とあいまって、学校現場は萎縮していった。

こうして、からだや性、妊娠の仕組みについて知り、自分や相手を大切にすること、避妊や意図しない妊娠をしたときの中絶、性感染症などについて、子どもたちは学ぶ機会を失っていった。二〇〇三年は、「人類始まって以来の未曾有の事態」と危機感を煽った「少子化社会対策基本法」も成立した。それ以降、「少子化社会対策」の名のもとに、（約九五％が男性の姓になる）異性愛結婚をして子どもを産むことが奨励される。卵子は老化するから早く産んだほうがいいというキャンペーン（最近は卵子の冷凍保存も）、自治体による婚活・妊活事業、学校でのライフプラン教育などがすすんでいる。

男女共同参画基本法の基本計画でも、次第に避妊や中絶の扱いが減り、リプロの「冬の時代」となっていく。

リプロが政策から消えたことを如実に物語る例として、二〇一四年の「女性の健康の包括的支援に関する法律案」をみてみよう。自民党の高市早苗議員が、どの病院に行っても体調不良の原因がわからず、女性医師に更年期だと教えられ、包括的な女性の健康の大切さに開眼したというエピソードとともに提出された法案だ。もちろん、更年期など生涯にわたる女性の健康も、出産を支援することも大切である。しかし、健康にとって重要な避妊や中絶が一言も出てこない。理念としての「性と生殖に関する健康・権利」も「自己決定」という文字もない。

リプロや性暴力など女性の身体や健康に取り組んでいた複数のグループが実行委員会をつくり問題点を指摘した。推進する産婦人科医や研究者にも参加してもらい集会を開いた。こうした活動も影響したのか、同時期に「女性活躍推進法」は成立したが、「女性の健康の包括的支援法案」は成立しなかった。

避妊や中絶、女性の人権では鎖国状態の日本

他国より早く「合法化」されたはずの中絶が、気がつけば高い壁に阻まれている。実際には「死文化」しているとはいえ、堕胎罪は存在しているので、「中絶＝犯罪」という意識が人々にも医療従事者にも絡みついている。なるべく利用者（患者）の負担にならない医療を研究する、QOLを高める、利用者をケアするということが、中絶においては、なされないままである。助産師の小竹久美子さんは、かつて、こう書いていた。

> 私たち助産師は、産む決定をした人にかける言葉はたくさん持っているが、産まない選択をした人の前では言葉を持たない。それどころか、妊娠を望んでいないのなら、なぜちゃんと避妊をしなかったのかと批判的になってしまったり、自分を大切にしていないようで腹立たしさを覚えたりすることもある。（小竹、二〇〇三、九頁）

小竹さんの問題提起から二〇年余、医療関係者の意識はどれだけ変化しただろう。

日本産婦人科医会（旧日本母性保護医協会）の「母体保護法指定医必携」には「本手術は患者の求めに応じ、希望によって行うものではなく、中絶の適応があると指定医師が判断した場合にのみ

行うべきもの」だと記されている。

厚生労働省が、一四条「配偶者の同意」は、婚姻していない人、性暴力やDVの相手男性の同意は不要だと通達しても、訴訟リスクを避けるため署名を求める母体保護法指定医が多い（第三者による性暴力の場合、加害者男性の同意は必要ないが、その女性が結婚していれば配偶者の同意は必要である）。しかし、世界に目を向けると、配偶者の同意を必要とするのは、日本以外に一一ヶ国しかない。

産み落とすことで妊娠状態を終わらせるしかない困難を抱えた女性が逮捕されるニュースは、中絶のハードルの高さを示している。外国人（技能実習生）のケースも含めて大きく報道されるようになったのは、問題だと感じるマスコミ関係者が増えたからだろうか。

二〇二〇年三月には、北海道にある障害者就労支援施設で、知的な障害を持つ女性がトイレで出産した。彼女は翌年一月、函館地裁で「殺人罪」に問われ懲役三年の実刑判決。六月札幌高裁では、保護観察付き執行猶予五年となった。相手男性（施設の元職員）は、何も問われない。

そんな中での「変化のきざし」を三つの薬から見てみよう。

まずは、女性が毎日飲むことで避妊できるピル。

日本では早い時期から中絶が可能でコンドームも普及したため、欧米と異なり避妊ピルを求める切実な声は、医療側にも女性にも弱かった。それ以上に、ピルによって性道徳が乱れると反対する政治勢力の影響が大きかった。認可の可能性を伝える報道があっても、また延期という状態が三〇年以上も続いた。一九九九年、男性用の勃起薬バイアグラが六ヶ月という異例のスピードで認可されたことに怒りの声が噴出し、同年、やっと避妊ピルが認可された。そのとき、認可されてないのはほぼ日本だけだったという。しかし、値段が高いためか、今も利用者は少ない。

そして、性行為の後、七二時間以内に飲めば排卵を止めて妊娠を避けられる緊急避妊薬。アフターピルとも呼ばれる。

この薬も、諸外国より遅れて二〇一一年に認可された。しかし、緊急に必要な薬なのに、産婦人科の受診が必要（土日や夜間はどうすればいいのか）、値段も他国に比べて高い。海外では約九〇ヶ国が、医師の処方箋なしに薬局で買える。値段も安く、若い人には無料の国もある。日本でも「緊急避妊薬を薬局で」（OCT化）という活動が粘り強くなされ、署名や院内集会などを積み重ねているが、「安易な妊娠が増える」「性教育の充実が先」「時期尚早」という反対意見が根強い。いまだに、限定的な「試験運用」が続いている。

さらに、妊娠した初期に使う経口中絶薬、アボーションピル。

二種類の薬を飲むことで、妊娠組織を膣から体外に排出させる方法である。一九八八年にフランスと中国で認可され、今では八〇ヶ国以上で使われ、コロナ禍を経て、オンラインの受診で使えるようになった国もある。世界保健機関（WHO）が必須医薬品に指定し、海外に暮らす日本人は医療者も利用者も使っている。

日本では、カトリックや宗教右派などの「生命尊重派」が反対し、国会議員とともに署名を厚労大臣に手渡したが、二〇二三年四月末に、ラインファーマ社の経口中絶薬メフィーゴパックがようやく承認された。とはいえ、運用に関しては、入院・院内待機が必要、値段は初期中絶と同じく高額（一〇万円から一五万円）、妊娠九週までしか使えない（一二週までの国が多い）、ごく一部の母体保護法指定医しか扱っておらず、配偶者同意も必要、一定の時間がすぎて排出しない場合は手術をする……など、実際に使いやすい選択肢にはなっていない。

日本のジェンダーギャップ指数の低さは、政治家や経営者の少なさ、賃金の低さだけではない。避妊や中絶については、まるで鎖国しているような状態だ。

それでも、堕胎罪と同じ時にできた刑法強姦罪を不同意性交等罪に変えた性暴力反対運動のように、避妊や中絶、包括的性教育をめぐり、何かが動きだしていることを肌で感じる。女性の健康の包括的支援法をめぐる議論で、「地雷」と言われていたリプロという言葉が、議員会館の院内集会で当たり前のようにも発せられ、SRHR(セクシュアル・リプロダクティブ・ヘルス・ライツ)を求める運動とLGBTQの権利運動が一緒に行動している。[*2]

長いあいだ、女たちは中絶について伝え、話し、書き記し、経験を共有してきた。そうした営みに本書もつらなり、リプロに春がやってきますように。

【註】

*1 主催はICASC(=International Contraception,Abortion&Sterilisation Campaign. 避妊、中絶、不妊手術に関する国際キャンペーン、一九七七年発足)。オランダ会議の参加グループ名にも、Women organized for Reproductive choice Chicago、Reproductive rights National Network などがあった。芦野由利子さんは、一九七九年アメリカ合州国で結成されたR2N2(=Reproductive Rights National Network)が、リプロの語源かもしれないと指摘している(「報告集　リプロの視点から『女性の健康の包括的支援法案』について考える集会」同集会実行委員会編より)。いずれにしても、一九七〇年前後からの欧米の中

絶合法化を求める運動、アメリカの「ボストン女と健康ブックコレクティブ」などの流れに、第四回からアフリカ、中南米、アジアの女たちも参加し、人口政策への対抗を強く打ち出した転換点になっている。

ICASCは一九八四年会議の後、WGNRR（= Women's Global Network for Reproductive Rights）と名前を変更、再出発にあたり次の五つの目的を掲げた。「①子を持つかどうか、いつ産むかを、女が決める権利 ②安全で効果的な避妊の権利 ③安全で合法的な中絶の権利 ④不妊手術、避妊、中絶を強要されない自由 ⑤女が決める、人口政策はいらない」。

「女と健康国際会議」は第五回が一九八七年コスタリカで開かれ筆者も他グループとともに参加。優生保護法の問題点について分科会で訴えた。会議全体では、中絶禁止と不妊手術、ホルモン避妊薬の乱用に加え、HIV／エイズと女性の身体への影響、強まる同性愛差別が大きなトピックだった。Battered Women（殴られる女）という表現が多く見られ、DVや性暴力も大きなテーマになったのが印象的だった。第六回は一九九〇年フィリピン、第七回一九九三年ウガンダ、第八回一九九七年ブラジル、第九回二〇〇二年カナダ、第一〇回二〇〇五年インドと続き、日本からも女と健康に関する複数のグループが参加している。主催国の抱える問題を踏まえながら、人口政策に対して女の運動がどう対抗していくか、経験を共有しながら、構造的差別や格差によって周縁化される人がいないか捉え直す声が出てくる。複合差別やインターセクショナリティ（交差性）の視点が大事にされ、インド会議の頃からリプロダクティブ・ジャスティスという言葉が使われていく。二〇一三年ベルギー会議には筆者も久しぶりに参加し、地震と福島原発事故についてのワークショップを開いた。その会議の前後の「SOSHIRENニュース」および、報告集参照。

＊2　二〇二三年につづき、二〇二四年九月二七日には二回目のSRHRスタンディングアクションが開かれた。

【文献】

芦野由利子「リプロダクティブ・ヘルス／ライツの理念と歴史的背景」同集会実行委員会編「報告集　リプロの視点から『女性の健康の包括的支援法案』について考える集会」二〇一四年。

芦野由利子、大橋由香子、柘植あづみ「優生保護法から母体保護法への『改正』におけるリプロダクティブ・ヘルス／ライツをめぐる攻防――堂本暁子元参議院に聴く」明治学院大学社会学『社会福祉学研究』一六一巻、二〇二三年。

大橋由香子「産むか・産まないか」堀芳枝編著『学生のためのピース・ノート2』コモンズ、二〇一五年。

大橋由香子「リプロVS人口政策・家父長制」『福音と世界』三月号、新教出版社、二〇二〇年。

小竹久美子「中絶をする人・した人のケアの実際」『助産師雑誌』二〇〇三年三月号　医学書院、二〇〇三年。

第Ⅱ部

わたしの経験

中絶を経験した八七歳から二二歳まで（一九三七年から二〇〇二年生まれ）の二八人の方に経験を語ってもらいました。

インターネット等で不特定の方の声を集めるアンケートではなく、世代や環境が多様になるよう、編者の知人を通じてその友人・知人へと依頼しました。そのため、無作為に選んだとは言えませんが、これらがこの国の中絶経験の一端であることは確かです。基本的には中絶した時期を目安に、早いと思われるものから掲載しています。

ご自身で執筆するか、聞き書きをして編者が原稿化するかは、ご本人の希望を基に相談しながら決めました。

聞き書きの原稿には、語りのみをまとめたものと、インタビュー形式のものがあります。いずれの形式においても、事実誤認がないかをご本人に確認していただきました。聞き書き原稿の作成は、石原燃、岩崎眞美子、大橋由香子、吉野靫、殿垣くるみ（明石書店編集部）が担当しました。

原稿依頼の際には、思い出す手がかりとして、以下の質問をお送りしました。ただし、これらの質問には必ずしもすべて答える必要はないことをお伝えしています。

・いつ頃のことですか？
・避妊はどのようにしていましたか？　中絶の後、変化はありましたか？

・妊娠にはいつ頃、どのように気がつきましたか？
・妊娠しているかもしれないと思ってから、医療につながるまでにどのようなことがありましたか？ どうやって病院（など）を決めましたか？
・誰かに妊娠していることを相談しましたか？ 相談したときの反応はどうでしたか？
・病院の様子や、スタッフとのやりとりについて覚えていることはありますか？
・手術にかかった費用はどれくらいでしたか？ どうやって工面しましたか？
・相手の同意書、または親の同意書について覚えていることはありますか？
・入院はしましたか？ その夜のことを覚えていますか？
・手術室の光景や、麻酔から覚めたときのことなど、覚えていますか？
・中絶後、何か困ったことや辛かったこと、あるいはよかったことはありますか？

語られている内容は、経験者本人の記憶によるものです。

医療的に「正しくない」とされる可能性がある描写も、証言を記録するという性質上、そのまま掲載しています。

なお、中絶だけでなく、性暴力やＤＶに関する描写もあるため、フラッシュバックを起こす可能性のある方は、ご自身の体調にご注意の上、お読みください。

第1章　自由に産めないのなら、とコンドームを買った

光江（仮名・一九三七年生まれ）

一九三七年に山梨県に生まれ、周囲は畑や果樹園がある田舎町で育ちました。八人きょうだいで、わたし以外はみんな男、わたしは下から二番目で、体格も小柄なほうでした。

決して裕福な家庭ではなかったですが、勉強は好きで女子高校にも進学させてもらって、卒業してからは役場に勤めました。知人の紹介でお見合いをして、一九六三年、二六歳のときに甲府市で工場を営む家の息子Aと結婚しました。

Aの家族は、父Bが戦争中に軍属として妻のCを連れて満州（中国東北部）に渡り、敗戦後に日本に引き揚げてきたそうです。子どもは息子ばかり六人で、Bは何とか生き延びさせるためにそれぞれ別行動をさせ、奇跡的に全員が帰国できて、山梨で商売をはじめたそうです。息子六人のうち、次男と三男は近所に子どもがいない夫婦の養子に出され、長男はあまり体が丈夫でないため、四男であるAが家業を継ぎ、四男と五男が一緒に家業に残り、六男は自立して家を出ました。

わたしは、お見合いの席でAと会っただけ。トントン拍子に話が進み、次にAの顔を見たのは、嫁入り（結婚式）のとき、アッという間でした。

結婚してから知ったのですが、姑のCは鬱状態で家事ができなくなっていたため、わたしが家事一切を引き継ぐことになっていたそうです。

自分にお姉さんでもいれば、嫁ぐときにいろいろなアドバイスしてくれたかもしれませんが、性に関する話も聞いたことがないまま結婚しました。

二月に結婚した後、一度も生理を見ずに妊娠しました。わたしは嬉しかったんですが、姑のCに言ったら「嫁に来て一度も生理を見ないまま、子どもは産んでは困る」と言われて……思いもよらない言葉でした。

わたしの両親は、孫が生まれるのを楽しみにしていたし、結婚したら妊娠して子どもを産むものと思っていました。わたしの母は八人の子だくさんで、わたしは結婚前から、子どもが大好きでした。昔は洗濯するのは「たらい」だったでしょ？　わたしが小さい子を好きなものだから、近所の子どもたちが、たらいの周りに集まるんですよ。「産むか産まないかを言い渡される」というか、中絶するよう姑に言われるなんて予想もしていなかったので、とってもショックでした。

妊娠について、夫と姑とどちらに先に伝えたのか、もう覚えていませんが、舅のBは、そういう話題については何も言いませんでした。夫はわたしと同じ年だったから、妊娠などについて何も知らなかったんじゃないかしら。だから姑の決定に従ったのではないかと、後からは思います。

とりあえず実家に行って、姑に「産んでもらっては困る」と言われたことを両親に相談しました。実家の両親は、「嫁ぎ先で言われたんだったら仕方がないね」という返事で、中絶するしかありませんでした。結婚する前、実家にいた頃も、中絶について「滅多にするもんじゃない」と聞いていました。

実家に相談に行ったときに、三番目のわたしの兄のお嫁さんが、中絶の経験があるということをはじめて聞きました。その義姉は、実家とは少し離れた土地に住んでいましたが、まだわたしが高校生だった頃、最初の男の子が生まれたすぐ後にまた妊娠したので、中絶したそうです。

その義姉の行った産婦人科の病院に、わたしも行って、中絶してもらいました。手術の後、すごくお腹が痛くて、お医者さんに「少し休んでから、家に帰りなさい」と言われたのは覚えています。看護婦さんも誰もいない、お医者さん一人の病院でした。交通の便が悪いところで電車もバスもなかったので、病院から歩いて実家まで帰りました。

本当に、なんで妊娠したのを喜んで迎えてくれないのかと、そのときはずいぶん悩みましたね。

その年の暮れに二度目の妊娠をしましたが、結果的には生まれなくて……。それは、こういうことなんです。

近所の男の子が、わたしの隣にいて、「おばちゃん」と言って、ふざけてわたしの下腹を〝ぽん〞と叩いたの。それが原因だったのか、その夜ものすごく出血して、そのときは夫に頼んで、朝一番に産婦人科医院に連れていってもらいました。お医師さんは、「このままお腹の中でとどまってくれないから、これはおろすしかない、始末しましょう」と言って中絶したんです。[*1]

その後、友だちから、「最初の子を中絶すると、子どもにめぐまれないことになるかもしれない」と聞いて、すごく悲しくなって泣きました。

翌年の一九六四年には、双子を授かりました。実家の兄からは「それみろ、だから双子なんて生まれたんだ」と言われましたが、それでも周りの人に「よかったね、わたしも双子を産みたかったわ、羨ましい」と言われ、なんだかホッとしました。

お産の予定日が四月でしたが、二月に入ってはじめて双子だと言われました。姑に伝えたけれど、もうお腹が大きくなっていましたから。今さら「生んじゃいけない」って言えなかったでしょうね。

双子は二人とも女の子で。子育ては、最初は本当に大変でした。でもだんだん大きくなって、夫も舅も喜んで、かわいがってくれましたよ。双子が乗れるような大きな乳母車を買ってきてくださいましたし、工場へ双子を連れて行って遊んでくれて、その間、わたしが家でミシンをふんだりできるように。そういう心配りはしてくれました。

その後は、一九六六年に女の子、一九六九年に男の子が生まれて、四人の子どもを育てました。


なんで最初の妊娠を、姑は「産むな」と言ったのかというと、実は、夫の兄たちの中に、結婚前に相手が妊娠してしまったことがあったそうなんです。その義姉は「接待を伴う飲食店」に勤めていたことから、姑は「結婚は許すが、産んでもらっては困る」と伝えたとかで、たとえ自分の息子の子どもだと言われても、結婚前にできた子を産むことを許さなかったんですね。

わたしも、姑に妊娠を伝えて「産むな」と言われたのは、実は一度や二度ではないんです。妊娠のたびにまず姑に報告して、産んでよい、あるいは困る、という判断を仰ぐんです。四人の子どもの妊娠の間にも、何回か中絶しています。

何回めかの中絶をした帰り、薬局へ寄ってコンドームを買って帰ったことがあります。妊娠しても自由に産めないのなら、夫に避妊をしてもらうしかないと考えたんです。

そういえば、姉がいないから何も知らずに結婚したと言いましたが、高校のときに青春映画みたいなのを見る機会がありましたね。その映画で、男女の関係（性行為）を知ったし、コンドームについてもそこで知った気がします。でも、性関係は夫の言いなりでしたから、せめてコンドームを付けてもらうしかない。中絶はもう繰り返したくない、こんな思いは二度としたくなかったから、コンドームを買いました。

姑も精神的に病んでいたので、最初の妊娠でも、今子どもが産まれても助けられないということもあったのかもしれません。姑を恨んだら、逆に姑を苦しめるんじゃないか、わたしが我慢すればいいんじゃないかと思ってきました。

姑が精神的に病んでいた原因の一つには、舅がよそに女の人――「お妾さん」をつくっていたことがあると思います。昔気質の家庭でしたから、戦前なら家長である舅が何でも決めそうですが、お妾さんのことが後ろめたいのか、「後継ぎ」になる孫のことなのに何も口出しをしませんでしたね。

「お妾さん」がいることは、夫も知っていましたし、小舅（Aの兄弟）も知ってましたよ。姑が亡くなった後、舅は自宅に別の部屋を増築して、その女性を住まわせて通うようになりました。

夫Aと父Bの関係も、あんまり良くなかったんです。夫は高校を卒業した後、家を出て大学に行きたかったのに、父が許さなかった。進路も結婚相手も、自分で自由に決められなかったようです。

Aは男の兄弟ばかりだったので、よく自分の母Cを手伝っていました。神経質なCの振る舞いに忠実に応える、いい息子でした。でも、妻であるわたしに対しては、あんまり優しくなかったです。コンドームを買ってきても、結局は使ってくれないことが多かったし、姑との間で、かばってくれるようなこともありませんでした。

直接聞いてみたことはないですが、夫は、中絶を繰り返した私に対して、「産みたかったのに産ませてあげられなくてすまない」という思いは抱いていないと思います。なぜか中絶のことは、「嫁と姑」の出来事になっていたんですね。

わたしも、大人になった娘たちには中絶のことを打ち明けられましたが、年月が経ってからも、夫と中絶については話したことはありません。

水子供養ですか？　それはしたことはないです。中絶のときも流産のときも、水子の供養というのは考えたことはなかった。ただ、近所の人に、立正佼成会という宗教に誘われたことがあって、そこの集まりで中絶の体験を語ったとき、「水子供養をしたほうがいいよ」と言われて、仏にお線香をあげたことはあります。

双子の長女が、結婚して仕事しながら子育てすることを考えて、「計画を立てて子どもを産んだ」と話すのを聞いて、自分の娘ながら「すごいな」と感心しました。

わたしは結婚したら妊娠するのは当たり前、妊娠したら産むものだと思っていたのに、姑に許してもらえず中絶を繰り返したでしょう、妊娠を防ぐような知識を持っていなかったことはとっても悲しかった。だから、性教育は大事だと思います。高校生ぐらいになったら、妊娠することも、中絶ということも、きちっと女の子に教えるべきだし、男性にも教えるべきです。

上の双子の娘らは、子どもの頃から父A、祖父Bのことが大好きで、尊敬する気持ちを持っていることを感じていました。ただ、わたしは双子の娘が生まれたこととわたしの中絶と流産の経験は、つながっているのです。ですから、表面的な「嫁の苦労」だけでなく、このことを娘たちに伝えずにはいられませんでした。高校生の頃には話して聞かせました。ただ、中絶が一度ではなかったこと、避妊のために夫Aにコンドームを買ったときの恥ずかしい思いは、86歳になった今、はじめて付け加えました。

【編集部註】
＊1　この経過は、進行流産と思われる。

第2章　目が覚めて、「この世に戻れた」と思った

麻鳥澄江（一九四八年生まれ）

――お生まれは一九四八年ですか？

はい、戦後のベビーブームに生まれて、どこにいっても子どもの数が多くて、どこにいっても「寿司づめ」にされた世代です。五〇人以上くらいのクラスで、級友の名前も覚えられないほど多くて、教室のうしろが通れないいくらい机だらけでした。

――中絶したのはいつ頃ですか？

二一歳くらいだと思います。月経が来なくて、妊娠と気がつきました。
自分でおろす、何か突っ込んで……というのを聞いたことはあったけれど、それはよろしくないし、そんなことは恐ろしくてできないと思って、産婦人科に行くことにしました。
特に探したわけでもなく、たまたま見つけた、こぢんまりとした清潔そうで印象が悪くない個人経営の医院に行きました。千葉県です。
医者は、不定愁訴（ふていしゅうそ）の一環として、体調が悪い、自律神経が失調している、それを解決するに

は中絶しかないと判断して、そのように選択させてくれました。

――「経済的理由」というより「身体的理由」に適合するという判断でしょうか?

わたしが保険証を持ってなかったからかもしれません。お金は自分で出しましたが、金額は覚えていないです。

――産むということは、まったく考えなかったのでしょうか?

産むつもりがなくても、妊娠してみたら、どこかで気持ちがホクホクするとか、なんとかやっていけそうと思える人もいるだろうし、そうなることもあるだろうけれど、そのときのわたしは、まったくそうではなかった。ひたすら「しまった!」という感じでしたから。

それから、すでに子守りのアルバイトをしていたので、子どもを育てるのはそんなに簡単じゃないということは体験から知っていました。子育てをしてきた人々には、自分の母親も含めて、頭がさがる思いです。当時のわたしは産んで育てることはしない、と中絶を決めました。

――妊娠の診断があった後、予約した手術の日に備えたのですね。

中絶をする日に病院まで車で送ってくれる人、その間に待っていて帰りに送ってくれる人を探しました。病院で、配偶者の同意書の紙を渡されたので、名前を使ってもいいよという男友だちの名前を借りました。だから架空ではなく実在の男性の名前を書いたんですが、妊娠相手ではありません。妊娠相手とは、また会うかどうかわからなかったから。それに、病院に行くまで、配偶者の同意書が必要だとは、知りませんでした。

その用紙を持って手術の日に行きましたが、病院の様子とかは覚えていませんね。緊張していて、物事を観察する余裕はなかったです。

ただ、看護助手さんたちは感じがよかったのと、男の医者でしたが、説教されなかったし、さしでがましいことは一切言わなかったので、わたしにとってはよかったです。

入院はしないで、六時間くらい病院にいて、その日のうちに退院でした。

麻酔をするときのことは覚えています。注射されるとき、「このまま麻酔が効いて、覚めないかもしれない。覚めないということは死ぬかもしれないいんだな」と思いました。

その後、自分にはまったく記憶にないのですが、わたしは機動隊に取り囲まれている夢をみていたみたいです。手術のときにいた看護助手さんが、麻酔から覚めた後で「よっぽど怖かったんですね、『どけ!』とか『やめろ』とか、かなり怒鳴っていましたよ」って教えてくれました。

――一九六九年頃ですよね。ベトナム反戦運動などのデモや集会に参加していて機動隊に弾圧されることが多かったのですね。中絶手術が終わった後で覚えていることはありますか?

「この世に戻れた!」と思いました。それとホッとした、ああ終わった、という感覚でしたね。

この中絶の前だったか後だったか、知り合いに獣医さんやお医者さんがいて、妊娠したときの吐き気がどこから来るのか、という話をしたことがあります。〝吐き気などのつわりは異物反応で、身体は、異物がやってきたら排除しようとする。異物のほうは定着しようとするができなければ流産になる。その均衡がとれて定着すると、妊娠の継続となって出産にいたる。それはどんな動物も同じだ〟……というようなことを教えてくれました。ああ、わたしにとって妊娠は異物だったんだ、わたしはほしくなかったから、そうやってその異物をなくしたんだ、と気が楽になったというか、腑におちました。

——男性とセックスするとき、避妊はどうしていたのですか？

基本はコンドームでした。コンドームのつけ方が、うまい男性とうまくない男性がいて、女が手伝うとしても、男はもっと熟練しろよ、と思いましたね。

避妊用ピルも飲んだことはありますが、ピルはどう考えてもおかしいというか、やらない日にも毎日飲まなきゃいけないことに矛盾と不満がありました。

セックスしなければ妊娠しないというのが一番確実な避妊だなと、思いました。

ずっと避妊で悩んでいた友だちが、何かの必要があって産婦人科に行ったとき、あなたは不妊症で妊娠できませんと言われて、「だったらあの苦労はなんだったんだ！」と怒ってました。女ばかりが思い悩んで、月経が遅れると恐怖に感じ、望まない妊娠をしていたら女の側が中絶する。ワリに合わない課題です。

——中絶の体験については、誰かに話したりはしましたか？

気のおけない人には話すだろうけど、女同士でも、よほどの関係じゃないと言えない話題でしたよね。

わたしの母も親戚のおばも、子どもが何人か生まれた後に中絶した人はたくさんいた時代です。わざわざ尋ねたりはしないけど、中絶したことはなんとなく周囲は知っているみたいな。でも、母の世代は特に、戦争中の堕胎罪が生きていたので、悪いこと、犯罪だと言われていて、口に出しづらかったんじゃないかな。

母は、一九一四年生まれですが、こんなことがありました。

わたしが小学校三年生か四年生くらいのある日、学校から帰ってきたら、母がいたんです。いつもはうちに母親がいることはなくて、ちゃぶ台に「どこどこの田んぼ（畑）に行ってる」と書いた紙が置いてあって、そこに行って、その日やる手伝いを言いつけられる、という毎日でした。ところがその日は、母が布団に寝たままで、だるそうでした。

「どうしたの？」って聞いたら、布団の横に置いてある新聞紙にくるまれたものを、「そのまま開けなくていいから、外の花壇のところに掘ってある穴に入れて、ちゃんと土をかぶしてきて」って言われたんです。

わたしは言われた通りにしました。そうして、こんなに深くに埋めるんだ、と驚きながら土をかぶせました。その新聞紙に包んだものは、生あたたかくて、ちょっと重くて、赤黒い、ちょうどレバーみたいな感じでした。

その後、母はそのことについて何も言いません。わたしもなんだか聞いちゃいけない気がして、何も言わなかった。

――びっくりです！　それは、自分で中絶を試みたということでしょうか？　それとも流産なのか？　お姉さんもお兄さんもいらして麻鳥さんは末っ子とのことですが、一番早く家に帰ってきたから頼まれたのか？　次々と疑問がわいてきます。

まるで推理小説ですね。自己堕胎だったんでしょうけど、何をやったんだろう？　今のわたしだったら、病院に行ってちゃんと回復しているかチェックしてもらったほうがいいよって一緒に行って、帰りに美味しいものでも食べようって、せめてそのくらい言ってあげたかったですね。母は、父にもこのことは言わなかったんじゃないかな。

――一九五〇年代の終わりから一九六〇年頃の出来事ですね。当時は、薬局に「通経剤入荷しました」って旗が立っていたのを見た知り合いもいるので、月経を促すような薬が売られていたし、あるいは女性たちの間で伝えられている薬草とかを使ったのかも？

望んでいた流産が起きたのかもしれないですね。冷たい水に浸かったり、高いところから飛び降りたり、お腹を叩いたりしたかもしれません。結果として流れて、ほっとしていたのかもしれません。「あそこの嫁さん、畜生（ちくしょう）腹だから」とか言われる時代だったし、計画外の妊娠なんて、誰に話しても得にならない。近所のトクオくんちは一九人きょうだいらしく、末っ子の彼はそれで一九男（トクオ）という名前だと聞いたことがあります。

そういえば、その後、わたしに初潮がきたとき、母は、こうやるんだよと、切った脱脂綿にちり紙を包んだものを当てることを教えてくれました。大きな脱脂綿を部屋じゅうに広げて、サイズを決めてハサミで切って、ちり紙でくるむ作業をする部屋が、あのとき母が横たわっていた部屋と同じような暗さでした。わたしは、月経って、もしかして、お母さんのあのときの新聞紙と関係してるの？と感じたことを覚えています。

――アンネナプキン[*1]の発売が一九六一年だそうですから、それまでは脱脂綿を家庭でカットして使っていたんですね。その頃はどこにお住まいでしたか？

愛知県の農村部で、周りは農家ばかりでした。

あの時代までは、母親の中絶や流産に接していた子どもがいたと思います、気づいたかどうかはともかく。お母さんがトイレに入ったきりなかなか出てこないとか、お医者さんも来ないで母親が家で寝ていたとか、何かを土に埋めていたとか？

母のようにたくさんの女たちが、誰も横にいてくれない孤独に耐えて、自分一人で、後始末していたのかもしれません。産んだら産んだで、忙しさに耐え、自分は我慢してでも子どもに食べ物を与えて……女は、なんと崇高な生きものなんでしょう！　そして、なんというワリの悪さ。

母が歳とってから、ちゃんと向き合って聞けば、どんなことをしたのか話してくれたでしょうけど、その機会がないまま亡くなってしまいました。

——友だちが中絶手術をするとき、麻鳥さんが一緒に行った経験について映像でお話しなさっていましたが、[*2] それは「同行支援」みたいな感じですか？

友だちに頼まれて、一緒に病院に行って、手術の間は別の部屋で待っていて、家まで送り届けたんだと思います。看護師さんに「何時までに目が覚めなかったら、呼びにきてくださいね」と言われたり、わたしの中絶のときも、こんなに長い間、友だちを待たせていたんだな、と自分のときのことを思い出したりしましたね。

手術が終わって、何か食べたいものや飲みたいものを買ってきて、一緒に食べることもあれば、彼女の家に送ってそこで帰ることもありました。

そのうち、付き添ってくれそうだとか、あそこに行くと泊めてもらえるみたいだ、費用を貸してくれるみたいだ、離婚した相手を説教してくれるみたいだ、というふうに聞いて、やって来るようになったのかな。まったく知らない人たちが来るというのではなくて、どこかで、なんらかのつながりがその前にあった人です。

手術室で立ち会ったこともありました。中絶する女性自身が、「この人に付き添ってもらっていいですか」と言ったので、医者が「じゃあ、そこに座って見てなさい」って言われて。手術室の隅にある椅子に座っていました。

麻酔が効いていても、彼女はすごく動くし、いろいろなことを口走るし。わたしも麻酔の間に怒鳴っていたと後から言われたことを思い出して、こういうことかと思いました。掻爬法[*3]の手術でしたね。後から学習して知りました。

わたしより一〇歳くらい若い世代の仲間には、茶髪とか変わった格好しているせいか、「将来、お母さんになる人が、こうして自分の体を貶めてどうするんだ！」としつこく叱られたとか、手術のとき「麻酔が効いてないです、痛いです」って訴えたら「痛いのは当たり前だ」って怒鳴られたとか、「懲罰的」という言葉にあてはまる対応も、やっぱりあったんですよ。

わたしはWHOの「安全な中絶」[*4]を翻訳したとき、医療者が中絶する人を裁いたり押しつけたりしてはいけないと書いてあって、こういう姿勢で編集された冊子であることが嬉しかったです。医療者は、利用者に何かを押しつけたり指し示してはいけない、複数の選択肢を提供して本人が選ぶようにするべきです、とはっきり書かれています。「患者」ではあるけれど「医療提供者」と「利用者」だという言葉に、女性運動の展開を感じました。中絶を選択することで、なんでこんなにも女たちが叩かれ、辛い思いをするのか。どの場面でも女たちが感じていることを口に出せる関係が必要だと思います。

（聞き手・大橋由香子）

【編集部註】

＊1　アンネ株式会社が発売した生理用品。それまで日本では脱脂綿が主流であったが、吸収性にすぐれたトイレに流せる紙製のナプキンとして発売。今日のパッドタイプの使い捨て生理用ナプキンの原形をつくった。当時の売上はすさまじく、しばらく品薄状態が続いた。

＊2　山上千恵子監督、佐々木靜子監修、ワーク・イン「中絶Ⅱこころ編　わたしを生きるために」ビデオ、横浜市女性協会、一九九二年。

＊3　キュレットという器具で子宮内腔を掻き出す手術方法。

＊4　WHO（国際保健機関）が二〇一二年に発行した“Safe Abortion 2nd version”は「NGOすぺーすアライズ」が翻訳して情報提供した。

第3章　手話通訳はなく、説明がわからない

柴田邦子（一九四〇年生まれ）

愛知県西尾市に生まれ、岡崎聾学校を卒業して、二五歳で結婚しました。夫は名古屋聾学校で歳が同じ、名古屋聾学校の先生に紹介されました。当時、夫は男らしくて素敵でした。親戚の人たちも「子どもができたらいいね」と言って誰も反対しませんでした。二七歳のとき生理が止まり妊娠に気づいて病院に行くと、妊娠三ヶ月と言われました。夫もわたしも大喜びでした。

ところが、夫の母（姑）と夫の妹（義妹）は、以前、聾学校の先生に言われた言葉が気になっていて、先生に電話をして妊娠の事実を告げたところ、猛反対されたそうです。それで姑と叔母は一変して「生まれた子がろう者だったらどうするのか」と出産に反対しました。わたしは産みたかったのですが、自分の母に連れられて、病院で手術をすることになりました。

病院では手話通訳はなく、お医者さんたちは母に音声で説明していたので、わたしにはわかりません。全身麻酔で、もう妊娠五ヶ月になっていたので開腹手術、一〇日間の入院でした。印象に残っているのは、ある看護師さんが「下［膣］からおろせないほど大きくなっているから、そのまま［妊娠を続けた］ほうがいい」と強く言ってくれたことです。身振りでわかりました。

赤ちゃんは女の子でした。中絶後、痛みが三週間ほど続きました。夏だったので、痛みだけではなく、かゆみもありつらかったです。退院したあと、夫は中絶が悔しかったのか、イライラして荒れて毎日のように喧嘩になりました。耐えられなくて、三ヶ月ほど別居しました。

それから五年後に妊娠しました。最初の中絶で、夫が自分の母親を殴るほどの怒りで、わたしも別居し、元の生活に戻るのが大変だったことを周囲の人も知っていました。それで今度は、誰からも何も言われず、無事に出産できました。三三歳のときで、生まれたのは男の子でした。

最初の妊娠に反対した姑と義妹が、わたしの息子を溺愛しました。子どもが小さい頃、風邪などをひくと姑が病院へ連れて行ってくれて助かりましたが、本当は自分で連れて行きたかった。耳が聞こえないから行かなくていいと姑に言われて、寂しい気持ちでした。わたしが一人で病院に行くときは、手話通訳の人がいないので、筆談でやり取りをします。

わたしには姉が二人いて、ろう者です。両親は聞こえます。姉たちも結婚して、子どもが一人ずついます。三回目の妊娠をしたとき、夫もわたしも喜んで、産みたかったのですが、姑と叔母に「ろう者は子育てが大変！　お姉さんたちのように一人だけにしなさい」と説得されて、三六歳のとき、妊娠三ヶ月で中絶しました。二人ともガッカリでした。子育てに協力的で、子どもと遊んだりした夫は、その後、五三歳で亡くなりました。

息子は子どもの頃、一生懸命に、身振り手振りで伝えようとしてくれましたが、大人になってからは、しなくなって寂しいです。わたしとは主に筆談で話します。今回ずっと誰にも話さなかった中絶の経験を、話したほうがいいと背中を押して励ましてくれたのは、息子です。

第4章　中絶は自分で自分を生きていくための〝点〟だった

遠藤知子（一九五一年生まれ）

かなりの確率で妊娠しているのではないかと思い、近所の医院で検査を受けました。当時つれあいとは遠距離の別居生活をしていたので検査をすることも自分で決めました。妊娠しているとしたらどうするか、どう対処するかを具体的に考えていたわけではありませんが、産むという選択肢は考えていませんでした。看護師さんが妊娠していますよととても素直に喜んでくれて、次の診察日まで注意することを丁寧に説明する姿に、申し訳ないような気がして、かなり途惑いました。

この日は風もないお天気のよい三月の末で、帰る道すがら黄色いレンギョウやホトケノザ、ナズナ、オオイネノフグリなど春の草花が咲いていたのを今でも鮮明に覚えています。草花の満ち足りた表情がわたしにも伝わってきて多摩川の土手をどこまでも歩いて行きたい気分でした。自分の中ではすでに中絶を考えていたので、妊娠したことでこんな気分になるとは想像しませんでした。それは自然の営みのなせることなのか、わたしの中に刷り込まれていた社会的な規範による感覚なのかわかりません。ただずっと後に杜甫（とほ）の漢詩「江亭」に「寂々（せきせき）として春将（まさ）に晩（く）れんと

し　欣欣として物自ら私す」（春は音もなく、今まさに晩春に入ろうとしている　万物はそれぞれ自ら命を営んでいる　大きな調和に包まれている）の一句を見つけたときホッとしました。自然は人の思惑とは別にそれだけで自足しているんだ。なんだか長年の宿題に答えが返ってきたような感じです。

一九七四年、二四歳のときです。この頃一二月で会社を辞め、つれあいの所に移り住む予定でしたが気持ちがすんなりといかず先の見通しが持てず、ぐずぐずしていました。そんな中での妊娠、このままでいくと専業主婦として子どもを生み育てることになってしまうのではないかという不安、恐怖がありました。誰かにすがっていく状況にはなりたくないと。自分がどんなふうに生きていきたいのか思い描けない時期の出来事です。中絶の体験が辛いというのではなく、この時期の自分が辛かったのです。

手術は知り合いの医者に頼みました。日時を相談しただけで、理由など個人的なことは何も聞かれませんでした。中絶に関して医者本人の弁ですが、かなりの掻把の技術を持っているという話を以前から聞いていましたし、いろんな意味で信頼している方だったので、手術そのものへの不安はありませんでした。

この方は手術場所を持っていなかったので、都内のある病院の施設を借りてしまいました。日曜日で休診の日だったのでしょう。受付も看護師もいない、天井が高い薄暗いがらんとした場所で、医者とわたしとつれあいの三人だけでした。出産の立ち会いはあっても、中絶の立ち会いは珍しいかもしれません。つれあいの希望でしたし、わたしに反対する理由もありませんでした。中絶をどこでいつするのかなど具体的なことは二人で話し合いましたが、気持ちの部分は共有することではありません。

麻酔から目覚めたときは、終わったという冷めた感覚です。悲しみや解放感もなかったです。その後、栄養のあるうまいものを食べなくちゃということになり、三人一緒に浅草で天丼を食べました。朝食を食べていないこともあり、美味しかった。そのとき医者から男の子だったよ、と教えてもらいました。四〇歳までの初産ならきちんと取り上げてあげるから、大丈夫心配いらないとも。このときは応じる余裕はありませんでしたが、中絶をしたことを必要以上に悩まなくていいよと言いたかったのだと思います。

つれあいも帰り、その日アパートの鉄階段を上るときやっと一人になれたと深呼吸をしたことを覚えています。緊張していたのでしょう。周囲に世話になったのですが、誰かと共有するような体験ではなく、自分で決めた自分一人の出来事です。夜中にかなりの高熱と寝汗をかきましたが、朝方までに引いたので病院には行っていません。

今も残っているイヤなことは、優生保護法のもとで中絶をしたことです。望まない妊娠をして中絶をするときになぜ優生保護法を根拠にしなければならないのか、わたしが自分のことを決めていく中で中絶を選ぶとして、優生、劣生の発想のもとにしかできないことへの違和感、嫌悪感です。中絶ということばも漢字もイヤですね。

その後、気分の浮き沈みはありましたが中絶したことに後悔や自分を批判的にみるということはありません。罪悪感や命に対する冒瀆（ぼうとく）といった感情に苦しむこともありません。自分の生きていく過程は自分で決めていっていいんだという考えがありましたから、中絶は自分で自分を生きていくための〝点〟だったと捉えています。第三者に相談しなかったのかと聞かれることがありますが、具体的な誰かはいません。具体的な固有名はないもの、七〇年代にウーマンリブとして様々な行動を起こしてきた女たちの存在が自分を支えてくれたと思っています。自分で決める、罪悪感をもたされることはない、そうしたことも当たり前のこととして彼女たちが闘い、発信してきたからです。

第5章　中期中絶に到った経緯とその後

白銀（仮名・一九六九年生まれ）

わたしの人生に大きな影響を与えているのは、七、八歳のときの経験です。日曜日、妹を連れて、通っていた小学校にウサギを見に行きました。まもなく後ろに誰か人が来た気配があって、誰だろう、日直の先生かな？と思いながら、妹と一緒にウサギに草をあげていたら、その人がしゃがみ込んで、わたしの体を触りはじめたんです。

「えっ？」と思ったら、すぐにわたしのズボンの中に手を入れはじめた。驚きました。声を上げて逃げようとしましたが、よく転ぶ四、五歳の妹と一緒では逃げ切れないと咄嗟（とっさ）に考え、声を上げるのをやめました。「あっちへ行こうよ」と妹を促し逃がそうとしましたが、その間にも、背後から触られているわけです。

その不快さに耐えきれなくなって立ち上がった瞬間、ズボンを下ろされました。妹もそれを見て、びっくりして固まってしまいました。

「早くじいちゃんのところへ行け!!」とわたしは怒鳴り、妹は走り出しました。背後にいた人が、そこではじめてわたしの前の方に回り込んできて、顔が見えました。わたしには二〇歳前後ぐらいの若い男の人に見えました。

妹が逃げたのを見届けてから、わたしはわたしの股間に顔を埋めていた男の手首に噛み付き、ようやく男は立ち去りました。

やはり怖かったのでしょう、それほど力は入っていなかったかもしれません。でも、歯形はつきました。涙と、ヨダレでグシャグシャになっていたのを覚えています。

妹も頑張って、山の畑にいた祖父に知らせてくれました。祖父は帰宅していたわたしをバイクに乗せて、近くの駐在さんに連れていってくれましたが、たまたま留守でした。留守を預かる近所の人に祖父が話したのですが、そのおばさんが、半泣きになっているわたしを指差して笑ったんです。何でこの人は笑うのか？と強い憤(いきどお)りを感じ、そこからの記憶は断片的にしか残っていません。

次の日、学校で担任に加害者について聞かれ、左手首に噛みつき痕が残っていることや、何色のどんな服を着ていたか、など色鉛筆で書いて伝えていました。その後、普段は子どもが入れない会議室に連れて行かれ、そこにはわたしの知らない大人の女の人ばかり、五人いました。

そして、「手首に傷があって、該当する色の服を着ている人を、担任の先生が連れてここを通るから、顔を見てちょうだい」と言われました。面通しですね。連れてこられたのは、同じ小学校の高学年の知っている顔です。「子どもじゃありません、大人です」と言ったら、「仕方がないわね。じゃあ、そういうふうに警察に言っとくわね」と、それっきりになりました。

小学五年生のときに、突然ＰＴＡで「不審者に遭ったら大声を上げて逃げなさい」という指導がはじまり、被害に遭った実例としてわたしの名前が出されたそうです。仲良しの友だちの母親が、その子に話をしたので、その子は「うちの母ちゃんが言ってたんだけれど、おまえ大変だったんだってね、大丈夫か」と心配してくれました。その友だちの気持ちはありがたいけれど、勝手にＰＴＡで名指しで話されたことがすごくショックでした。事件直後に遭った「指差し笑い」や当時の学校側の対応、その後、警察から何も連絡がないこと、それからこのことでさらに不信感が増して、本当に周りの大人を信じられなくなりました。

一般に「いたずら」と称されるわいせつ被害と二次被害による心の傷つきは深く、事件後はおねしょをするようになり、怖い悪夢を見ることは、恋人ができるまで続きました。

性被害に遭うことを、まだ幼い子どものときに身をもって経験したからこそ、レイプ等、性被害に遭う危険はいつでもどこでもある、という感覚がわたしには根強くあります。年頃になって相思相愛の恋人ができたわたしは、自分の意思と体を本当に大切にしたかった。だからこそ、「貴女が欲しい」と真摯に申し出た大好きな彼に、わたしは応じたのです。

避妊については、高校の保健授業でオギノ式の排卵日を教わり、精子の寿命が一週間であることから、排卵日前一週間の性交を避ければ妊娠しないと思い込んでいました。知識不足ですよね。まさか妊娠しているとは思わず、気がついたときにはもう五ヶ月を過ぎていました。病院に行くと、女医さんが「大きいわね」と言いながら超音波画像のモニターのスイッチを入れ、力強い鼓動が聞こえました。

わたしと彼は、愛しく思うお腹の子を産み育てたいと願いましたが、許されませんでした。一七歳と一八歳のわたしたちは、親や家族の力を借りなければ生活力も何もない、高校生と専門学校生だったのです。

中期中絶は、ほとんど出産と同じです。胎動を感じるようになったばかりで、妊娠六ヶ月目前でした。後年、書いていた文章の中に、こんな記載があります。

「xxxx年 xx月 xx日 xx時 xx分頃　わたしたちは、かけがえのない命を絶ってしまいました。『〇〇〇』と名付けた、わたしたちの息子。結果として、わたしたちはともに『〇〇』の冥福を祈る約束さえも果たし続けられず、わだかまりや無念の想いを持ったまま（少なくとも、わたしは）それぞれに月日が流れました。どうして、妊娠してしまったのか。そして、中絶を受け入れなければならなかったのか。なぜ、一緒に未来を描くことができなかったのか。離れてしまってからも、何に苦しみ続けたのか」

四日間におよぶ中期中絶で経験したことは、あまりにも辛すぎて、どんなに頑張って書こうとしても、情景をありのままに書くことはできません。

中絶手術とは別に、信じられないことが起きました。

死産の翌日、「心配だから」と医師の勧めで全身麻酔での子宮洗浄を行うことになったのですが、その手術の際に突然、医師からの暴言があったんです。この子は妊娠をして、そのようなこと（性行為）をする悪い子だとか、彼が「彼女のことを、どうか、よろしく頼みます」と医師に宛てた手紙を貶（けな）したり。ただただ辛かった。

また、手術室に入ってから、はじまるまでの時間が非常に長かったんです。しかも、わたしにことわりなく、研修生らしき人たちが手術室に入ってきて、非常に興味深げにわたしの体を見ている。そういう視線とかがひしひしと伝わってきましたが、中絶死産で心身困憊（こんぱい）、息をしているのがやっとぐらいな状態だったわたしは「この人たちは？」と言うだけで精いっぱいでした。

自分の体のプライベートの部分、性的な部分、そこを何の同意もなく大勢の前にさらされ、必要もないのに手術着の胸までもはだけられて、全部さらされました。

手術後の扱いもひどくて、気がついたら物置のような部屋にストレッチャーごと突っ込まれていたんです。それから自分の性器や周囲とかが非常に異常な状態というのに気づいて、担当の看護師さんを呼んで、何があったのかと訊いたら、はっきりと言われたわけではないけれども、たくさんいじるとそうなる、というようなことを言われました。排尿することができず苦労するような状態でした。

実際に医師や研修生たちがわたしの体をどんなふうにしたか、具体的なことはわかりません、麻酔が効いていましたから。でも、全身麻酔が効く直前に医師がわたしの性器に思いっきり器具を突き立て、そのあまりの痛さに思わず悲鳴を上げてそのまま意識を失ったことや、右膝に今も残る違和感とか、異様な雰囲気、好奇の目など、ふたたび性暴力を受けたように感じて、とても傷つきました。

その後、恋人ともすれ違っていってしまい、子どもの冥福を一緒に祈り続けることもできなくなってしまいました。当時遭ったことを彼に手紙で書き送ったほかには、四半世紀もの間、誰にも話せませんでした。

わたしが今も苦しみ続けているのは「トラウマ記憶」と「複雑性PTSD」です。それは、中絶手術と死産、その後に医師から投げつけられた暴言、自分が同意していない全裸晒しと乱暴な性器への侵襲行為です。それらによって、わたしの心はバラバラに壊れてしまっていたのだと、近年取り組んでいるトラウマケアによってようやく理解するようになりました。

振り返ると、小学生のときに経験した性被害と二次被害後のわたしは笑わなくなり、子どもらしい快活さを失っていましたし、厭世（えんせい）を感じているため同級生と仲良くなれず、いじめのターゲットになっていました。辛い思いをしていた小六の冬、担任の懐柔（グルーミング）があり、背後から抱きつかれ胸を揉まれるわいせつにも遭っていました。一度性被害に遭うと、なぜか何度も被害に遭うようになる。そんなことは望んでいないのに。どうしてなのでしょう？　常に理不尽を感じます。

警察や学校関係者、医師ら、人から信頼される職にある人たちには、子どもや患者に対して思い込みでジャッジしたりせず、職務に忠実に、もっと真摯に向き合ってほしい。そして、きちんと情報を伝えてほしい。性教育も、段階を経ながらしっかりと行ってほしいのです。学校で教わった知識では、妊娠を防ぐことができませんでしたから。

性に関してお互いに尊重し合う、お互いに対等な立場であるという性教育や人権教育が必要だと思っています。

第6章　痛みはまったく感じないという不思議な経験

安藤能子（一九五〇年生まれ）

わたしの「中絶」の原点は、大正生まれの母がふともらした「若い頃から月経不順で、あんたがお腹にいることに気づいたとき、もうおろせなかったんだよ」という一言でした。多感な思春期を送っていたわたしには、母の真意がわかるはずもなく、以降妊娠・出産をめぐる女の性について、胸の奥にわだかまりを抱え込むことになりました。今にして思えば、敗戦後の食べ物にもこと欠く田舎で、二人の子どもを育てていた母にとって、産む以外に選択肢のない第三子（わたし）の妊娠は大きな負担だったのでしょう。

そんなわたしが、はじめて妊娠と中絶を体験したのは、いわゆる東大闘争が地方の大学に波及し、一年遅れの学園封鎖が続く大学二年生の頃でした。月経周期が安定していたにもかかわらず、ワンサイクル待っても月経は来ない。現在のように、薬局で手軽に妊娠判定薬を入手できる時代ではありません。ひょっとして、と、思いあたる節があったわたしは、先輩に紹介された産婦人科に駆け込みました。その日のうちに処置を受けられたのは、おそらく妊娠のごく初期段階だったからでしょう。交際相手の同意書の類いも、求められた記憶はありません。良くも悪くも「避妊の失敗はよくあることで、中絶もあり」という当時の空気のせいか、町医者の対応は淡々としたものでした。その後五年かかって大学を卒業した一九七五年秋、交際相手の猛反対を押し切って、非婚のまま一人で出産しました。ちょうどアメリカでウーマンリブ運動が盛んになり、*Our Bodies, Our selves* が日本に紹介されはじめた頃です。

医療まかせが主流になりつつあった出産を、当事者である女自身の手に取り戻し、自ら学び準備し主体的に産んでいこう、という女たちの運動に誘われ、乳飲み子を抱えて上京しました。志を同じくする女たちと助産婦との「産む場」づくりは、新たな発見と学びの連続でした。一方、慣れない土地でのワンオペ育児は思いのほか辛いことも多く、第二子の妊娠を機に団塊の親世代が都内のあちこちではじめていた「小規模異年齢共同保育」に加わることにしました。子連れで集まり、交代で子育ても仕事もし、運営費を捻出し、暮らしを支え合い育て合う「共生の場づくり」の試みでした。大人も子どももわらわらと群れ集い、互いに下の名や愛称で呼び合い、四季折々の行事ともなれば足の踏み場もないほどにぎわう共同保育所に、自宅出産をした第二子、第三子を連れ、保母として通う日々が四年ほど続きました。

アトピー性皮膚炎がひどく毎晩添い寝だった第三子の授乳も終え、二才の誕生日が過ぎほっとひと息ついた矢先の一九八三年春、妊娠に気がついたのです。子どもたちが社会に出て自力で生きていけるまで、親として果たすべき責任は山ほどあると考えていたわたしは、今いる三人で精一杯、四人目はとうてい無理だと判断しました。「中絶のために保育担当を休ませてほしい」と保育会議で言い出しづらかったのを、よく覚えています。メンバーの中には五人目の妊婦もいましたし、習慣性流産で二人目がなかなかできない人もいました。三二才と若く、つれあいもいて経済的不安もなく、共同保育所での支えも十分あるのになぜ産まないのか、という途惑いが周りに広がるのも無理のないことでした。初産の平均年齢が二〇代半ばだった四〇年前でさえ、三〇代前半で「産み上げる」のは早すぎたのでしょう。それでも当事者であるわたしの決意は固く、二週間ほどの休みをとり、中絶の準備に入りました。

かつて「産む場」をともにつくり、産婦人科医と太いパイプがあり、何度も中絶に立ち会っている友人に相談してみました。以前の歯科治療時の部分麻酔で体調不良を起こしたことや、出産時だけではなく中絶の際もつれあいを立ち会わせたいことなど、医者にもわたしの意向を伝え、麻酔なし・立ち会いあり、の中絶が決まりました。

当日、「麻酔なしで大丈夫ですか?」と不安がっていた医師も、内診の結果、最近まで続いた三人の出産で子宮頸部と膣が十分柔らかいことを確認し、「これだけ柔らかければスムーズに処置できますよ」とひと安心の様子でした。わたしは、友人との打ち合わせ通り、出産時に使う呼吸法を応用してリラックス状態を維持し、目を開けたまま意識をしっかり保っていました。

消毒液のひやっとした感覚の後、しめし合わせたように下腹部全体がしびれはじめました。薬物で部分麻酔をかけたときとまったく同じことが起きたのです。長時間の正座でしびれた足をいくらつねっても痛くない、そんな状態です。腹部で感じるぐいっと引っぱられる物理的感覚を、「子宮体をつるしている靭帯(じんたい)が伸ばされているんだ」と認識しても、痛みはまったく感じないという不思議な経験をしました。

時々テンポを変えてリードする友人の呼吸音とわたしの息づかいだけが、室内に広がっていました。三〇分ほどの時間だったと思います。無事に中絶処置を終え、解放感と達成感だけではなく、自分で麻酔をかけてしまうというヒトの持つ潜在能力への信頼感を抱くようになりました。麻酔を使わない短時間の処置で、体への負担も少なかったからでしょう。数時間安静にした後、陽の高いうちに帰宅したと記憶しています。

ただ一点、立ち合っていたつれあいが途中で席をはずしていたことが気がかりでした。後日、体調も回復し落ち着いた頃、なぜ退席したのかを聞いてみると、「あなたの目を見ていたら、痛そうで……。辛くなったので席をはずした」という答えが返ってきました。その一言を、当時のわたしが「感受性と共感力の高さ」と受け止めたかどうか定かではありません。しかし、閉経までの三〇年弱、避妊し続けられたのは、出産や中絶という女にとって命がけの体験をつれあいと共有できたおかげだと、今は思っています。

第7章　紅茶があったかくて、甘くてほっとした

井上れいこ（仮名・一九五〇年代生まれ）

中絶したのは、二三歳になっていたか、大学をもうすぐ卒業するという頃でした。ある日、突然、吐き気がしました。テレビドラマで、「うっ」とか言って洗面所に駆け込むシーンがありますが、あの通りでした。乳首も乳房も急に張って固くなった。ほんとうに、ボンッて音を立てたみたいに。それで、月経が遅れていることに気がついて、これは妊娠だと思いました。その頃、大学の同級生と、将来を誓い合ったというわけではないのですが、出たり入ったりの半同棲のようにして暮らしていました。彼に、妊娠したことを告げました。そうしたら一言、「産んでもいいよ」って言ったんです。えっ、あなたの許可を求めてるわけじゃないの。わたしはカチンときて「産みません」と。産むつもりはなかったし、そもそも、自分の人生で子どもを持つ選択はゼロだったんです。

中絶に関する知識はまったくなかったけれど、アパートから歩いていける距離にあった小さな産婦人科クリニックに行きました。

この国には「堕胎罪」なるものがあって「優生保護法指定医」（現在は「母体保護法指定医」）という看板をかかげた産婦人科でしか中絶できないことも、「掻爬（そうは）」という言葉も知りませんでした。産婦人科に行ったら、なんとかしてくれるんだろう、という程度のおそまつな感覚。

最初にクリニックに行ったときのことは、あまり覚えていません。問診や妊娠の確認をしたのだと思いますが、週数はごく初期だったはずです。手術の日を決めて、「同意書」を渡されて帰ってきました。

ところが、半同棲していた人がいなくなってしまって、サインがもらえない。「同意書」はまあ、形が整っていればいいんだろうと、誰に教えられたわけでもなくそんな知恵が働きました。そこでハンコを買いに行ったけれど、珍しい名字だったせいかそのハンコがなかった。適当な名字のハンコを買って、筆跡を変えて適当な名前を書いて、手術の日に持っていきました。

ちょっとドキドキしましたが、淡々とした感じの年配の男性医師は「同意書」をそのまま受け取って、何も言われませんでした。

全身麻酔から目が覚めたとき、年配の女性の看護師さんが、紅茶と大きなクッキーを枕元に置いてくれました。その紅茶があったかくて、甘くて、ああ、いたわられているんだなあと、うれしかった。ほっとしたことをよく覚えています。

医師も看護師も、責めるようなこともお説教めいたことも言わず、ちゃんと医療を受けていると感じられる小さなクリニックでした。

しばらく休んでから、一人で歩いて帰りました。最初から、一人で行って一人で帰ってくるつもりだった。

手術費用も当時はさほどの高額ではなかったのか、アルバイトで貯めていたお金があったので、自分で払いました。

アパートに帰って寝ていたら、ちょうどそこへ、いなくなっていた彼が戻ってきたんです。わたしが一人で手術を終えていたことに驚いたようでした。中絶の費用を稼ぎに泊まりの土方仕事に行っていたそうで、ひとこと言ってから行けばいいじゃないのとは思いましたが、お金はもらいませんでした。セックスを楽しんで思わぬ妊娠をした、自分のからだに起こったことだから、自分で決めるし、費用も自分で賄うのだ、とでも思っていたんでしょう。

クリニックの対応のおかげか、フェミニズムの洗礼を受けていたせいか、中絶に対するマイナスイメージや罪悪感はもちませんでした。妊娠するからだの仕組みに無知で、避妊をおろそかにして、自分のからだを傷つけちゃったな、自分に悪いことしたな、と思いました。自分で自分に「ごめんね」という感じですね。(当時「フェミニズム」という言葉はまだ登場していません。「性差別」「女性解放」を胸にきざんでいました)。

何年か後になって、あのときもし産んでいたらこのくらいになっているのかな、と小さい子をみてふと思ったりしましたけれど、それで感傷的になるようなことはなかったし、産まない選択をしてよかったといまも思っています。

その男性とは、しばらく共棲みしていました。地方出身のひとで、両親に「帰ってきてくれ」って泣きつかれて、故郷に帰ることにしたようです。一度彼の実家に行ったとき、墓参りに連れていかれました。わたしは「田舎」のくびきから逃れたくて大学進学を口実に上京して、このまま東京で仕事をして生きていくつもりでしたし、共棲みはしてもいわゆる「法律婚」は頭にありませんでした。お墓に手を合わせながら「すみません、ここで嫁づとめはできません」と心の中でつぶやきました。

中絶をすることについては、誰にも相談していません。遠く離れた親に相談するなんて論外でしたし。親しい女友だちには、事後報告で話しました。

ある日、その女友だちが「女のからだティーチイン」という集まりに連れていってくれました。ウーマンリブ運動から生まれた、アメリカの女性クリニックで働いた経験を持つ葉月いなほさんが呼びかけたワークショップで、スペキュラムという、プラスチック製の膣を広げる道具と手鏡を使って、自分の子宮口をのぞいてみるというもの。

その日は、月経の最終日だったんです。膣の奥のほうにピンク色のベビードーナツみたいな、まあるい子宮頸部が見えて、まん中に黒い小さな穴がぽつんと開いている。そこから一筋、赤い月経血が細い糸のように流れだしていた。それがすごくきれいで、感動しました。なんだか、いとおしい感じで。

中絶で自分のからだを痛めてしまったことのリベンジで、もっとからだを慈(いつく)しもう、知りたいと思った。婦人体温計を買ってきて基礎体温をつけて、なるほど、ここが排卵かとか、はじめて自分のからだに敬意を向けました。

中絶体験はわたしに、たくさんの気づきといろいろないい変化をもたらしてくれたと思います。


当時、バイト先で知りあった彫刻家の女性にデッサンのヌードモデルを頼まれて、アルバイトをしていたんです。妊娠した直後、彼女に開口一番「妊娠した?」って聞かれました。からだを見てわかるんですね。「もったいないけど、おろします」って応えました。「もったいない」という言葉が自然に口をついて出てきたことが、自分でも不思議でした。子どもを持つという選択はなかったのに、産むこともあるかもしれない、とどこかで思っていたんでしょうか。妊娠を継続すれば月満ちて生まれる「いのち」を、「もったいない」とぼんやり感じていたのかな。

中絶は、望まない妊娠の継続を中断して、元のからだに戻ること。楽しいことでも自慢することでもないから聞かれなきゃ言わないけれど、「まだ学生で、これから働かなくちゃいけないときだったから」なんて言い訳する必要もない。まして、悲しみや罪悪感、感傷的な言葉で語りたくないなという気持ちがあります。

第8章　とにかくお金がまったくなかった

川上真由美（仮名・一九六四年生まれ）

中絶はこれまで三回してる。全部二〇代のとき。最初の中絶は二〇歳のとき。当時わたしは小さな劇団に所属していて、そこで出会った一〇歳年上の劇団員の人と付き合ってた。結婚している人だったけど、わたしもまだ若かったし、お芝居に夢中だったし、あまり気にならなかった。相手の人は、そもそも芝居やってるような人だから、常識的な感覚なんかなくて、避妊とか全然気にしない人だった。だからわたしは基礎体温をつけて注意はしていたんだけど……。あるとき高温期が続いて、おかしいなと思って病院に行ったら、やっぱり妊娠していて。

劇団の公演中だったし、役もついてたし。芝居のためにやってたバイトも休めないし、産めるわけもないし、もう堕ろす以外の選択肢しかわたしも彼にもなかった。費用は彼が出してくれて、付き添いもしてくれたし。体はけっこう辛かったけど、とにかく舞台もあったので、そんなに悲しんだり落ち込んだりはしなかった。

二回目の妊娠は二三歳。やはり相手は劇団関係者。照明係の人で、一緒に暮らしてた。一八も年上の人だったけど、あまりまともに働こうともせず、お金が入ってきてもすぐギャンブルで使ってしまうような人だった。付き合ってすぐ妊娠して。もう、そのときは、相手に相談したって金銭的に余裕もないし、その人と結婚するなど想定もできなかったので、相手に相談することもなく中絶しました。

思い返せば、当時は避妊とかあまり気にしてなかった。それは相手だけじゃなく、わたし自身も。単純に、セックスが好きだったんだと思います。セックスしたい欲求はお互いにあったんだし、だから、中絶に関しても相手にどうこうというよりは、自分の体だし、自分のことは自分で始末するって感じだった。

中絶に対する罪の意識は、あまり感じていなかったけど、実は、わたしは父母がカトリック信者で、わたしは生まれたときに洗礼を受けてる。中絶はもちろんのこと、避妊すら悪、みたいな価値観の中で生きてきたから。中絶は「してはいけないものだ」とは、思ってた。思ってはいたけど……、二五歳のときにまた妊娠して。相手は、二回目のときと同じ人だった。

当然、そのときも産むことは考えられなくて中絶をしようと思ったんだけど、二人ともとにかくお金がまったくなかった。普通の産婦人科で、中絶するような費用は捻出できなくて。バイト先で紹介してもらった、とにかく安く中絶手術してくれるというところに駆け込んだ。新大久保にある小さな医院で、一応は病院の体をとっているところ。費用も三万円くらいだったと思う。来ている人たちはアジア系の外国人の人たちが多かった。最初の二回も、五、六万くらいだった記憶なので、ものすごく安いというわけでもなかった。でも少しでも安いほうがありがたかったから……。

そこで処置をしてもらったんだけど、案の定、予後が悪くて、痛みと高熱が一週間続いてしまって。結局それで赤十字病院に二週間くらい入院することになった。処置が悪くて子宮内が炎症を起こしていたようだった。医者には、子宮内に、かきだしたときに大きな傷ができてそれが炎症を起こした、と説明され、もう妊娠できないかもしれない、というようなことも言われた。

でも当時のわたしは大きな劇団でデビューできるチャンスを目前にしていて、役者としてすごく重要な転機を迎えていた。自分の体のことよりも、そんなときに長く入院して、稽古にも行けないことのほうがずっと辛くて、深刻だった。結局、そのチャンスは自分のものにはできなかった。今振り返っても、そのときが一番辛かった。その後も演劇をあきらめられなくて、小さな劇団に入って続けていたけれど、その劇団もその後空中分解のようになくなってしまって。その後はもう、芝居の道はあきらめた。

芝居をあきらめて、全然違う仕事がしてみたいと思って。英語を習いはじめて、そのときのイギリス人の先生に勧められてインドに旅行にいって、現地で日本人の旅行者と知り合った。日本に戻ってから付き合うようになって、二九歳で結婚。相手は子どもをほしがっていたけど、わたしは三回も中絶しているから、もう妊娠はしたくないと思って、しばらくはピルを飲んでいたけれども三〇を過ぎる頃には、そろそろ子どもが欲しいなと思うようになった。でも今度は、二、三年たってもなかなか妊娠しなくて。やっと妊娠したと思ったら流産してしまった。そのときははじめて、「バチが当たったな」って思った。すごく子どもが欲しいと思ってたから。

でも、三三歳のときにもう一度妊娠して、無事男の子を出産。その後娘も産んだ。一〇年くらい前に夫とは離婚して、シングルマザーになって、それなりに大変ではあったけど、それでも楽しく暮らしてきた。

思えば、わたしの母も離婚してシングルマザーでわたしと弟を育ててくれた。でも、カトリックだったこともあって、周囲に離婚したことをだいぶ責められたようで精神的にかなり参ってしまってた。そんな母を見ていたから、自分はそういう風になりたくないと思って生きてきた。だからずっと、自分のことは自分で決めて、自分で引き受けて自由に生きてきたと思う。振り返ったらけっこう大変なときもあったけど、大変だというのもわかってなかった。考えるよりも先に、自分でなんとかするしかなかったから。

そんなわたしでも、若い頃、相手に避妊を言い出すのはやはりできないところがあったけど。今、わたしの娘は実家に彼氏を堂々と連れてくるし、コンドームも堂々と買いに行くし、とてもしっかりしてる。

子どもたちも独立して、自分の道を見つけて福祉関係で働いているし、わたしも仕事はしっかりやっているし。わたしは今とても自由。仕事もしていて、裕福でなくても普通に生活できているし、過去の失敗も全部ひっくるめて、自分の人生、間違ってなかったな、って思ってる。三回の中絶も含めて、まったく後悔はしていないし、間違ったことをしたとも思っていない。今の自分が幸せだし、今、幸せだってことは間違っていなかったということなんじゃないかと思ってる。

第9章　性暴力を愛情だと偽らなければ生き延びられなかった

水野恵子（仮名・一九六二年生まれ）

わたしは一九八三年八月一七日に中絶しました。この日以降長く、わたしは透明な檻の中で永遠に判決の出ることがない裁判を待つ罪人だと思い込んでいました。

わたしは中絶前後に起きたことの心理的ショックが強く、現実を受け止めることができませんでした。悲惨な現実を直視できなかったので、虚構を構築し、長いこと錯覚したままの人生を送ることになってしまいました。敵味方も善悪も逆転したような異常な中、混乱したまま不幸にしがみついていました。人間というのは、これほどの錯覚をしてしまうものなのかと自分でも信じられないくらいです。

わたしは幼少期から親からも愛されない、価値のない人間だという思いを抱え、心の奥に惨めさと恥を溜め込んでいました。母親は依存心が強く支配的な人でしたが、わたしは母から「男女交際は汚らわしい」と厳しく言われていたので、結婚するまではプラトニックな関係を続けなければならないと大学一年生頃まで本気で考えており、性に関してとても奥手でした。

そんなわたしにも、親と離れて生活するようになった大学一年生の冬、交際相手ができました。

「男女交際は汚らわしい」の壁を突き破るために、わたしは無自覚に強引な人を選んでいたようです。交際相手は同級生でしたが、母親のように依存心が強く支配的な人でした。母の愚痴を聞いて情緒的お守りをしなければならない義務感が彼に置き換えられて、彼の要求を満たし不機嫌にならないようにしなければ見捨てられる不安と恐怖が無意識にありました。

大学三年に上がると同時に親に隠れて同棲生活をはじめました。それから数ヶ月経ったある朝、購入したての婦人体温計の数値が高く計測された日がありました。それを知った彼が「今日は大丈夫だね」と言いコンドームなしでセックスしたいと要求してきました。彼はいつも強引でしたが、「安全日」を盾に更に強引だったため、わたしはNOと言えませんでした。

行為の途中から、彼の要求がエスカレートし「中に出したい」と言ってきました。そこまで想定していなかったわたしは頭が真っ白になり、「ちょっと待って」と抵抗してもほとんど無力でした。NOと言える状況ではありませんでしたし、わたしは同意も納得もしていませんでした。当時のわたしには、こうした行為自体が性暴力だとわかりませんでした。

この後すぐに産婦人科に行くということを思いつきもしませんでした。当時はネット環境もなく、学生相談室で相談するということも頭に浮かばず、母親に相談しても傷つけられるだけなので相談できず、友達にも言えず一人で抱え込みました。

所属する大学の研究会で、睡眠時間を削っての作業に追われ、発表・合宿などの忙しさに逃げたまま日々が過ぎて行きました。子どもを産み育てながら何とか卒業できる可能性がないかと悩みながら、生理が来ることを祈り続けましたが、いくら待っても生理は来ませんでした。

一九八三年八月一二日わたしは住んでいる場所から一駅離れた都内の産婦人科病院に行きました。地域にある駅の看板に「優生保護法指定医」とあるのをよく見かけたので、中絶が多く行われている病院なのだろうと想像したのです。

はじめての産婦人科受診は緊張の連続でした。診察室で内診を受けた後、心音を聞くために超音波検査をしましたが心音は聞こえませんでした。

医師との会話が日記に残っていました。

「どうして、こんなまで放っておいたの。最終月経はいつ?」

わたしは知っている筈の日付が思い出せず頭が真っ白になりました。

「いつだったか……」

「はっきりとわかりませんか」

「家に帰れば手帳に書いてあるのでわかります」

「そう……そろそろ四ヶ月じゃないの? あなた、結婚しているの?」

「していません」

「産むの? 産まないの?」

「……」

「まだ決めていないの?」

「産め……ないんです」

「相手の人はそれを承知しているの? ちゃんと話してある?」

「はい……二人とも学生なんです」

「そう。でもね、明日からお盆でどこも休みだったことぐらい知っているでしょ」

「はい」

「手術しなければならないわけだけど、いつがいいの？」

「……な……なるべく早い方が……」

「そうだね。一七日はどうかな。一六日まで休みだから」

「はい、構いません」

「それじゃあ、一七日。朝何も食べないで生理帯とパット二つを持ってきて。化粧はしないこと。いいですね」

「はい、わかりました」

「あ、それから、最終月経がいつか、わかり次第電話しなさい。事によれば今日これからすぐやらなきゃならないかも知れないから」

「はい」

病院の受付で薬代含めて六六〇〇円を支払いましたが、同意書は求められませんでした。

病院での受診後、彼には妊娠していること、五日後には中絶手術しなければならないことを伝えました。彼はかつて「責任取れないようなことはしない」とわたしに言っていたのに、どうしてこんなことになったのだろう……とわたしはぼんやり考えていました。

「お腹にいる子は何も知らないのに……五日後にどうされるのか知らないのに。それを知ったときはわたしたちを恨むかもしれない。わたしたちの浅はかで愚かな行動は取り返しがつかない。可哀想だ、申し訳ないし、悪いし……もう言葉にならない」とわたしは泣きました。彼は気持ちに寄り添うような言葉は言っていましたが、翌朝になると、明日から故郷の成人式に出たいので帰ると言い出し、喧嘩になりました。結局彼は帰りませんでしたが、泣いてばかりのわたしと一緒にいたくなかったし、できれば逃げてしまいたかったのだと思います。

手術の当日は朝から雨が降っていました。二人でアパートを出ました。

「空も泣いてる……」

わたしはそう言いながら傘をさしました。傘がわたしの顔を世間から隠してくれるような気がしました。彼は歩きながら歌を唄っていました。この場にふさわしくないと感じたわたしは「唄わないで」とお願いをしましたが、「どうして?」と言われ、答えようがありませんでした。

二人で病院に入り待合室の椅子で待っていると看護師さんに

「それでは二階に参りますので」

と促されたので二人同時に立ち上がったところ、

「男の方はこちらでお待ちください」

と言われ、わたしだけが看護師さんに従い、彼のことは振り返りませんでした。

「休養室」と書かれた部屋が二つあってどちらでも好きな方を選ぶように言われました。休養室のすぐ横に手術室がありました。

わたしはスカートの下は何もつけないよう指示され、手術室に入るよう言われました。

白いタイルの壁は冷たい感じでした。

「ここで何人の女性が手術を受けたのだろうか。怖い……」

と身体が凍りつくような感じがしていると、老看護師が入ってきて「暑いわね」と言うなり窓を開け、

「いいですか、麻酔注射をしてから、酸素吸入を口にあてがいます。これを吸ってくださいね」

と説明し、わたしは目隠しをされ、両足に布製の筒袋を被せられ脚はベルトできつく締められました。気配で医師が現れたことがわかりました。

「ごめんなさい。さようなら……」

わたしは心の中でお腹の子に最後の別れを告げました。

わたしが経験したことのない激痛がいきなり走りました。老看護師が叱るようにわたしに言いました。

「我慢しなさい。あんたの大きくなってんだから、大きく広げないとね。この段階でワーワー騒ぐ人いるけど、我慢しなさい」

わたしは歯を食いしばって声が出ないようにしました。

「では、麻酔注射をしますから、親指を中に入れてきつく結んで。数を数えて、はい、ひとーつ」

「ひとつ」

「はい、ふたーつ」

「ふたつ」

むっつくらいで記憶が消えました。

目が覚めたらわたしは休養室の布団の中でした。何かの間違いだろうか、まだ手術は終わっていない筈だ、おかしい、夢でも見ているのだろうか、わたしはこんなところに来た覚えはない……頭がクラクラし景色が歪んで見えたかと思うと下腹部に激痛が走り、布団の中をのたうちまわりました。口の中が苦くなって吐き気を何度も催しました。

先ほどの老看護師が部屋に入ってきました。

「あんた、子宮の中抉ったんだから痛いのは当たり前でしょ。我慢してちゃんと寝ていなさい」

なかなか激痛は去りませんでした。時間の感覚も麻痺して何時間も経っているような気もするし、ほんの数分だったような気もしました。

一度医師が様子を見にきて

「歩けるようになったら帰っていいです。今日は何を食べてもいいから、また明日来なさい」

と言われました。

付き添いに来ていた彼が休養室にいると認識するまでにしばらく時間がかかりました。

若い看護師さんが「彼が付き添いに来てくれてよかったわね。なかなか来てくれる人はいないのよ」と言われ、わたしは彼がやさしい人でよかったと思いました。

その彼は、わたしの隣で持参した北杜夫の『あくびのおと』を読んで笑い声を出したり、病院の布団に一緒に入ったかと思うと、いびきをかいて寝てしまいました。

その場にふさわしくない行動をする彼に呆れながらも、一人では心細かったわたしにとっては側にいてくれるだけで感謝していました。

昼過ぎ頃から彼は帰ろうと言い出しましたが、わたしはなかなかその場を離れる気持ちになれませんでした。痛みというよりは、さっきまで一心同体だった子どもを置き去りにするような罪悪感だったような気がします。病院でどのようにされたのかとても気になりました。

二時半頃、薬代を含めて七万九〇〇〇円を支払い、会計を済ませました。

このお金はわたしが大学から成績優秀者として選ばれた返済不要の奨学金でした。五月頃、一年間の学費（三八万円）を現金で支給されたのですが、その貴重なお金を中絶手術に使ってしまいました。大学には大変申し訳なくお詫びのしようもありません。

彼はわたしの身体を案じてくれて食事を用意したりしてくれましたが、彼はまた故郷に帰るとしつこく言いだしたので、互いに実家に帰ることにしました。

翌日一八日は膣に詰めていた脱脂綿を取ってもらいました。腹痛もなく、出血もほとんど止まっていました。

二日後に電車で約五時間かかる郷里に帰りたいと医師に伝えるとうーんと唸って

「本当は移動しないで安静にしていた方がいいのだけれどね。帰るとしたらその前日にまた来なさい」

と言いました。支払いは三〇〇〇円。

二一日に帰郷することにしたわたしは、二〇日に病院に行きました。

この日は診察台でかなり子宮を抉られ掻き出される処置を受けることになりました。麻酔なしで抉られたため、掻き出す音が聞こえました。手術中は麻酔でわからなかったけれど、同じようなことが行われていたのだろうと考えると衝撃が大きく卒倒しそうでした。

医師からもう少しだから我慢しなさいと三度か四度言われたのを記憶していますが、あまりの激痛と出血で顔面蒼白になってしまいました。

老看護師に連れられてベッドに寝かされ

「しばらくすると落ち着くから」

と言われました。お風呂のことなど諸注意を受け、歩けるようになったら帰りなさいと指示されました。

「故郷へ帰って、もし何かあったらすぐ電話しなさい」

と医師は言ってくれました。会計は三〇〇〇円。

この日の夜、心身ともに傷だらけのわたしに彼がセックスを要求してきたので、とてつもなく嫌悪感を感じて拒絶しました。彼にとっては妊娠も中絶も起きていなかったように感じたのです。

健常な人ならこの時点で別れていたと思いますが、わたしは中絶によって深く絶望し、心理的衰弱と不安に支配され、異常心理に陥りました。性暴力を愛情だと偽らなければ生き延びられなかったため、手術の付き添いをしてくれた彼に感謝し、手術費用を彼に請求することもしませんでした。

大学卒業後、彼は高校教諭、わたしは国家公務員として働きはじめ、一年後に結婚しました。

迷いはまったくありませんでした。錯覚の世界にいたので「幸せ」だと感じていました。彼は交際時から暴言・暴力・不機嫌を撒き散らす人でしたが、仕事に就いてからはアルコール量が増え深夜帰宅は当たり前、わたしへの暴力も増えました。客観的に見ればアルコール依存症を伴うDV加害者だったのですが、錯覚が続いていたわたしには「お酒さえ飲まなければいい夫」に見えていました。

しかし、二人の子ども達がそれぞれ結婚・自立し、子育てが終わったことで「もう気がついていい」と自分に許可を与えたのかも知れません。

二〇一二年の夏に覚醒のきっかけとなった出来事がありました。彼に中絶した後、故郷に帰ったじゃないかと指摘したところ、

「俺は帰ってなどいない。ほら、俺の日記を見ろ、何も記述がないじゃないか」

と自分の日記を見せて、ヤレヤレ困ったもんだと頭をブンブン振ったのでした。

この姿を見て、わたしの中で何かがブツっと切れました。彼にはわたしの現実はまったくないのだとようやくわかったのです。わたしは自分の日記を彼に突きつけました。もしわたしが日記をつけていなかったら、彼は記憶の改ざんをして、自分に都合のいい「現実」を信じさせようとしたでしょう。そしてわたしが信じなければ「人を信じられないなんて残念な人だね」と逆に悪者扱いをしたと思います。このことがきっかけで彼がDV加害者だと気づいたのですが、長年の錯覚はすぐには解けませんでした。

そんな中、二〇一六年には中絶した子の霊をお寺で供養しました。それまでわたしは、中絶当

日、身につけていた血がついたままのスカートを保管し、毎日のように手を合わせていました。これをお寺さんで供養し燃やしてもらい、代わりにお位牌をつくりました。このとき、同時に母の水子さんも一緒にお位牌をつくって供養しました。

両親は一九五三年に結婚し翌年子が生まれましたが、そのすぐ後に妊娠してしまったため、自営業の足手まといになると周囲に産むのを反対され中絶したそうです。

わたしはこの子（自分の兄か姉）の命日（中絶日）を聞いたのですが、母はまったく覚えていませんでした。当時は中絶は仕方のないことだと、罪悪感があまりなかったようです。

母親は、自身が多産ＤＶ家庭で育ち、五歳頃から子守りを押し付けられた、今で言うヤングケアラーでした。そのため、親がセックスさえしなければ自分はこんなに辛い目に遭わなかったと思い込んでおり、性や親に対する憎しみから「男女交際は汚らわしい」と娘であるわたしに何度も伝えたのかもしれません。

愛する能力のない母親に育てられたわたしは、小学六年生まで夜尿症が治らず、いつも責められ罰を与えられました。また、本当は親に愛されていないという現実を見るのが怖い、孤独が怖いなどの心情から「相手（親）が悪くても許す・庇う」選択をしがちでした。「中絶という罪」を償うために夫婦としてまっとうし、不幸になることが、母から許される道でもありました。

彼は二〇一二年以降、表向きにはＤＶ加害者だと認めて断酒し、カウンセリングを受け、ＤＶ加害者自助グループ・ＡＡ・ＳＡにも通っていましたが、二〇二一年に性犯罪を犯しました。被害女性が泣き寝入りせず、勇気を出して告発したことで暴かれることとなりました。元教え子さんに対して数年かけてグルーミングをしたうえでの性加害でしたが、教育委員会からの処分は停職三ヶ月という軽いものでした。

彼は幼い頃から母親から残酷な身体的虐待を受け、根深い男尊女卑思想・家父長制度の文化の中で育ち、母親への復讐で生きていたように見えます。母親への憎しみを妻で晴らしていたわけですが、一方のわたしは中絶の償（つぐな）いをするために罰を必要としていましたので、鍵と鍵穴が合致し深い共依存の沼に溺れていました。

彼の性犯罪事件をきっかけに、わたしはようやく錯覚の世界から出て、「間違った義務感」を手放し、透明な檻から出て離婚することができました。

四〇年経った今でも中絶したことに対する罪悪感はなかなか消えませんが、ガブリエル・ブレアさんが『射精責任』の中で、女性がセックスに同意するステップ一の後に、男性が責任ある射精をするかどうかを決定するステップ二があり、最終決定権は男性にあるという主張や、「妊娠中絶の九九％が望まない妊娠が原因であり、その望まない妊娠の全ての原因が男性にある」という力強い言葉に救われました。

わたしのような悲劇をなくすためには、子どもへの虐待をなくし、子どもを守る文化をつくって、一人ひとりの子どもに人権感覚を持たせることが必要です。それとともに、正しい性教育を子どもたちに教えることが大切だと痛感します。そうした未来が来ることを願ってやみません。

第10章　自分の体のために中絶と不妊手術をするしかない

S・S（一九五六年生まれ）

中絶をしたのは、一九八六年三月三日、わたしが三〇歳のときでした。

わたしは一九歳で同じ東北にある、隣の県の農家の長男と結婚しました。二〇歳で一人め、二二歳で二人め、二五歳で第三子が生まれました。夫もわたしも、もう一人ほしいねと話していて、避妊はせず、計画的な妊娠でした。一九八六年二月に月経が遅れたので、妊娠したと確信しました。二人で喜びました。

いつも、つわりがひどいのですが、このときは特に体調が悪かったです。そんなこともあって、第一子を出産した病院が、隣町に引っ越して開業していて、そのお医者さんは腕がよかったので、そこに行きました。夫も一緒でした。

超音波でお腹をみながら、心音が弱い、子どもの健康の保証はできない、中絶したほうがいいと、そのお医者さんに言われました。驚きましたが、わたし自身も体調が悪かったので、無理をして産んで自分の体に何かあったらという不安、すでにいる三人の子を守らないといけないという思いが強くなり、中絶することにしました。

今にして思えば、かなり疲れがたまっていたのだと思います。

夫は農業で、わたしは事務職で会社に働きに出ていましたが、もちろん農業の手伝いもします。家には、義理の父母（舅、姑）と、ばっちゃん（舅の母）も居て、夫のきょうだい二人も住んでいました。わたしたちの子ども三人と合わせて一〇人家族。夫のきょうだいの一人には障害がありましたが、義父母は大切に育てていました。

舅（しゅうと）は、彼が釣ってきた魚をわたしが料理すると喜んで食べるなど、いつもは優しいのですが、酒乱なんです。お酒を飲むと、怒りっぽくなり、義理の母（自分の妻）やばっちゃん（自分の母）に手を出したり暴れたり、わたしの夫とも喧嘩になったり。そんな中、夢中で働いて子育てしてきたので、体調も悪くなり、気持ちも弱っていたんだと思います。もともと身体は丈夫なんですけどね。

それに、産婦人科の医者に「子どもの保証はできない」と言われたとき、もし障害や病気があったら、「負の連鎖」などと周りの人に言われたら嫌だという気持ちもあったと思います。

お医者さんには、次の妊娠も大丈夫かわからないから、不妊手術を一緒にしたらと言われました。意外でしたが、すでに三人いるからそう思われたのかもしれません。次に妊娠してもダメなら、自分の体を傷つけないように不妊手術するしかない、と思いました。夫とも相談して、手術をすることにしました。疲労の限界だったんですね。

入院した三月三日は、雪が降っている寒い日でした。麻酔をして手術をした前後のことは、ほとんど記憶がありません。

夜、隣のベッドで、新生児の泣く声が聴こえてきたのは覚えています。むなしかったし、罪なことをしてしまった、と感じました。

一週間くらい入院して、その後、実家に帰って休養しました。中絶手術と同時に膣からの不妊手術をしたので、お腹に傷はないのですが、しばらく下腹部が痛かったです。

子宮や卵巣をとったのではなく卵管を結ぶ手術なので、その後も月経はありましたが、精神的にも「人生終わりかな」という気分になりました。妊娠できないという寂しさを感じるようになりました。性欲も、あまり湧かなくなってしまいました。

あのとき、もし生まれていたら、今は何歳くらいだな……と思うことはありますが、自分が生きていくため、子どもたちを守るために仕方なかったし、その後、怖いものはなくなった気もします。

中絶と不妊手術のことは、子どもたちには話していません。これからも、言わないと思います。

第11章　もう子どもが産めないのではないかと、ずっと不安だった

ハナコ（一九六九年生まれ）

わたしが中絶したのは大学に入学した年で、一九八七年だった。

大学入試に向けた受験勉強はハードだった。何かを学んでわかっていくことは楽しかったけれど、入試日というタイムリミットがあるのはきつかった。でも、どうしても受かりたい大学があった。だからその大学に合格したときは本当にうれしかった。

晴れて大学一年生になり、わたしはとにかく緊張を解きたかったのだと思う。憧れだったはずの大学の授業は、少なくともその頃のわたしを惹きつけるものではなかった。でもそもそも大学の授業に何を期待できるのかもわかっていなかった。一方で、東京での一人暮らしはひたすら楽しかった。二四時間を自分の好きなように過ごしていいという解放感に浸っていた。

その中で、恋をした。今思えば、ひっきりなしに電話して、相手に会いたがって依存症のようになって、相手の人もいい迷惑だっただろうな、と思う。はじめてのセックスにものめりこんだ。セックスをどう楽しんだらいいかも、避妊方法も、ほとんど予備知識はなかったので、相手の人から情報を得た。避妊はコンドーム一辺倒だった。

そのうち、コンドームの買い置きがなくて、コンドームをつけないままのセックスをして、生理が来るまでの不安な時間を過ごして――ということが何度か起きた。避妊しないセックスで妊娠するかどうかは確率の問題で、実際には妊娠しないこともある。妊娠しないことが重なると、避妊しないことにも少し慣れてしまった。その中で、生理が本当に来なくなった。妊娠検査薬で調べてみたら、確かに妊娠していた。

はじめてのつわりは、やや混み合った電車の中だった。立って吊革につかまりながら、吐き気を必死にこらえたのを覚えている。つわりだけでなく微熱も出てきて、そうした体調の変化の中では何事も前向きには捉えられなかった。妊娠したと告げたとき、相手の人は牽制をかけるように、「産むなんて、わがままは言わないよね」というような言葉を発した。わたしはそれまでは強気で、妊娠したら自分は産むのだろうと思っていたし、そのように口にしていたかもしれない。しかし妊娠して、ホルモンバランスが大きく変わる中で、産む可能性は少しも考えられなくなっていた。

中絶という方法があることは知っていた。中学生のときに本で読んだ『中学生日記』に産婦人科に行く場面があり、それが印象に残っていた。でもインターネットもない時代だったので、まずは近くの小さな書店で『家庭の医学』を開いて中絶の項を読み、優生保護法指定医（当時）の表示のある産婦人科に行くものだと知った。その後、どうして思いついたのかは覚えていないけれど、産婦人科に行くよりも先に近くのグラウンドに行き、ひたすら走った。流産することを期待していた。けれども体調に変化はなく、結局、近くの個人病院に行った。

その病院では、やはり妊娠していると知らされた。まだエコー検査が行われる時代ではなかったが、尿をとって、もう一度、病院の側で妊娠検査薬を使って判定したのかもしれない。年配の男性の医師にどうしますか？と聞かれ、中絶したいという旨を伝えた。確かそのとき、子どもが産めなくなりますか？というような質問もしたと思う。その医師は首を振って、静かに否定した。その後、女性の看護師から手順を教わり、パートナーの同意書の紙を受け取り、その日はそれで終わった。問いただされず、非難がましいことを言われなかったのが、わたしとしては救いだった。

持ち帰った同意書に、相手の人は名前や住所を書くのをややためらっていたけれど、わたしとしてはそのくらい正直に書いてほしいと思った。その病院には、初診を含めてたぶん三回か四回、行っている。病院にはいつも一人で行ったけれど、二人で行って好奇の目にさらされる可能性を考えれば、その方がましだった。

二回目に病院に行ったときに同意書を持っていき、翌日の手術のために膣にラミナリアを入れるという処置を受けた。ラミナリアは痛く、一晩、ずっとジクジクした違和感があった。翌日の午後、三回目に病院に行き、中絶手術を受けた。静脈麻酔の注射を打たれ、言われるがまま数を数えていると意識が遠のき、気がついたら古い部屋の中で、一人になって寝ていた。一人ではあったけれど、部屋が暖められていて、さりげなく気遣われていることがありがたかった。そしてとにかくほっとして、下宿に帰った。同じ下宿に住んでいた女友達には一部始終を話しており、下宿に帰ってからも彼女には会って、話をした。

手術自体はこうして問題なく終わったけれど、その後起きたことには後々まで不安が残った。手術の数日後か、わたしは実家に帰省した。大晦日だったと思う。そして元旦の朝を迎え、家族で揃っておせち料理を囲んだとき、急な腹痛にわたしは座っていられなくなり、早々に自室に引き上げて横になった。中絶したことは家族の誰にも言っておらず、ただの腹痛、ただの体調不良を装うしかなかった。でも内心では、自分はどうにかなってしまうのだろうかとパニックになっていた。腹痛はどうにか治まったけれど、その後も、中絶によって何か子宮を大きく傷つけてしまったのだろうかという不安が残った。

おそらくもう一度、中絶後に病院に行ったかもしれないのだが、よく覚えていない。帰省する前だったのかもしれない。腹痛のことを相談した記憶はない。

手術にかかった費用はおそらく一〇万円を少し出る程度で、その月の実家からの仕送りをとりあえず充て、親からもらったお年玉でしのいだ。相手の人は苦学生だったけれど、できるかぎりでお金を出した。

その後の避妊方法は特に変わらず、やはりコンドーム一辺倒だった。しかしその後、相手の人との関係はぎこちなくなり、やがて別れてしまった。

ここまでが、妊娠と中絶のだいたいの経緯である。大きな体験だったけれど、とにかく一心不乱に乗り切るしかなかった。それよりもわたしにとって苦しかったのは、その後だった。気持ちをどう整理したらいいのかが長いことわからなかった。

最初の三、四年は、とにかく恐ろしすぎて封印していた気がする。何をどこからどう考えていいのかもわからなかった。『家庭の医学』での知識から、中絶が刑法の堕胎罪に問われかねないものであることは知っていた。ふと見るテレビドラマ、ふと聞こえてくるラジオの人生相談などでは、中絶はいけないこと、罪であると繰り返し言われていた。だとしたらわたしはとんでもないことをしたのかもしれない。わたしは野放しの犯罪者なのだろうか。でも、何か生あるものを殺したという実感はどうしてもなかった。だとしたら、そんな実感を覚えなかった自分は、何か欠落しているのだろうか。悩みは尽きなかった。

親に言っていないのも心苦しかった。大学に合格したことを喜んでくれ、せっせと仕送りをしてくれている親に、本当に申し訳ないと思った。「親に言えないようなことをして」という思いは、その後も長く続いた。ただ、今では、やっぱり打ち明けたところで嘆くだけだったろう、わたしがひどく叱られて、ますます自分が追い詰められるだけだったろうと思う。母とも父とも、性に関する話をしたことがほとんどなかった。ただ、父は母のいないところで、「お母さんに産婦人科に付き添ってもらうようなことはするな」と何度かわたしに語っていたので、父はそんなつもりで言ったわけではなかったと思うけれど、わたしは母に「付き添ってもらう」のは回避したことになる。親に言えないこと、あえて親に言わないことはたくさんあるのに、こと中絶となると、なんだか打ち明けないと申し訳ないという気持ちになるのは不思議だ。でも、実は今もその気持ちはある。

また、元旦の朝に腹痛に襲われたことは強く記憶に残っていて、自分の体はどうにかなってしまったのではないか、もう子どもが産めないのではないかというのは、ずっと不安だった。中絶をすると不妊になるという噂はずっとあり（後から考えれば、それは掻爬法がリスクの高い術式だったことと関係があるのだが）、女医のいる産婦人科を探して、相談したこともある。確かなことは何もわからなかったが、中絶したということは妊娠できるということですよと言われ、それもそうだ思った。しかし、中絶から二〇年ほどの時間が経過して、いまなら子どもを迎えられるというタイミングになってもなかなか妊娠しなかったとき、その不安はぶり返した。

医師によるハラスメントにも、おそらくだが遭ったことがある。子宮頸がんの検査では、これまで自分が妊娠を何回したか、その中で中絶は何回だったかなどを、たいてい紙に書いて申告する。子宮頸がんの検査は、膣の中に器具を入れるデリケートな検査で、医師の手さばきによってはとても痛いことがある。とある総合病院の産婦人科で検査を受けたとき、その男性の医者は「どこで中絶したの？」と言いながらギュッと器具を入れ、わたしは痛みで一瞬、息が止まったようになった。どこで中絶したのかは必要な情報ではないし、その医者は特に答えを求めていたのではなかったので、あれはわざと痛くしたのではないかとわたしは疑っている。それは一種の拷問のような仕打ちと感じられた。

中絶したことについて、封印していなくてもいい、むしろその箱は開けて、いろいろ考える材料にしてかまわない――そう最初に教えてくれたのはフェミニズムだった。大学四年生の頃、フェミニズムの中では中絶が大きなトピックになっていることを、女性運動の集会に出かけていくようになって知った。そこには国家批判、母性批判、水子供養批判などの様々な視点があった。その頃、女性学やジェンダー論がようやく大学の授業科目になりはじめていた時期で、在野のパワーに溢れていたフェミニズムはあらゆるタブーを吹き飛ばそうとしており、フェミニズムに触れたことで、わたしは自分を取り戻してもいいという気持ちになれた。

大学院生になり、海外留学して、女性たちの話を聞いたのもよかった。ある女性は、「わたしは中絶するかもしれない事態に備えて、そのためのお金だけは積み立てておいたの、結局そのお金は自分のためにではなく、自分の娘が避妊に失敗したときの中絶費用に充てたのよ」と語った。別の女性は、娘さんが望まない妊娠をしたらどうしますか？というわたしの質問に答えて、「そうねえ、一緒にあれこれ検討するわね。産む、産まない、わたしが育てる、養子に出すとかね」と、いくつも選択肢を並べた。彼女たちは娘が中絶という判断を下してもそれを当然だと思っている様子で、わたしはそういう母娘関係もありうるのだと知った。

現在、わたしは子育て中であり、何よりも子どもが困ったときには相談できる関係でいたいと願っている。かつてわたしが中絶手術をしたことを、機会があったとき、子どもに少しだけ話したことがある。もしまた訊かれることがあったら、できるだけわかるように話したいと思っている。

第12章　生理が止まって、本当にビビった

K・R（一九六〇年代生まれ）

大学へは自宅から通っていた。大学がどういうところなのか、わたしにはわからなかった。最初の一ヶ月は、健康診断をしたりクラス単位で説明を受けたり、サークルを見学に行ったりして過ごした。高校までの決められた環境とは違い、どこにいて、どうふるまえばいいのかわからず、戸惑いつづけたことを覚えている。北国の桜の開花は遅い。恒例の新歓コンパはお花見と決まっていて、野外での飲み会だった。デレデレと新入生の美人にちょっかいを出す二年の男子学生を見てうんざりしたのも覚えている。ブスはお呼びでない。曲がりなりにも一生懸命受験勉強して親の望んだ大学に入った末、自宅近くのこんな場所で、たいしてかっこいいわけでもない男に品定めされて嫌な気持ちになるなんて。あーあ、という気分だった。

履修も終わり授業が始まり一人だけ仲良しができた頃、二人でバイトを探してそれぞれ喫茶店でのアルバイトをはじめた。パンキョウ（一般教養）の授業は退屈だった。例えば、物理の教授は文系のわたしたちに、黒板一面の板書をひたすら写させるだけだったし、大学に行ってまで体育があったし（大学で、わざわざ着替えて、砲丸投げをやる必要があるんだろうか？と今でも思う）。

アルバイトは初体験だった。こちらはやることがはっきりしているし、はじめて自分でお金を稼ぐわけだから、わかりやすいしやりがいもある。だんだん当てにされるようになったのも嬉しかった。自然と生活の中心は、大学からバイトにシフトしていった。

そこで知り合ったのが年下の社員だった。悪い人じゃなかった。何度も何度も付き合ってと言われた。〝お呼びでないブス〟の自覚をしっかり持っていたわたしには、それは不思議なことだったし、少しこそばゆい、うれしいことでもあった。ほとんど友だちのいない自分には、寂しさを埋めてくれる存在でもあった。そしてはじめてセックスをした。

金八先生の第一期は、わたしの同期である。つまり、一五歳の頃「一五歳の母」のシリーズを見ていた。学校の性教育は覚えていないが、自分が妊娠しうることはもちろんわかっていた。しかし中学生の妊娠なんて、早熟な、モテる人の「お話」だった。

わたしがいろいろな初体験をしていたちょうどその頃、東京の私立の女子大に進学して派手に遊んでいると噂されていた高校の同期の子が妊娠し、地元に戻って中絶して、「子どもが産めない体になったんだって」という噂がどこからか聞こえてきた。「どこそこの産婦人科らしい」という情報も。産婦人科などというものに興味をもたざるを得なくなったから聞こえてきた話なのかもしれない。そこらへんは定かでないが、とにかく、わたしの生理が止まった。

本当にビビった。わたしは自宅から通っているのだ。母親と性について話したことなどない。父に知れたらどうなることか。両親が、寮や一人暮らしの学生たちの性生活を知ったらどう思うんだろう、想像もしないだろうな、あたしだけじゃないんだよ、お母さん――なんて、心の中では思っていた。けれどわたしは母を傷つけるのが怖かった。決して知られてはならないと思った。妊娠検査薬を買った。本当に震える思いで試し、陽性。

はじめてのセックスで、あそこが痛くて泣きながら自転車で帰り、それから何度か、で、妊娠？

映画『あのこと』を観たとき、「これを突き刺したら妊娠を終わりにできるのかな？」とぼおっと編針を見つめていたわたしを思い出した。

ここからの時系列は定かではない。相手には話した。もちろん中絶前提で。病院へ行き、日を決めた。病院をどうやって選んだのかは覚えていない。ただ、例の噂の病院は避けた。「優生保護法指定医」が記載されているかどうかに目を凝らし、電話帳か、街角の看板か、忘れたけれど、なるべく遠い病院を選んだと思う。産婦人科なんてもともとおめでたい場所だから、なんか明るい穏やかな壁紙の待合室だったと思う。妊婦ももちろんいた。そりゃそうなんだけど、また、あーあと思った。

費用は相手が払った。おそらくその後、相手は大量の睡眠薬を飲んで自殺をはかった。理由は、「わたしを傷つけたから」だそうだ。そのときは動転して相手を心配した。が、後になってから激しく腹がたった。なんてセンチメンタルな！　そういう責任の取り方って迷惑でしかない！……もちろん未遂に終わったが、その後わたしは中絶したのだ。今思えば、本当に、情けないほど二人とも幼かった。おままごとみたいだ。ばかみたいだ……。

施術自体のことはあまり覚えていない。その後出産や子宮筋腫などの検診でいく度も上がることになるあの椅子は、今でも慣れないし屈辱的だ。きっとものすごく恥ずかしかったろうと思う。十数えるうちに意識が遠のいたことだけは覚えている。目が覚めた後、出血がしばらくつづくと言われた。痛みは、あまり覚えていない。そもそも何週だったのかも覚えていない。おそらくとても初期だったと思う。医者の顔をわたしはまともに見ただろうか？　わからない。男の人、おじさん……。ここは東京の誰も知らない病院ではなく、地元の病院なのだ。「父の知り合いだったらどうしよう……」。そんなことばかりを考えていた気がする。

そのセンチメンタル男の言う「わたしを傷つけた」は正確だろうか？　彼に傷つけられたというよりも、「わたしが傷ついた」ことは確かだった。わたしは自分を人でなしだと思った。決して他人様には言えないことができてしまった、と思った。一生これを背負って生きるんだ、と思った。二〇歳にして大きな負債を抱えてしまった、と思った。

具体的には、胎児の命を奪った、とは思っていない。その頃盛んに言われていた水子の祟りを信じていたわけでもない。でも、いけないことをした、という漠然とした罪の意識が大きかった。それは、母に対しての思いなのかもしれない。母は『赤毛のアン』の世界に生きているような人で、一生懸命わたしたちの世話をし、父の女神で、堅実な家庭の主婦だった。彼女を傷つけたり悲しませてはならないのに、わたしは完全に彼女の世界を汚すような存在に墜ちてしまったと感じたのだと思う。

一方で、ここで大学を辞めて子どもを産んで生きるなど、本当に、微塵（みじん）も考えなかった。金八先生のあの子のように生きるのは嫌だった。当時のわたしにとって、母＝家庭に入る＝未来の消滅、であり、今母になることなど一ミリも考えられないことだった。

だから、同じ場面が訪れたらわたしは同じ選択をするだろう。後悔はしていない。ただ、傷、というか、負債は抱えた。

後年、「子どもが産めない体になった」と噂された同期の子は、わたしと同時期に母になった。わたしたちには幸い体の傷はなかったし、彼女の噂はまことしやかなデマだった。

心の方の傷、後ろ暗い思いが癒されたのは、『あのこと』はじめ、中絶に関する映画や舞台、そして付随する本などを読んだことがきっかけだった。別に、ずっとその傷に苛（さいな）まれてきたわけではなかったけれど、何か解放された。「わたしの体はわたしのもの」という当たり前のことを、女性たちが、様々な方法やアプローチで言い切っていた。

いや待て、なんというか、わたしはずっと、結局自分で決めて生きてきた。ただし、何かを背負っていた。背負ってもいいから、自分を通そうとしてきた。その背負っていたものが少し軽くなった、のかな。

しかしなぜ性はタブーなんだろうか。上の世代の女たちは、なぜ娘たちが血を流さないように大切な経験を教えてくれなかったのか？

高校までの保護から一変した大学からの放任、自由と飲酒と性、あまりにも無防備にそこに飛び込んでしまった田舎娘のわたし。いきなり「女」となり――これには語弊があるが、はじめて女という性を持つものとして扱われたことは、当時は意味があったのだ、お恥ずかしいが。なんというか、それまでわたしは「性」を持っていなかったようなものだった。生理があっても男の子に恋をしてきても、である。それを経験してみてはじめてわかる世の中というものもあった。こんなことははじめて言葉にしているけれど、わたしにとっては、セックスはある意味屈辱的だった。なんだか悔しい、というような……。

思考が泥沼に入っていきそうなので修正して、とにかく、無知で無防備な田舎娘が突然女として扱われ、体の関係をもち、妊娠し……、まるで『ファウスト』みたいだと思う。あのマルガレーテのように無惨に殺されないために、わたしたちはもっと賢く次世代を育てなければならないと、心から思う。

第13章　二度の中絶、そのときはその選択しかなかった

チャップ（一九五〇年代生まれ）

——中絶したのは、いつ頃のことですか？

三〇代後半の頃、東京で。夫と子どもの三人暮らしでした。生理が止まって数週経ったので、看護師をしていた知人に相談して、彼女の勤める総合病院の産科を紹介してもらいました。

産もうとは考えませんでしたね。まだ子どもが小さくて、もう一人（次の子）を産んで育てるのは無理だと思いましたから。

——夫も同じ意見でしたか？

夫は、この件に関しては、自分には選択権はない、と思っていたようです。それをわたしもわかっていたので、相談も何もなかったです。

——ほかに相談した人はいましたか？

わたしは子どもの頃に病気になり、自分で歩いた記憶はなくて、ずっと車椅子を使って生活し

ています。介助者（ヘルパー）が定期的にうちに来ているので、親しい介助者の何人かには妊娠のことを話しました。淡々と聞いてくれましたね。誰にも話さないよりは良かったかな。

――手術をした病院のことや、そのときのことを教えてください。

中絶手術は、知人に紹介してもらった病院で、日帰りでした。子どもが保育園に行っている昼間に、介助者と一緒に行きました。

医者は若い男性で、「僕の仕事は産ませることで、堕ろすことではない」というようなことを、しきりに言っていました。失礼な態度に腹が立ったので、後で抗議の手紙を書きましたが、当然ながら「なしのつぶて」でした。

後になってふと思ったのですが、この医者が、どんな女性にもそう言っていたのだとしたら、障害のあるわたしのことも「産む性」として認めていたということなのかな、と。なぜかと言うと、最初に妊娠して産むことにしたとき、いろいろな手続きをしに行った福祉事務所の職員には、「え、あんたが子どもを産むのか？」と露骨に驚かれたことと比べれば、中絶したときの医者はマシだったのかも、と。あるいは単純に堕胎罪を恐れていたか、中絶に反対だったというだけかもしれません。

――でも、医師の倫理観や道徳観から否定しているなら、中絶手術を手がけないでほしいですね。手術をしに来た人を傷つける言葉や態度はとってほしくないです。

あるいは中絶手術をしたくない医師にはそれが保証されることも必要かもしれませんね。
そういえば、最初の妊娠のとき、親御さんはなんとおっしゃったんですか？

離れて暮らす母は、「男も、他人様（ひとさま）も当てにならないよ」と最初は出産することに強く反対しました。わたしの決心がかたいとわかり、その後は孫が生まれて喜んでいましたが。

——二度目の妊娠の後、予期しない妊娠がまたあったということですね。

中絶から数年後、また妊娠したときは、産もうかなということも少しは考えました。でも結局、中絶することにしました。

避妊は、コンドームをしたりしなかったり、でした。

二度目の中絶のときは、わたしの出産までをみてくれた女性の産科医のところへ行きました。妊娠していると診断してもらい、中絶すると伝えて手術日などを決めた診察の最後に、その医師が「結んでおきましょうか？」と聞き、わたしは「いえ、いいです」と応えました。

彼女はわたしの状況をおもんぱかっての一言だったのでしょうが、「そこまで頼んでないよ」という単純な反発もあったのか、複雑な気分になりました。

不思議なことに、一回目も二回目も、中絶した手術室の光景や、麻酔から覚めたときのことなどは、よく覚えていません。

——手術にかかった費用はどれくらいでしたか？

二度ともお金を払った記憶がまるでないんです。障害者の医療費は、健康保険料さえ納めていれば、基本的に無料です。もしかしたら「医者の権限で」健康保険が適用されるような扱いにしてくれたのかもしれません。わたしの場合は、障害者手帳の一級ですが。

――障害を持つ人は、出産や子育ては無理という常識があり、それに抗するように、障害があるからといって制限されるのではなく結婚・妊娠・出産・子育てを経験できることが大事という主張もあり、でもそれは「結婚して子どもがいてこそ幸せ」という常識から影響されているような気もしますが……。

ケース・バイ・ケースですよね。大事なことは、世間の常識に左右されることなく、当事者が自分の生き方や、おかれている環境、自分に近い人たちとの関係性など、様々な条件を考慮し、冷静に判断して決めることだと思います。

結果的に、わたしは二度の中絶を選択しました。それが正しかったかどうかはわかりません。というよりも、「正しいとか正しくない」という問題ではなくて、そのときはその選択しかなかった、ということだと思います。

今思い返してみると、そのときのことは意外とよく覚えていない。ありがたくない記憶は、引きずらないことに決めていたのかもしれません。

（聞き手・大橋由香子）

第14章　後悔も罪悪感もない

田中 青（仮名・一九六〇年代生まれ）

それは就活中の一九九〇年代初頭のこと、付き合っていた彼とのセックスの後、わたしたちはいつのまにか外れていたコンドームを前に、冷や汗をかいていた。大好きで、もっともっと会いたいのに、仕事が忙しくなかなか会えない彼。わたしはといえば、自分がどんな仕事をしたいのかわからず、あれこれ書類選考などに応募するもいい結果が出ようはずもなく、学業は中途半端。アルバイト先に入社を誘われるも踏ん切りはつかず、就職しないと実家を出ることもできない……。何から何まで宙ぶらりんで身悶えしているさなかに、そのアクシデントは起こった。

「自分一人でさえ持て余している子どもが、子どもを持ってどうする?」

まっさきに思い浮かんだ、それが自身の正直な気持ちだった。

年上で社会人だった彼は、もしかしたら子どもを持つことを受け入れる余地はあったのかもしれない。でも、わたしは子どもを産むなんてまったく考えられない、考えたこともない、年齢だけは成人していても〝お子様〟だった。そんな子どもがセックスだけはしているんだ……。その考えはかなり恥ずかしく、わたしは誰にも相談しなかった。もし妊娠していたら中絶する以外の選択肢はありえなかった。彼は、わたしの意思を尊重する、費用は自分が持つと（その日ではなかったかもしれないが）言ってくれた。

学生時代、上野千鶴子や小倉千加子、伊藤比呂美などをパラパラと読んでいたわたしは、女が自分自身のからだを知り、性的に主体的であることが大切だと思っていた。明治・大正時代の平塚らいてうや伊藤野枝らの評伝なども散読していたから、避妊や中絶の権利が、歴史の中で多くの女性たちの闘いによって勝ち取られてきたものであることも、知識としては知っていた。だからだろうか。わたしは中絶に対して、なんのためらいも罪悪感もなく、それどころか、闘ってきた先輩女性たちのおかげで安心してからだの自己決定権を行使できると、感謝する気持ちさえ感じていたように思う。

月経予定日までは、もしかしたらと祈るような気持ちだった。でも、基礎体温は下がらない。これは妊娠確実だとあきらめの気持ちで、アルバイト先に近い婦人科を受診し、確定診断された。ただ、そこの医師は威圧的で、基礎体温を測ったって表につけなきゃ何の役にも立たないだの、内診したって何にもわからない、つわりが始まったら困るだろとか、とても一方的でいやな感じだった。しかも、尿検査だけなのにけっこうな料金を取られ、ここでは中絶手術は受けたくないと感じた。

リブ世代の女性たちが編集した『女たちの便利帳』（女性の情報をひろげる会編）や『東京おんなおたすけ本』（パンドラ編）などを頼りにあちこちに電話をして、親身になってくれそうなクリニックを探した。考慮の末、自宅からも、アルバイト先からも、少し離れたまちの婦人科に決めた。

手術の前日に受診してラミナリアを挿入、翌朝、再度クリニックに行って手術を受けた。ヒラヒラした寝衣に着替え、すぐ台にのると、ラミナリアを外して器具を挿入された。それが痛くていた。「え、麻酔は？」という気になったところで注射。次に気がついたときにはベッドに寝かされていた。カーテンで仕切られた隣のベッドにはもう一人誰かがいるのがわかったが、医師の回診が終わると、その人はすぐに帰ってしまった。

わたしはお尻に注射を打ってもらって、食事も出してもらい、その日の夕方、彼が迎えに来るまでずっとベッドでまどろんでいた。先生は安心させてくれるような人だったし、スタッフの人にも親切に接してもらった。朝のラッシュ時にクリニックまで出向くのはけっこう大変だったのだが、結果的にはそこでよかったと思う。麻酔から目覚めたとき、コーヒーを出してくれたのには驚いた。同意書のようなものも出した気がする。

手術後、思っていたよりは痛みもなく、彼とは途中駅で別れ、一人で無事帰宅できたときはホッとした。腕の注射の跡を家族に気づかれないようにすることのほうが気がかりだった。何日かは気だるく、出血もあったように思う。

それまでも、コンドームを必ず使うなど避妊に努めていたつもりだったが、同じ失敗はしたくない。『からだのおしゃべり』（森冬実）や『からだ・私たち自身』（ボストン女の健康の本集団）などの、等身大の女性たちの声が載っている本を頼りに考えたが、当時、低用量ピルはまだ認可されておらず、彼と会うのはせいぜい月数回のことなのに毎日欠かさずホルモン錠を飲むのは、とうてい気が進まなかった。

術後に受診した際、医師から「避妊はどうするの？」と聞かれ、ペッサリーを使おうと思うと言うと、実物を見せてくれた。こんな大きなものが、はたして膣の中に入るのか？　そのときはあまりに面食らってしまい、実際にペッサリーを購入したのはしばらく後、本に紹介されていた助産師さんのお宅でだったが、使い慣れると、ペッサリーはとても快適な避妊法だった。

セックス前に自分で装着する（数時間前から入れておいてかまわない。チューブ状の容器の殺精子ゼリーを塗布して使うのが少々めんどうではあったけれど、時にわくわくするような期待感があったりもする）。終わった後は翌朝外して洗えばよいから、そのまま寝てしまってよいし、なんなら性交しなくてもなんの問題もない。ペッサリーの存在は、ペニスではあまり感じないらしかった。費用は本体が一万円前後だったと思うが、一度購入すれば、何年かは使える。避妊の確実性は万全ではないかもしれないが、月経周期的に心配な時期などにはコンドームと併用した。安全性や副作用などの問題はなく、もし妊娠したくなったら使用をやめるだけと可逆性もよい。なによりもよかったのは、ペッサリーはわたしが自分自身のために使うものだという自覚を、つけるたびに感じられるところだった。妊娠する心配はないという安心感で、セックスが楽しくなった。

ペッサリーはピルの普及であまり使われなくなった避妊法だと、『からだ・私たち自身』には書かれていた。今は避妊の選択肢も少し増え、ペッサリーは当時以上に過去のものなのだろう。インターネットで検索すると避妊具としてではなく子宮脱の治療用品として位置づいているし、緊急避妊薬や経口中絶薬もできた。それでも、自助の精神とプレジャー（喜び）をもたらすペッサリーの効用はわたしには大きかった。後のことだが、いいムードでベッドに入ったのに、コンドームをいやがる男に、尊重されていないと感じて気分が冷め、「安心してセックスできないから帰って」と追い出したこともあった。

中絶後、わたしは職を得て実家を出、社会人としてのスタート地点に立つことができた。仕事を覚え、はじめての一人暮らしで生活を整え、新しい人間関係を模索していく、充実した日々が始まった。その後、働き方も変わり、付き合う相手も変わり、いざ子どもをと思ったときにはなかなか妊娠しなくて焦ったり、不妊治療にはすぐに挫折したり、のちのち出産したりといろいろあったが、あのときの選択を後悔したことは一度もない。

ただひとつ、大きな思い違いがあった。日本の中絶が、他国とは違い、女性たちが運動して勝ち取ってきた権利ではなかったということだ。

中絶や、避妊や出産まで含めたリプロダクティブ・ヘルス&ライツの現状、そもそもの性教育のあり方、リプロダクティブ・ジャスティスもまだまだすぎる残念な国、日本。先輩女性たちが切り開いてきてくれたものに助けられてきたのに、自分はいったいこれまで何をやってきたんだろうと、愕然としてしまう。

だからせめて、わたしの体験が誰かの役に立ってくれたらと思う。失敗したときに、それをカバーする方法があるし、性やからだのことを話せる友達もできたし、失敗の経験は悪いことだけじゃないよと、もし今悩んでいる人がいたら伝えたい。

第15章　「中絶」という言葉でひとくくりにされるのが辛かった

匿名（一九七〇年代生まれ）

一九九八年。当時わたしは二〇代前半で、九州に住んでいました。一緒に暮らしている男性はいましたが、それはその男性が同居を強く望んだことで、親と同居しているよりはいいかなと思って一軒家を借りました。周囲には「あの二人、結婚しないのかな」と心配されていたようですが、わたしには「結婚したい」という思いは、その当時はありませんでした。結婚適齢期だというのはなんとなくわかっていましたが、わたしは結婚というものがただ、「縛られる」だけのもので、わたしがわたしでなくなるという漠然とした不安を持っていたように思います。

ある日、生理が数日遅れたので妊娠検査薬で調べ、妊娠に気がつきました。同居していた男性に伝えたら、まずは驚いていたようでした。わたしもどうしたらいいのか悩みました。

実はわたしには、一〇代の頃に二回中絶の経験がありました。一人目の男性からはまったく誠意が見られませんでした。わたしも遊びだったし、ただ都合のいいように扱われたような気がして。当時信頼していた人からの紹介で付き合っていた男性でしたが、あまり覚えていません。

二人目の男性はわたしに「産んでくれ、結婚してほしい」と言いましたが、わたしはそのときも真剣に付き合っていたわけではありませんでした。わたしの方が中絶を望み、進めたのです。

二回とも初期中絶だったので麻酔で眠っている間に終わりました。でも、後から恐ろしくなり、占い師に見てもらって思いを打ち明けたり、入院していた祖母に面会に行き聞いてもらったりしました。母親には心配かけてはいけないと思っていました。

そういうこともあって、今回は、授かった命ですし、産みたいという思いが勝りました。

男性と婚姻届を出し、二週間ほど経った頃のことです。三月中旬過ぎでした。安定期に入って、出血の心配もないかなと言われていたのですが、仕事をして帰宅後、トイレで出血を確認。夕方遅くに電話で相談し、そのまま受診して、即入院になりました。診断名は切迫流産です。定期的にお腹が張り、二四時間点滴で子宮の張り止めや抗生剤投与など受けていました。

入院して一ヶ月ほど経ったある日、夫から電話で責められたんです。「お前、いつまで入院してるんだ？ こっちは仕事で大変なのに洗濯も家のこともやらなければいけないんだぞ！ とっとと退院してこい!!」と。ありえない人だと思いました。やはり結婚したくないなと思っていたわたしの直感を信じていればよかったのか、こんな人とは一緒には暮らせない。赤ちゃんもいらないと思ってしまったんです。

その夜でした。寝苦しくて真夜中の二時過ぎに、いつもより明らかに違う感触を覚えました。

なま温かい液体が膣から流れ出てきたのです。トイレで確認すると「多い日用」のナプキンがぐっしょりと重くなっていました。でもナプキンに吸い込まれていたものは、鮮血ではなく薄いピンク色の液体。これはなんだろう？と無知だったわたしはそのときは気づきませんでした。……そして実はこれが破水だったと翌朝気づくことになるのです。朝、バイタルを確認しに来た看護師に、深夜の「水っぽい出血」のことを伝えました。そして外来診療が始まる前にドクターの診察を受けました。エコーで確認してもらい「羊水過少」なので地域の大きな病院に紹介しますと言われました。

桜の季節も過ぎた四月下旬でした。転院のためタクシーに乗って久々に見た外の世界。ツツジが色鮮やかに咲いていたのを覚えています。

地域の大きい病院に到着してまず外来へ。多くの妊産婦さんが待合室におられましたが、わたしは優先的に診察室へ通されました。内診とエコー。それまで入院していた病院の看護師さんも付き添ってくれて一緒に説明を聞きました。その結果、「前期破水ではないかと思われます。このまま羊水が流れ続けるのは良くない。すぐに入院して治療をしましょう」という内容でした。

通されたのは四人部屋、カーテンで仕切られた狭い空間。前の病院は個室だったのに、なんだかすごく「病院的な部屋」で、それだけで嫌になりそうでした。しかもお腹はずっと張っているのでトイレはポータブルトイレ。ここで用を足してくださいと言われて、うすいカーテン一枚で仕切られたここで、音も臭いも気になるのに……と、ひどく屈辱的だったのを覚えています。

転院して数日後、夫や両親が呼ばれて主治医より説明がありました。要点は以下です。

・羊水過少ではなく前期破水。前期破水の原因は細菌感染と考えられる。
・子宮内に感染がおよぶと赤ちゃんも子宮も危険である。赤ちゃんは十分な羊水の中で羊水を飲んだり吐き出したりして肺を育てていくが、それが不可能。このまま羊水が少しでも増えてくれたらいいと思って見ていたが、ほとんど増えていない。今の週数では、ぷかぷか羊水の中で胎児は浮いているのが本当だが、わたしの赤ちゃんの場合、子宮が定期的に張っているので子宮壁からの圧力が直接かかる。その結果、身体が変形する可能性もある。
・胎児の肺が育たないということは、子宮の中にいるときはへその緒でつながっていてなんとか生きることはできるかもしれないけれど、お腹の外に出た瞬間「おぎゃー」という産声(うぶごえ)を上げることはできない。つまり子宮の外では生きていけない。
・ぎりぎりまで子宮で育てるとしても、母体はもう長期入院、長期出血が続いており、このままであれば敗血症を起こす可能性もある。また子宮もボロボロになり、子宮を摘出しなければならない可能性も高まる。つまり次の妊娠が望めなくなる可能性がある。

以上のような説明を受け、つまり妊娠継続は困難であると解釈しました。ひと晩考えて中期中絶を受けることにしました。

同意書を書きましたが、用紙を受け取った瞬間、「経済的理由」という文字が目に飛び込んできました。妊娠継続は母体の生命にかかわるかもしれないことや、胎児の生死に直結する重篤な障害を抱えて生まれてくる可能性が高いと説明されたうえでの同意書だと思っていたので、そこではじめて自分たちが行おうとしていることは、一般的な中絶と区別されないものなのだと知りました。

中絶の処置というのは、麻酔で眠っている間に手術が終わるのだと解釈していましたが、わたしの場合は、中期中絶だったので分娩と同じでした。

費用も分娩と同じくらいかかりました。全額自費負担だと思っていましたが、わたしの場合、妊娠七ヶ月直前だったのと、「中期中絶」の理由が前期破水によるものでしたので保険が適用された部分もあったのだと思います。

中期中絶では、陣痛促進剤を使うことが多いようですが、わたしには必要ありませんでした。すでに前期破水を起こしていたので、子宮口を拡げるラミナリアを複数挿入されました。とても突き刺さるように痛かったのを覚えています。そのラミナリアだけで、子宮が規則的に、まるで岩のようにグーっと硬くなるのを一晩耐えました。もう既に陣痛がついていたのです。

辛く長い夜を、真っ暗な分娩室に運び込まれたベッドの上で、たった一人で過ごしました。ひどく孤独で辛かったけれど、その辛さをわたしは一人で受け止めるべきなんだとどこかで思っていました。そしてわたしが罰せられるのは仕方がないけれど、お腹の赤ちゃんはただただ安らかに、また天国で迎え入れられますようにとそう祈りながら陣痛に耐えました。

お腹の中の赤ちゃんが産まれ出たとき、わたしの太ももに温かい何かが触れました。赤ちゃんの体の一部なのかへその緒なのかわかりませんが……、はじめて赤ちゃんのぬくもりを感じた瞬間でした。しばらくして分娩室の外で母の泣き声が聞こえました。「〇〇（わたしの名前）がかわいそう！　〇〇がかわいそう！　ごめんね、ごめんね、こんなに大きくなってたのにごめんね!!」。

そのとき、分娩室の外で待っていてくれたのは夫ではなく母だけでした。母は朧盆に乗せられた赤ちゃんと対面していました。タオルにくるまれた赤ちゃんではなく、冷たい朧盆に乗せられた赤ちゃんと。

辛かったことは、赤ちゃんに会わせて貰ったのが分娩の翌日、火葬直前に夫が赤ちゃんを迎えに来たときだけで、分娩室横の部屋に通され、冷蔵庫に入れられた小さな段ボールを見たときに、とてもショックだったことを覚えています。裸のままで小さな段ボールに入れられた赤ちゃんは当然ながら冷たくて……。眉毛も生えて、爪もあり、美しい顔をして閉じた瞼(まぶた)を見てはじめて我に返ったような。押し込んでいた感情がワーッとあふれ出し、冷たい体を抱っこして「ごめんね、ごめんね」と繰り返すことしかできなかった。こんなことなら、もっと早くこの子を抱いてあげたかった。母親であるわたしに抱っこされることもなく死んでいった「娘」への愛おしさと罪悪感が一気に押し寄せ、わたしはなんてことをしてしまったのだろうと悔やみました。

火葬に出すというので遺骨や遺灰は当然ながら持ち帰ってきてくれると信じていましたが、夫は持ち帰ってきてくれませんでした。大腿骨(だいたいこつ)の骨が残っていたそうですが、そのまま火葬場で処分してもらうように伝えたそうです。夫は遺骨がそばにあるとわたしが立ち直れないと思ったようですが、逆でした。わたしはその先とても長い間、胸を掻きむしられるような喪失感とともに生きたのです。

また、退院後、数日して胸が鉄板のように熱くなり何が何だかわからずにいると、ジワジワと母乳がにじみ出てTシャツを濡らしたことが辛くて泣きました。わたしの身体は「赤ちゃんがいた」ことを覚えていて母乳を出しているのだと。そのとき、真っ先に電話したのはわたしより少し先に出産していた親友でした。親友は泣きそうな声で「辛いだろうけどおっぱいは搾らずに病院に電話したほうがいいよ」と教えてくれました。そして受診し薬をもらって内服で母乳を止めたのです。

娘とお別れして二〇年以上が経ち、そのときの流れの中で多くの悲しみや苦しみを経験し、それでも踏ん張って今があること、そしてその「今」が連続して今日も続いていくことを「よかったこと、よいこと」と言えるのかどうかはわかりません。この生きづらい今の世の中を生きるより、違う世界にいる方が安楽な世界なのかもしれないと思うとき、娘はすでにわたしの娘ではなく、もっと何か崇高な存在としてわたしの記憶にあることなのかもしれません。

その後、息子たちが生まれ、下の子が一歳のときに離婚してシングルマザーとして奮闘してきました。自分の経験が「中絶」という言葉でひとくくりにされるのが辛く、「人工死産」と思ってきましたが、いつかわたしがこの世を去るときに、何らかの答えをまた自分自身が見出すのだろうと思っています。

第16章　全身麻酔をしないで中絶手術を受けたい

横山　恵（一九五〇年代生まれ）

三〇代中頃のある日、月経が遅れていたのでドラッグストアで妊娠検査薬を買って検査をしたら妊娠していた。吐き気はなくて、「なんとなーく熱っぽいかな？」というくらいの変化があった。「わたしも妊娠するんだーっ……」と思った。

そう思った理由は、パートナーと暮らしはじめて一〇年くらい、避妊はしていたが完璧というわけではなく、それでも妊娠しなかったからだ。決めていたわけではないが子どもがほしいと思ったことがなく、パートナーと子どもについて話したこともなかった。妊娠したことで気持ちが変わったかというと、いろいろ考えてみたが子どもと一緒に生きる人生を思い描くことができず、中絶することに決めた。パートナーには、妊娠したことは伝えたが、その時点でわたしの中で結論が決まっていたので、相談というより〝報告〟という感じだったかもしれない。パートナーの方でも、同じようなことを考えていたようだった。

最初、かかりつけの女性医師の産婦人科に行き妊娠を確認、しかしそこは中絶手術を扱っていなかったので、別の病院を探すことになる。

二軒目はどうやって探したか覚えていないのだが、そこも女性医師の産婦人科に行き、中絶手術の希望を伝えて麻酔について質問した。わたしは全身麻酔を受けたくなかったからだ。盲腸の手術の麻酔事故で植物人間状態になった知人がいて、全身麻酔への拒否反応があったからだ。しかし「うちは全身麻酔です」と言われたので、別の病院を探すことにした。

三軒目は『からだ・私たち自身』（ボストン女の健康の本集団）という分厚い本の巻末に、アンケートに答えた産婦人科病院のリストがあったことを思い出し、そこから探した。自宅から一番近くて、アンケート回答に、中絶方法は「吸引」、女性医師がいるとあったので選んだのだと思う。とはいえ、当時のわたしは、搔爬（そうは）法とか吸引法とか手術方法のことは意識してなかったし、そこに麻酔についての記述はなかった。

自宅から電車で三〇分くらいの病院に行って診察室に入ると、五〇代くらいの男性医師だった。「あれ？　女性じゃないの？」と思ったが、その医師に「中絶手術を全身麻酔をしないで受けたい」と伝えた。すると、「手術前日に一度来院してラミナリアを入れて帰宅、次の日に来てくれたら全身麻酔をしないで対応できる」と言われ、それでその病院に決めた。

数日後、ラミナリアを入れる処置をして帰宅。翌日、手術を受けに行った。

手術着に着替えたかどうかは覚えていないが、手術室に入ったとき、ヒヤッとした冷気を感じて「ちょっと寒いな」と思ったことを覚えている。

手術をする診察台のようなものに上がる前に、年配の看護師さんと「鎮静剤もいらないんですか？　いや、鎮静剤はいるよね」という会話をした記憶がある。頭が少しボヤーッとしていたが、意識はずっとあって、手術中カシャカシャという器材の音がしていた。

痛みは、子宮がん検診でのクーッとくる痛さに似た痛みがあった。その痛みがピークになった頃、側にいた年配の看護師さんが「あともう少しですからね、頑張って」と言ってくれて、「あともう少し、あともう少し……」と自分に言い聞かせながら深呼吸をつづけた。

結局、手術が吸引だったのか掻爬だったのかわからないが、手術が終わった後は歩いて別室のベッドに移動し、何時間か休んだ。そのときお茶とビスコを出してもらい、冷えた体に温かいお茶が沁みわたった感覚があった。お茶を飲んだ後は眠ってしまい、看護師さんに起こされ、「一人で大丈夫？」と心配されたような記憶がある。わたしは「大丈夫です」と言って、電車に乗って家に帰った。

もともと病院に行くときにパートナーに付き添ってもらいたいという気持ちはなく、一人で行って一人で帰ってきた。手術は淡々と終わり、費用のことも、同意書などの書類のことも、覚えていない。

手術の後は下腹部の痛みが数日続き、素人考えで使い捨てカイロで温めた。特に大きなナプキンをしたり、いつまでも出血が続いたりということはなかった。

仕事は三日くらい休んで、その後は普通に働いたと思う。

病院からは一週間後に来てくださいと言われていたので受診し、使い捨てカイロでお腹を温めた話をしたら、「温めちゃダメですよ」と言われてそのことについてやりとりしたことは覚えているが、ほかに話した内容は覚えていない。

罪悪感とか悲しみというのは、感じなかった、と思う。今もそういう感情はない。妊娠はしたけど、自分の中に胎児とか赤ん坊とかがいるという感覚はなくて、何かあるとしても、なんと言うか……それもわたし自身。自分の体の中に起こったこと。手術をして自分の体にしんどい思いをさせてしまったなあ、悪かったなあ、ということを思った。

そういえば二軒目の病院に「手術をやめます」と断りの電話をしたら「それは良かった」と言われ、「ああ、やっぱり産むほうが良いと思われるんだ」と感じた。実際は全身麻酔がいやだから、その病院をやめただけなのだけど。

中絶について必要だと訴える医師や有識者、ジャーナリストみたいな人も、「中絶は良いことではないが……」と前置きをしてから語ったり書いたりしているのを見ると、二軒目の病院の電話を思い出す。

第17章　産婦人科医のわたしが、中絶なんて

河合亜矢子（仮名・一九六八年生まれ）

その頃わたしは二八歳。研修医期間を終え、産婦人科医として働きはじめたばかりの頃でした。当時、同い年の研修医の男性Aと付き合っていて、そろそろ結婚も視野に入ってきたような頃でした。彼のほうは結婚したい気持ちが強く、はしばしにそのような態度を感じていましたが、わたしは、ようやく仕事が本格的になって面白くなってきた時期だったし、正直、彼に対しては、つきあう相手としてはともかく、結婚相手としてはどうかなあという気持ちでいました。

彼と会っていたある日の夜、その日はわたしは「危険日」だったので、なんとなくそういう雰囲気になったけれど、気が進みませんでした。Aにも「今日は危ない日だから」と伝えて、やんわりと避けたつもりだったのだけど、彼はあまり気にする様子もなく、避妊もしていませんでした。彼が確信犯だったかは今となってはわかりませんが、わたしと結婚したがっていた彼にとっては、もしそれでわたしが妊娠すれば、それはそれで良いきっかけになると思っていたのかもしれません。

自分の妊娠にはすぐ気づきました。生理周期は正確なほうだったし、なんとなくそんな予感は

していたのです。予定された生理が来なかった時点で妊娠検査薬を試して陽性判明。そのときに一番に思ったのは「ムリ！」ということでした。このまま妊娠を継続するのは難しいし、何よりも、それまでは問題なくつきあえていたはずの彼のことが、その時点でもう「ムリ！」としか思えなくなってしまったのです。

Aと結婚するということはできない、という気持ちは自分の中ではっきり明確になったけれど、中絶するなんてできないと思いました。だったら一人で育てる？ とも考えたけれど、それが難しいこともわかっていました。産婦人科医としてすでに、中絶手術は何度か経験していたとはいえ、やはり自分のこととなると、とても簡単には割り切れなかった。誰にも相談できなかった。普通の病気なら、自分の勤めている病院で見てもらうのに躊躇(ちゅうちょ)はないはずなのに、当然ながら自分の関係する病院では手術はできない。そうでないところに行くにしても、いつどこで知り合いに知られるかわからないということがとても不安でした。

知られたくない気持ちについては、もちろん自分自身が知られたくないということもあるけれど、産婦人科医として、やはり中絶というものは、本来なら避けるべきことで、中絶をする患者さんにもそのように諭してきた立場でもあったから。そんな産婦人科医のわたしが、中絶なんて、どうしてこんなことに……という気持ちがとても強かったのです。

突然連絡を絶ったわたしを心配して、Aが何度も連絡してきたけれど、もう本当に、生理的に無理になってしまっていました。彼は当時一人暮らしだったわたしの部屋まで来て、「どうして？」「どうして会ってくれないの？ もしかして妊娠したの？」と、ドア越しに尋ねました。わたしは「違うから。違う。でももう会いたくないから」と彼を突っぱねました。もう、本当に、Aとは「ムリ！」。彼には悪いけど、もう、顔も見たくなかった。

それでも、このまま放っておくわけにはいかない。妊娠週数が進めば進むほどわたしの体にとっても負荷になるということは自分がよくわかっています。誰にも相談できないと思っていたわたしが、ついに助けを求めたのは、Aと付き合う前に親しく付き合っていたことがある年上のB氏でした。B氏は同じ産婦人科医で、わたしの指導教官でもありました。話題豊富で、とても魅力的な人で、とても信頼していた人でした。

B氏に相談すると「わかった、ボクに任せて」と言ってくれて、すぐにB氏と付き合いのある病院に手配をしてくれました。その病院の院長には、わけありと伝えて、中絶手術を初期流産と扱ってもらえるようにしたと伝えられました。同意書は、自分で書いた記憶がもはやないのですが、今思うと、B氏が「配偶者同意」も含めて引き受けてくれたのではないかと思っています。

手術をすると決めてから、心の中にずっと浮かんでいたのは「ごめんね赤ちゃん、ごめんね」という言葉でした。当日、病院に行くと、医師や看護師さんは理由をすでに承知しているという雰囲気で、何か新たに聞かれるということはありませんでした。手術に入ってからも「ごめんね、ごめんね」という思いでいっぱいでした。手術は全身麻酔だったのですが、効きが悪かったのか、最初の頃にはまだ意識がありました。体の中に搔爬(そうは)器具が入ってきたのもわかりました。麻酔は効いていたのでしょうが、それでも、痛かった。

看護師さんたちには「本当にかわいそうに。辛かったね」と何度も声をかけられました。せっかく妊娠したのに流産するなんて、と思われていたのでしょうか。何度も何度も、そのように声をかけられました。わたしは麻酔が覚めるまでの半覚醒の間にも、うなされながら「赤ちゃんごめんなさい」と言っていたようで、手術後にも看護師さんに「かわいそうに」と言われたのを覚えています。流産扱いでいったのに、なんで「ごめんね」なのかなと、看護師さんは思っていたかもしれません。わたしのことを「かわいそうに」という看護師たち、手術室の風景、器具の痛み……。不思議なことに、今もそれらの場面場面が、写真のように、フラッシュバックのように、記憶に残っています。

麻酔から目が覚めて混乱していたときも、わたしの頭にあったのは「赤ちゃんごめんなさい」という思い。そして、「わたし、何やってるんだろう……。なんでこんなことやってるんだろう」という自分への情けなさでした。産婦人科医なのに。何やってるんだろう。わたし、何やってるんだろう。ずっとそのことが頭を離れませんでした。

全身麻酔の影響もあってか、その後も体調は悪く、家に戻ってからも、具合が悪くて、伏せってしまいました。仕事も本来休んではいけなかったのに、休まざるを得ませんでした。術後二日目にはひどい胃痛でもだえ苦しみ、夜間救急を受診。家族に連絡が必要と言われ、実家の母が来てくれました。わたしのただならぬ様子を見て、母が心配して「どうしたの、何があったの?」と聞いてくれて。わたしも思わず、中絶手術をしたことを母に話してしまいました。

母はただ、「そんなに辛いことを一人で抱え込んで。話してくれたらよかったのに。一緒に対処できたのに。辛かったね」と慰めてくれて。ひとことも、わたしを責めたりしませんでした。

それがとても、ありがたかった。

その後結婚して、二人の子どもに恵まれましたが、このことはずっと引きずっていて、最初の子の出産のときも、次の子のときも、もしも、あのときの子を産んであげられていたら、生きていたら、ということを考えないではいられませんでした。

それでもいつしか子育てや日々の仕事の忙しさの中で、このことを忘れることができていました。というよりも、記憶の底に沈めていたのだと思います。このことはわたしとわたしの母しか知らないこと。それをこうやって話すことで、いろいろ思い出され、かなりキツい気持ちになっています。

あれから三〇年近く、産婦人科医として働いてきましたが、やはり中絶は、妊娠継続を望まない女性が自ら選択したものであっても、その女性の心身に深い傷を与えるものだと思います。可能ならそんな体験をしなくてすむように……。わたしのところに訪れる女の子たちには、自分のからだと向き合うこと、パートナーと妊娠についてきちんと話し合うことの大切さについて、伝えるようにしています。

第18章　「水子供養などしてなるものか！」と強く思った

長田真紀子（一九七七年生まれ）

二〇〇一年の三月頃のことだったと思います。

二三歳、東京都内の大学院に通っていました。

もともと月経不順で、二〜三ヶ月月経がないのが普通だったので、なんとなく「妊娠しにくいんじゃないだろうか」という感覚があり、避妊はいい加減で、コンドームをつけたり、つけなかったり、という感じでした。月経不順のため、危険日の計算もできず、「月経がこないイコール妊娠」という発想も、あまりありませんでした。

そんなある日、月経の間隔があまりに空いて、さすがにちょっとおかしいなと思って、近所のドラッグストアで妊娠判定薬を買って、待ちきれずショッピングセンターのトイレで使ってみたら、陽性でした。

「マジか」「やべえ」「どうしよう……」と思いました。コンドームをしなかったときの記憶がぼんやりあって（彼氏の誕生日でしたよ、たぶん。あほですよ……）、「ああ、あのときか……」と思い、後悔しました。

自分が妊娠するなんて考えたこともなかったので、その瞬間は、その後どうするか、という方向性は全然見えてなかったと思います。ただ、ぼんやり「産みたい」という気持ちもありました。（二三歳にして、まだまだ子どもでした……）。まず、当時付き合っていた彼氏にメールか電話かは忘れましたが、すぐに連絡しました。

彼氏は「あなたの選択を尊重する」「産むんだったら、結婚して働こうと思う」的なことを言ってくれました。三歳年下で、彼もまだ学生だったので、その発言もまた子どもだったなと、今では思います。

実家暮らしでしたが、両親に話す前に、まずすでに家を出ていた姉に相談しました。姉は、「あんたが決めたことなら、できる限りの協力はする」というようなことを言ってくれたと思います。どうしても産みたいというなら、味方になる、と。

両親、特に父親は猛反対しました。

母親には、「あんたは子どもを育てるっていうことがどういうことか、わかってない。無理だ」ということを言われました（今思えば、至極もっともです）。

父親は、言葉が通じる人ではなかったので、頭ごなしに「ふざけるな、中絶しろ!!」「お母さんだって、昔中絶したことがあるんだ、たいしたことじゃない」みたいなことを言いだし、母に「何言ってるの……」とあきれられていました。真偽のほどはわからないけど、多分嘘だったんじゃないかと……。父親とは、もともと折り合いが悪かったのですが、このことで、さらに関係性が悪化し、これ以上口も聞きたくない、顔も見たくない、という感じになりました。

一番親しかった友人にも話したと思います。友人も、姉とおなじような感じで、わたしの選択を尊重する、できる協力はする、と言ってくれました。友人には、その前後のいろんな話を聞いてもらうことで、すごく気持ち的に助けられました。

それから家の近所の産婦人科を受診しました。

そこに行くのははじめてか、もしかしたら一回カンジダになったときに行ったことがあった（父親の勤め先の健康保険でしたが、相談せずに保険証を持ち出して受診したような）かもしれません。

駅の近くで、あちこちに広告が出ていて、唯一名前を知っている産婦人科だったのだと思います。

今思えば、不妊治療をけっこう大々的にやっているところでした……。

その病院も、母体保護法指定医を標ぼうしていたような記憶がありますが、そこでは中絶の処置はできないと言われて、近隣の病院を紹介され、そこで中絶しました。

おじさん医者がやっている古い病院で、相鉄線の駅から、小さな川の橋をわたって行ったのを、なんとなく覚えています。三月後半の晴れた日だったと思います。

病院内の様子や、スタッフとのやりとりは、あまり覚えていません。

何週だったかとか、処置の内容も記憶にありません。

日帰りだったと思いますが、そこも定かでないです。

記憶に残るほどの嫌な体験はなかったのかな、と思います。

あまりよく覚えていませんが、母に付き添ってもらったと思います。

同意書は、相手に書いてもらったと思います。成人していたので、親の同意書はなかったと思います。費用についての記憶もありませんが、親に出してもらったのかな……。

中絶をした病院で、水子供養の案内をもらったことが、強く記憶に残っています。A4のチラシをラミネート加工したようなものを見せてもらいました（不確実ですが）。

こちらから聞いたわけでもないのに、希望があれば紹介できますよ、的な感じで案内されて、お寺の名前と料金（何段階かあったような気がします……）が書いてあったと思います。

病院の人は、よかれと思って「供養もできますよ」という話をしてくれたんだと思うけど、なんかビジネスのにおいを感じたというか、「うわ〜、こうやって、中絶した女の罪悪感につけこんで金をとるのか……」と思ったんですよね。

中絶して、供養したいと思って自らお寺を訪ねていく女性がいる、というなら理解できるけど、中絶した病院で自動的に案内されちゃうんだ、うわ〜、と思いました。後から水子供養の問題について斬り込んだ本を読んだり、人と話したりして、「水子供養ってなんなのか……」という思いが強くなったので、抵抗感を覚えたという当時の記憶が強化されてしまっているかもしれませんが、「供養などしてなるものか！」と強く思ったのを覚えています。

中絶した当日と、その翌日くらいは、家で横になっていたんじゃないかなと思います。父親との折り合いが悪かったので、実家での時間はかなりストレスでした。

大学院は、多分もともとさぼりがちになっていたのですが、その流れで中退し、働きはじめ、数年後に一人暮らしをはじめました。

そのままフラフラと流されるように働き続け、今にいたります（笑）。

彼氏とは、その後ちょっとして別れてしまいましたが、中絶のことが影響していたのかどうかは、今となってはよくわかりません。もともとあんまり付き合って長続きするほうではなく、このことがあってもなくても、別れる時期だったのかもしれません。

ただ、中絶への彼の対応は、すごく誠実だったと思っています。だから別れた後も、友人としての付き合いは続いていて、今でも、たまに連絡をとることもあります。お互い、結婚して、子どももいます。

中絶後、婦人科に抵抗感を感じるようなことはなく、少したってピルを飲むようになり、その後も自費で婦人科のレディースドックを受けたり、二〇一二～二〇一三年頃にHPVワクチンを接種したりしていて、割と定期的に婦人科を受診していました。二〇一五年二月に出産したときも、特に中絶したときのことを思い出すということはありませんでした。中絶したのは、紹介されていっただけの、近所のおじさん医者がやっている、古臭い感じの産婦人科でしたが、その後は自分で選んだ婦人科に通っているので、同じ産婦人科といっても印象が全然違うせいかもしれません。

もともと月経不順だった原因は、「多嚢胞性卵巣」という、母乳分泌にかかわるプロラクチンというホルモンが多く、排卵障害が起こりやすい体質のせいだったようです。子どもを産みたいと思ってからは、しばらくゆる～く不妊治療（プロラクチンを抑える薬を飲んで、排卵を誘発する薬を注射する）をしていました。

子どもがほしくないときに妊娠してしまい（どちらかというと妊娠しにくい体質なのに!!）、産みたいと思ったときにはなかなか妊娠しない。難しいものだなあ、と思います。その後、二人目の子どもを産みたいと思ってもなかなか妊娠できず、六歳差で出産しました。

中絶は、体験しないで済むならそれに越したことはないのでしょうが、「絶対にしてはいけない罪」なんかではないと思います。それなりに人生の糧にもなり、こうやって本を通じて自分の話が誰かの役に立つかもしれないし、貴重な経験だったと言えなくもない、とも思います。

先日、家の近所の飲み屋で飲んでいたら、隣の席に座っていた女性二人が、けっこう大きな声で話していて、そのうちの一人が、最近中絶したという話が聞こえてきました。彼女たちも割とポジティブな感じでしゃべっていたのですが、酔いも手伝って、突然話しかけて、「わたしも中絶の経験があるけど、あなたは悪くない。負い目に感じる必要は全然ない。もうすぐ、経口中絶薬も日本でも使えるようになるし、女性だけが中絶の辛さを背負う空気も変わっていくと思う……」ということを力説してしまいました。

「負い目ではない」と思いつつも、この原稿のために「あれは、いつだったたかな」とか「どんな感じだったかな」と思い出そうとしたときに、母や友人に、「あのときのこと覚えてる？」と改めて聞くことには、やはりけっこうな抵抗がある自分にも気づかされました。今振り返って、あのとき産むのは無理だった、中絶してよかったと思っていますが、その瞬間は、やっぱりすごく悲しかったと思うし、なかなかスッキリとは整理できない、複雑なものだな、と思います。

第19章　障害がなくても、一人で育てるなど無理だった

K（一九六〇年代生まれ）

中絶は「悪」である、と誰から教わったのか、いつからそう考えるようになったのか……。

周囲の大人たちも、自ら中絶経験を話すことはなく、他人の口から耳に入ってくる。ヒソヒソと、まるで罪人のような語られ方をしていたからかもしれない。わたしが少女期を過ごした七〇年代は、生理用品のCMにさえ眉を顰(ひそ)める時代で、性に関する話は中絶に限らずタブーだった。

その考えを強固にしたのは、三〇代半ばからキリスト教の教会に通うようになったことだ。ある日、アメリカ人牧師が実姉の話をした。彼女はレイプされ妊娠したとき、周囲は中絶をすすめたが、反対を押し切って出産したことを称える話だった。伝統的なカトリック教会ではなく、中絶禁止を表立って表明しているようなところではなかったが、「命の尊さ」の前では、やはり中絶は命を絶つ行為としての視点でしか語られない。当時のわたしは、その行為を素晴らしいことだと捉えたが、かといって自分だったらそんなことができるだろうか？　その子を見るたびに、嫌な経験を思い出すのではないか？と複雑な思いで聴いていた。

その後、この話とは関係なく、教会とは離れたけれど、常に「人間は罪人である」という教え

がつきまとっていた。一〇代のときに特定疾患を患ってから、藁にもすがる思いで、いろんな民間療法を試すとともに、宗教団体にも出入りしていた。けれど、どれも自分には合わず途中でやめてしまったため、そのことがまた自分自身を責めることになってしまった。「中絶」は妊娠を途中でやめることだから、より強い罪悪感を植え付けていったのかもしれない。というのも、わたしは幼い頃は、最後までやり通すまであきらめない子どもで、めったに褒めない親が、よく褒めてくれた。それが、病気になってから気力がなくなり、途中で投げ出すことが増えた。結局、病気は治ることもなく、その病気が原因で三〇代半ばで視覚障害者となった。

そんな自分が三七歳のとき、二〇代の頃から付き合っていた男性の子どもを妊娠した。その頃、対人関係で悩み、頭髪の大部分が抜け落ち、心身ともに最悪の状態だった。現状から抜け出したかった。避妊はしていたが、自暴自棄になって、コンドームを外していいと言ってしまった。「まぁ大丈夫だろう」と安易に考えていた。

ところが、しばらくして、つわりが始まり、かかりつけの総合病院で妊娠がわかった。

「妊娠してる……」困惑した男性医師Aの声だった。九ヶ月ほど前に、がん摘出の開腹手術をして、経過観察中だったからかもしれない。内科の医者Aが、外科の若い男性医師Bに、「どうして（妊娠の危険性を）伝えておかなかったのか？」と聞くと、外科医Bは「いや、まさか……」と返答した。まさか障害者が……。とでも言いたげだった。たとえ結婚していなくても、三〇代の女性が妊娠する可能性を、普通なら考えただろう。ただAとB二人の医師からも、産婦人科の医師Cからも中絶をすすめられることはなかった。

妊娠を相手の男性に伝えたところ、「(当然)産まないよね?」と受話器の向こうで、尋ねるというよりは、恐る恐る確認してきた。それは容易に想像できた反応だった。

「うん」とだけわたしが答えた。それまでも相手からはずいぶん傷つけられて、すでに身も心もズタズタだったから、そんな冷たい態度にも慣れていた。「彼に黙って出産しよう」と決めた。そうすれば、遠距離の相手のところに行くことはできなくなり、これで別れられる、と浅はかにもそう考えた。

もうその相手とは、早く別れたかったのに、ズルズルと関係を続けていた。障害者になってから、「女」としてではなく「障害者」としか対応されず、新しい恋人を見つけることは難しいだろうから、子どもを産むチャンスもこれが最後かもしれない。育児経験をしていないことで、一人前の女性として扱ってもらえなかったので、何とか親になりたいという思いもあった。けれど、たった一人で育てることは難しいことも容易に想像できた。

わたしが交際していることを知っている数少ない友人の一人は、唯一「おめでとう」と言って、協力すると言ってくれたが、彼女もまた遠方に住んでいて、日常的なサポートは受けられそうもない。かといって、わたしが彼女の住む地域に移ることも考えられなかった。

そこで、一番協力してもらいたい親族に相談した。彼女はすでに複数の子どもを育てている。すると彼女はとても困り果てたようで、わたしのことを親身になって考えてくれていた眼科の医師Dに相談したようだ。そして、その眼科医Dから中絶をすすめられた。障害児が生まれる可能性も告げられたが、そのときにはつわりがひどく、すでに自分自身のことさえ何もできない状態で、「たとえ産んでも協力が得られないなら無理だ」と判断し、中絶することにした。本意ではないけれど、とても産み育てられる環境ではないと考えた。さらに障害児だったら、とても障害のある自分が一人で育てることはできないとも考えた。

最初に診てもらった産婦人科医Cに中絶すると伝えたところ、「じゃあなぜ産むと言ったんだ」と文句を言われた。「わたしだって産みたかったよ」と言い返したかったが、何も答えられなかった。医者はぶつくさ言いながら、カルテに何かを書き込んでいた。そして手続きが進む中で、相手男性の同意を求められた。そんなことは絶対できない。相手がサインをするなど、考えられなかったし、わたし自身相手の名前を、誰かに知られることは避けたかった。もう会いたくもなかった。周囲も医者も中絶をすすめたから、わたしも同意したのに、なんで相手男性の同意がないと手術できないと言われるのか、当時はよくわからなかった。

すると親族が、自分の夫の名前を書くことで、何とか書類を整えてくれた。こんな虚偽までして、わたしはどこまで罪人なのか、とさらに罪を重ねてしまったという思いだった。

入院したのは四人くらいの大部屋。カーテンで仕切られた女性たちの状況が、医師や看護師、面会者との会話を通じてわかる。無事出産でき、喜ぶ声が聞こえる一方で、子どもをあきらめざるを得ないという診断を受けた女性の泣き声が聞こえたり、この狭い空間の中で、それぞれの女性の悲喜こもごもがうごめいていた。そして明日手術するという前の夜にわたしが泣いていると、自分より若い女性の看護師が体調の聞き取りに来た。

「まだ覚悟できてなかったんですか?」と。覚悟していても泣きたいのだ。そこまで割り切れていなかった。

そして手術前後のことは、まったく覚えていない。麻酔のマスクを口に当てられた瞬間に記憶がなくなった。もともと麻酔がすぐに効く体質なのだ。

覚えているのは、医者や看護師の機械的な態度が、罪人のわたしをせめているように冷たく感じていたことだけだ。これまで対応してくれていた眼科や外科の関係者が、とてもやさしく接してくれていただけに、より冷たく感じたのかもしれない。

おそらく掻爬（そうは）法による手術だったと思われるが、どういう説明をされたかとか、まったく何も覚えていない。中絶したことは、一切どこにも誰にも話さないと思っていたし、早く忘れ去りたかった。けれど、忘れ去る自分に、さらに罪悪感が襲いかかった。「自分の子どもを殺しておいて、忘れてしまうのか?」と。水子供養も何もしていなかった。本当はすべきかもしれないけれど、もう宗教的なことにかかわりたくないという気持ちが強く、具体的に何をしたらいいかわからないままに過ぎてしまった。

その当時、「産むか? 産まないか?」というはじめて重大な決断を突き付けられた感じがした。それが権利だとは思ってもなかった。就職のときも、わたしの決定は無視され、母親が望む企業に就職したのに。

自分に障害がなく、もっと強ければ、産むべきだと考えた。本当は産むべきだけれど、わたしは産むことができないのだ。これは選択でも、決断でもない。「仕方がなかった」と考えることで、その罪の重さから逃れようともした。

そして罪悪感を持つことで、逆に安心感も持つことができた。自分は罪人ではあるけれど、そこまで悪人ではないのだと。そしてこの罪悪感を女性が持つことで、出生前検査により中絶する女性への抑止力になるのではないかとも考えていた。

今こうして振り返ると、産まない決断は良かったのだと心から思える。ずっと「本意ではなかった」と思ってきたが、中絶を決め、手術が終わって、つわりがなくなったときは、ホッとしていたのだ。

その三年後に今のパートナーと出会い、子どもを授かることができたのは、このとき、中絶したからと考えることもできる。

そして現在のパートナーと育児をしてきて、わたしには母性本能なるものは備わっていないように感じている。もちろん子どもは可愛いし、何物にも代えがたい存在。けれど、そのために全てを犠牲にできるかというと自信がない。だから、一人で育てるなど、障害がなくても無理だったのだと自覚している。

子どもの虐待死のニュースを聞くと、「あのとき妊娠を継続していたら、この虐待した親は、わたし自身だったかもしれない」ふと、そう思うこともある。母性本能や中絶の罪悪感など、そんなものは、男性社会がつくり上げてきた抑圧であると知り、ずいぶんと生きやすくなった。もう自分を責めなくていい。わたしは賢明な選択をしていたのだ。

障害者運動の中では、出生前診断をした結果の中絶は障害者差別であるとして反対する意見も多い。また、女性が権利を持つことを嫌がる傾向がある。たとえ出生前検査が陽性でも、「産む」という選択は、罪悪感からではなく、障害があろうとなかろうと、心から喜んで産んでほしいと願う。わたし自身は、障害を持つ前より世界が広がり、価値観がずいぶんと変わった。そんな未知の可能性を見出してほしい。

わたしは、女性たちに罪悪感を植え付けることによって、出生前検査の結果の中絶を規制し、それが優生思想の克服になるかのような見方には疑問がある。そうではなく、女性たちが権利として、産む／産まないの選択をできるような社会にしていきたい。

第20章　ようやくその日になっても泣かなくなった

遠藤リト（仮名・一九八五年生まれ）

二〇一〇年、二四歳のときに中絶を経験しました。

当時、わたしは新卒で入った東京都内の企業で営業職をしており、同じ会社で働く一〇歳年上のメンターと、入社して一年目の冬に交際をはじめました。彼には妻子がいましたが、それでも良いから付き合いたいと思うほど好きになってしまっていました。学生時代に付き合っていた人もいましたが、初体験の相手は彼でした。

仕事においても彼にメンターとして教わってばかりでしたが、プライベートにおいても彼のほうが十も年上というのもあり、「教える・教わる」というパワーバランスになっていました。当然ながら、彼との関係は周囲には秘密という状態なのもあり、密室状態で支配され、じわりじわりと無自覚にモラルハラスメントを受けるようになっていました。

当時わたしは実家住まいでしたし、彼とセックスするときはラブホテルに行きます。避妊はコンドームで行っていました。備え付けのコンドームがありますが、質が良くないものが多いのか、それを付けて挿入した際、わたしが痛みを感じることがあったので、少し良いコンドームを彼に買ってきてもらっていました。

交際しはじめた当初は毎回コンドームをしていましたが、何がきっかけだったのか覚えていませんが、いわゆる「安全日」とされるタイミングに、稀に避妊をせずにセックスすることが増えてきました。無理やりコンドームなしで襲われる、といった形ではなく、「なしでいい？」と確認があり、合意のうえで行っていました。

二〇〇九年、中絶の半年程前でしたが、「安全日だと思ってたけどそうじゃなかったかも」と思い至ったことがあり、急いでアフターピルを求めて病院に駆け込んだことがあります。当時はアフターピルを処方していることをウェブサイトに載せている病院がほとんどなく、「東京　モーニングアフターピル」といった漠然としたワードで検索して、その中から見つけた、職場に一番アクセスの良い病院に行くことに決めました。実際に排卵のタイミングかどうかもわからない状態で、不安を除去するために一万円するアフターピルを買うのには、社会人で稼ぎがあったわたしでも、それなりに心的なハードルがありました。

アフターピル処方時に対応して頂いた医師から低用量ピルを勧められました。当時、わたしの周りでピルを常用している友達は生理痛がすごく重い人くらいで、そうじゃなくピルを飲むというのは、頻繁にセックスしていて、ナマでしたい人、という思い込みがありました。自分はそれに該当せず、「コンドームを毎回しないわけではないし、普段は慎重になっていたけど今回はちょっとミスしただけ。今後気をつければ良い」と甘く見ていたのだと思います。また、実家住まいだったので、親に気づかれずにピルを毎日決まった時間に飲むのは現実的ではなく、それも飲まない選択をした一つの理由でした。

彼とはそれ以降も交際を続け、避妊は任せっきりで「安全日」には避妊具無しでセックスをする関係性が続いていましたが、二〇一〇年二月に、いよいよ生理が数日遅れました。これくらい遅れるのは誤差の範囲、というレベルでしたが、思い当たるものがあったので、心配になってかなり早いタイミングで妊娠検査薬を使いました。自宅ではできないので、デパートのトイレでこっそりと検査をしました。説明書に記載があるよりもかなりうっすらとした線で、「まだわからない」と思おうとしましたが、トイレの中で呆然としていました。すぐ彼にも相談しましたが、お互いに当たり前のように、中絶という選択をしました。

アフターピルを処方してもらった病院に行き、尿検査をしました。病院に行ったのがかなり早い段階だったため、子宮外妊娠の可能性と、すぐに中絶できる状態にないことを説明され、手術まで一、二週間待ちました。その間ずっと、彼以外の誰にも相談できずにいて、かなり心寂しい状態にありました。

病院は高級住宅地とされている街にある、分娩はしていないような、きれいなレディースクリニックでした。スーツ姿の人はわたしくらいしかおらず、居心地が悪かったです。医師は男性で、何かを詮索するでもなく、淡々と診察し説明をしてくださいました。アフターピルを処方してもらい低用量ピルも勧めてもらったのに、このような事態になってしまって、先生に面目が立たない気持ちにもなっていましたが、それに関しても触れられませんでした。

費用はうろ覚えですが、一五万から二〇万円の間で、二人で折半しました。わたしから折半にしたいと申し出たのではないかと思います。まだ若かったとは言えど、社会人で稼ぎがあり、実家住まいだったので余裕はあり、一〇万円くらいならば払える状態にありました。彼は専業主婦の奥様と二子を養っていたので、本当は簡単に出せる金額ではなかったかもしれません。特に揉めることもなく、決めることができました。

手術は前日夜から絶食でした。これもまた親に説明がつかないので、出張だと嘘をついて、都内のホテルで夜を過ごしました。手術は日帰りでした。点滴をすると麻酔がすぐに効いたので、手術の記憶はまったくありません。事前に医師から、麻酔をかけるから術後は必ず迎えを呼ぶように、言われていたので、彼に来てもらいました。ただ実家まで来てもらう訳にいかないので、途中まで一緒でしたが、一人で帰宅しました。

その後、コンドームを必ずつけるようになった程度で、わたしはピルを飲みはじめることもなく、彼との交際は続いていました。一年後の二〇一一年、モラルハラスメントにあってる状態に自覚的になることが増え、疲弊し、その彼へ別れを告げることにしました。その際に彼はかなり抵抗し、何度も話し合いを続けました。あるとき、彼から「結婚したいと思って準備をしはじめていた」といったことを言われ、わたしの怒りは頂点に達し、瞬発的に「だったらなぜあの中絶したときに言ってくれなかったのだ」と声を荒らげたことを覚えています。そのときにようやくわたし自身、中絶でできた傷と向き合えたのではないかと思います。不倫という道を選んだ後悔、避妊を怠った後悔、授かった命を奪ってしまった後悔など、しばらくは自責の念に駆られ続けていました。

もちろんわたしの責任も大きいものがありますが、今になって思うと、彼に支配されていた状態だったので、抵抗しようという発想自体が湧かなかった状態だったのかと思います。二月二六日が手術日でしたが、ようやくここ数年、その日になっても泣かなくなりました。

第21章　罪悪感に押しつぶされそうだった

浦井英子（仮名・一九七四年生まれ）

二〇代前半で最初の結婚をし、その後離婚。二人の娘をずっとシングルマザーとして育ててきました。子どもが小学生のときに、友人仲間の一人として出会った安彦と付き合いだしました。最初の夫と別れてから、何人か付き合った男性はいても、子どもがいることで、一緒に暮らしたり、結婚したりすることには二の足を踏んでいました。でも安彦は、わたしの子どもたち二人も一緒に、家族になろうと言ってくれたので、二度目の結婚に踏み出すことができたのです。安彦も二度目の結婚でしたが、彼には子どもはいませんでした。

安彦はわたしと婚姻届を出すと同時に、子どもたちとも養子縁組をしました。最初のうちは、子どものこともとてもかわいがってくれていたし、もともと家事などマメにできるタイプではないとはいえ、わたしの仕事ややりたいことに対してはとても応援してサポートしてくれる感じでした。けれどもやはりそういう関係は長く続かなくて……。

口だけは立派なことを言うわりに行動が伴わない安彦。典型的な地方の家父長制的な家庭で育ち、家事は全部母親任せ、……というような家で育った人なので、共働きなのに家事はろくにできない。それなのに、わたしや、成長して自我も出てきた娘たちが自分のことを父親として敬う態度が見えないことに不満げで。娘たちが家でちょっとだらだらしただけで、舌打ちしたり、不機嫌な態度になったり。それでますますわたしたちも反発を覚えるようになりました。子育ても家事も押しつけているのに、連絡もなく夜遅くまで帰ってこないこともしょっちゅうでした。

そんなときに起きた、二〇一一年の東日本大震災。不安とショックの中で、壊れかけた家族の関係も少し修復された時期がありました。こんなときだから、みんなで支え合わなくちゃって、そういう気持ちもあったんだと思います。夫婦仲もそれで一時的に改善されていた時期がありました。

流産したのを知ったのは二〇一一年の五月のことでした。自分ではまったく妊娠に気づいてなくて。震災や原発事故のショックもあったし生理が遅れているのもストレスだろうと思っていたし。しかし夜中に大量の出血があり……。よっぽど救急車を呼ぼうかと思ったけれど、安彦はいつ帰るかわからないし子どもたちだけ家に残せないしで、痛みと不安に耐えて、翌日の朝病院にいったところ、流産していたことがわかったんです。さすがの安彦も驚いて、しばらくはわたしを労わって家事などもサポートしようとする姿勢は見せてくれていたんですが。それも長くは続きませんでした。

しかも八月に再び、体調不良が気になって検査をしたら妊娠していることがわかったんです。流産したばかりでまさかと自分でも驚きました。生理が来ないのも流産の予後のせいだと思っていたし、気づくのも遅くて、婦人科に行ったときですでに三ヶ月目に入ろうとしていました。しかもお盆直前で帰省も控えているし、中絶するにしてもお盆明けしか予約はとれません。すでに初期中絶としてはギリギリの状況で、すぐにも決断しなくちゃいけなかった。わたしはつわりがひどくて辛かったけど、相談したときの安彦の態度は「おまえのことなんだからおまえが決めろ」という態度でしたね。

わたし自身は、正直産むのは無理だなと思っていました。すでに二人の子どもを育てていたし、安彦との子を新たに産んでも、ワンオペ家事育児になるのは目に見えていました。安彦の収入も不安定だし、不幸になるのが目に見えていると思ったのです。ただそれでも、わたし一人で妊娠した訳ではないし、だから当たり前だけど安彦にも相談したわけです。それなのに「おまえが決めろ」と。こちらの意思を尊重しての言葉ではないんです。自分が当事者だという自覚はまったくない態度に改めて失望しました。

自分でそう言っておきながら、中絶を決めたら、どうせ俺の子どもなんて産む気はないんだろ的な、うらみがましい態度の安彦。手術までの期間、わたしがどんなに具合が悪そうでもスルー。病院の付き添いすらしてくれなかった。手術は週数が進んでいたこともあってけっこう辛いものになり、発熱や痛み、出血もひどく、一泊入院になったんですが、それでも様子を見にすら来なかった。

前の結婚でも安彦には子どもはできなかったし、わたしと結婚してからも避妊をしていなくても妊娠したことはなかったから。彼は「タネナシ」なんだとわたしも彼も思ってた。だからって自分は気持ちいい思いだけして、妊娠したら「おまえが決めろ」と自分は逃げる。しんどい目に遭うのはこっちだけ。

手術をした日、あの日が本当に辛かった。痛くて、苦しくて、辛くて、たった一人でほったらかされて。まるでひき逃げにあったようだと感じました。

退院しても労わる様子もなく。わたしは本当に長く体調が戻らないまま、家のことや仕事を続けていて、本当に辛い毎日でした。わたしは呪詛のように安彦への不満を友人たちにぶつけて聞いてもらっていたけど、苦しくて辛くてたまらなかった。たった一人で痛みに耐えて。誰にも言えなくて。そして何よりも、やっぱり、授かった命を殺してしまったという罪悪感に押しつぶされそうだった。

そんなときに、友人の一人が、命を殺したとか、そんなふうに思う必要はないんだって。わたしのからだの主人公はわたしであって、わたしが妊娠を継続しない決断をしただけのことだって言ってくれて。本当に救われた気持ちになりました。あれでふっと、気持ちが軽くなったんですよね。それまではもう、犯罪者みたいな気分でいたから。

わたし自身、「良妻賢母」を美徳とするような古い価値観の家に育っていて。父は昔ながらの共感性の低い男だし、祖母は目の前の生きている人間より先祖とか仏さまが大事、みたいな人間で。わたしの母はそれでかなり苦労したと思います。だから自分が中絶をしたとき、「水子供養」って言葉が思い浮かんだけど、その友人と話して、なんで女だけが供養しないとあかんの。男は精子出すだけで何のお咎めもないんかよと思って、そんな価値観、本当にクソだと思った。そういうた。

「昭和」な価値観にズブズブとハマっていた自分も、アホだったなと今は思えるようになりました。

中絶で安彦との亀裂は決定的になり、その後わたしは子どもたちを連れて家を出て離婚しました。その後も何人かお付き合いした男性はいたし、今も継続してお付き合いしている人はいますが、もう安彦とのときのような思いをするのは絶対に嫌なので。一度子宮内膜症になったときに治療のために入れたミレーナ[*1]を、その後も継続的に入れています。合う合わないは人それぞれと思いますが、わたしにはとても快適で、交換は五年に一度だし、ピルを飲み続けるよりも楽だし、経済的だし。生理もすごく楽になって。わたしにとってはいいことばかりでした。みんなにすすめたいです。

あれから何年もたって、子どもたちも順調に育って独立したし、仕事も順調だし、今は日々を楽しんでいます。パートナーはいるけど、結婚や、一緒に暮らすのはもうないな、って思ってます。今の自分が、一番好きだな、って思ってます。

【編集部註】
*1　子宮内膜に挿入する避妊器具。

第22章　頑張っていたから、学校生活を全うしたかった

須藤あゆ（仮名・一九九五年生まれ）

──中絶はいつ頃されましたか？

高校二年生の一八歳のときでした。わたしは高校を二年度分休学して、また通い直して、合計五年間通っていました。中絶したのは復学した年だったと思うので、確か一八歳です。

──休学はなぜされたんですか？

もともと中学校のときもあんまり学校行ってなくて。高校はノリで受けて、受かって入ったけど楽しくなくて。資格とかいらないかなって、そのときは思っていたので、休学して遊んだりバイトしたりしていました。

本当は高校を辞めたかったんですけど、親には、気持ちが変わるかもしれないからって休学をすすめられて、一旦休学を選んだという感じです。

──復学したきっかけはあったのですか？

本当に親の言う通り気持ちが変わったんです。スーパーでバイトしていたけど、毎日同じことを繰り返していて、周りの友達は学校行事があったり、友達とどっか遊びに行ったりしていて楽しそうで。人生つまんねえと思ってました。しかも誰でも働けるところみたいな認識でスーパーで働いていたけど、実際は高卒じゃないと社員になれないんだと思ったりして。自分の気持ちも成熟してきたのか、学校戻ってみてもいいかもと復学しました。

復学したら留年クラスに配置されました。うちの高校はけっこう荒れた子たちが多い学校だったので、普通クラスと留年クラスがありました。留年クラスは少人数制で学年に一五名とかしかいなくて、そこでクラスメイトになった男の子と付き合いました。そして付き合って多分一年ぐらいで妊娠しました。

生理来ないなとは思っていたのですが、自分は絶対妊娠しないという確信があったんです。もう、ほんとにアホな知識ですけど、初体験の中学校二年生のときからずっとゴムつけなくても妊娠しなかったから、自分は子どもができない体質だと思っていました。だからその人とも避妊具を使わずにやっていました。生理が来ない＝妊娠とは思わなかったんです。

その日はバイトで、急に気持ち悪くなってしょっちゅうトイレに行って、おえおえしていて。そのことを彼氏に話したら、妊娠じゃね？ってなって。二人で検査薬を買いに行って、妊娠してることがわかりました。もう、わあって感じで。

多分休学する前の自分だったら、学校とかどうでもよかったし、なんなら中学卒業したら子どもできて、その辺の男と暮らせばいいかなぐらいの感じだったので。周りもそういう人はけっこういたし、別に早くから子どもができることに対して抵抗はありませんでした。

わたし、復学したときめっちゃ張り切ってたんですよ。毎日休まずに学校行って、遅刻もしないで、授業も真面目に受けて、成績はオール5取ったりとかして、本当に頑張るぞっていう時期だったんです。それを評価してくれる先生たちが、よかったら生徒会長やってみないかって言ってくれて生徒会長もやる予定でした。

だから今、子どもを産むっていう選択肢はないなって。その検査薬を見た瞬間からそう思ってたので、産むより、おろすことに関する不安の方がすごく大きかったです。

——そうですよね。せっかく学校に居場所もできた中での妊娠でしたもんね。

そう。はじめて自分の中で、周りの大人に褒めてもらえた時期で、自分もやればできるじゃん、みたいな自己肯定感が高い時期だったから、それを裏切るのも嫌だったし、学校生活をまっとうしたかったので。

——妊娠を知った当時のパートナーの反応はどうだったのですか?

彼氏は、産みたいんだったら、高校やめて働くと言ってくれたんですけど、もう自分の中では産むっていう選択肢はなかったので。彼氏のことはすごく大好きだったから、やっぱり産んだ後のことをちょっと想像はしたんですけど。でもやっぱり自分のやりたいことへの気持ちの方が大きくて。

彼氏と一緒に近くの産婦人科で妊娠を確認しました。初期の初期で、細かくは覚えていないけど七、八週だったような気がします。先生におろしたいと相談し、その日に手術の予約も取ってしまいました。

彼氏も、おろすんだったらバイクを買うお金だったか、そのとき彼氏が貯めてたお金があって、それを使っていいからって言ってくれたので。費用は多分、二〇万近くかかったんですけど、やっぱりお金の問題は大きかったので安心しました。一〇代の男にしては、割と寄り添ってはくれていたかなと思います。

――当時の恋人以外で妊娠のことを誰かに話しましたか?

未成年で親の同意がないと手術ができないので、どうしようもないと思い彼氏に言った後に母親に検査薬を見せたんだったかな。

母は怒るとかはせず「あー、そっか」みたいな。「あんたの中で気持ちは固まっているんでしょう」って言われて「うん」と言って。

そしたら、母親自身も中絶の経験があったことをはじめて話してくれました。妹が生まれた後に母は今の会社に就職して、すぐ妊娠したそうです。でも、その会社でキャリアアップすることを考えておろしたんだと、だからあんたの気持ちわかるよって言われて。それ聞いた瞬間めっちゃ号泣しました。

同じような経験が母にもあったんだと。同じ女として心強いなという気持ちとかいろいろあって、もう今でも思い出したら泣けます。母に話した次の次の日ぐらいに病院に行って診断を受け手術の日程を決めました。その手術の日は、わたしと母親と、彼氏とそのお母さんも来てくれました。

手術の前後は自分の母だけが付いていてくれました。処置受けて、意識が戻った頃に彼氏とその母親が一緒に来て、「こんな経験させてしまってすいません」って謝ってくれました。

——病院の様子とか、病院でかけられた言葉、術後のやり取りは覚えてますか?

一〇代だったので、最初に彼氏と二人で手術日を決めに行ったときは、周りは普通に成人してそうな人たちばっかりで、とにかく気まずかったのを覚えてます。見てくれた先生も、わたしの年齢はわかってるから、エコーで確認した後、すぐ「一〇代だもんね、どうしますか」って聞かれました。

手術した日は、麻酔から目覚めたとき、子宮収縮ですごく痛かったんですよ、お腹が。「めっちゃ痛い」と看護師さんに伝えたら「出産はもっと痛いんだよ」「この痛みを忘れないで、次からは同じことがないようにしなさいよ」みたいなことを言われました。「もし避妊に失敗したらその後に飲めるピルとかもあるからさ」って言われた記憶もありますね。

——看護師からのその言葉はどう受け取りましたか?

うーん、そのときは終わった安堵感が強くて「はい、そうですよね、気をつけます」と素直に返しました。あと自分の中でも、中絶したことに罪悪感はあったので「赤ちゃんごめんね」みたいな気持ちで悲しくなっていました。痛かったけど、そんなわがまま言っちゃいけないのかなと。いけないことをしたという認識があったので、中絶した身で「鎮痛剤ください」っていうのもあれかなと思って、もうただただ耐えてました。

——痛み止めなどは何もくれなかったのですか？

はい。ただただ、痛くて、力んだからか、点滴の針が外れてしまって、血がバーと出てきたんですよ。それは処置してもらったけど、痛み止めはもらってない気がします。

出産の方がもっと痛いんだよって言われたとき、え、マジ？って思いました。こんなの痛すぎて耐えられないけど、って。確証はないけど、もしかすると二度と同じことを繰り返さないように、あなたがした過ちの痛みだよってわざと痛みを感じさせる意図があったのかもしれません。推測にすぎませんが。

その後、わたしは出産を経験したけど帝王切開だったんですよ。だからきつい陣痛を感じたわけではないけど、途中までの陣痛はあって、そのときに比べてもあのときの方がマジで痛かったです。

——退院後に印象に残っていることはありますか？

沖縄のユタってご存じですか？　祖先を崇拝するお祈りとか霊が見えたりとか、彼氏のお母さんがそういうのを強く信じていて、修行をしてたこともあったんです。だから中絶した子どもの魂をお供えしてきたから彼氏と一緒に行こうって言われました。もう場所も忘れちゃったんですけど、どっかの林みたいなところに連れていかれて、一応供養をして。「できれば一年に一回、中絶した日に来て、手を合わせてあげたらいいよ」って言われて。でも場所を覚えてなくてそれから一回も行ってないんですけど。

——それは、どう感じられましたか?

どんな気持ちだったのかな。まー、感謝の気持ちと、相手のお母さんが若干そのユタの修行でおかしくなっている時期でもあったので複雑でした。いちいち中絶のことを掘り返されてお祈り行ってねって言われるのは、一〇代だったわたしにとって気が重いなと。背負っていかないといけないのか、みたいな。ちょっと押し付けられてる感じがありました。

自分の中では、もう忘れられない出来事ではあったから、別に供養したり、形に見えるものにしなくてもいいかなって思ってたから。自分にとっては別に思い入れもなんもない場所なので場所も全然覚えてないです。

——その後、中絶して困ったこととやしんどかったこととかありましたか?

やっぱり産婦人科に行くたびに一回中絶したことがあると伝えるのが、毎回気が重いですね。三年前に息子を妊娠してるってわかったときも「今回の妊娠はどうしますか? また中絶しますか？」と聞かれる感じになってちょっと気が重かったです。そのときはすでに産むって決めてたので、けっこう食い気味に産みますっていう演技をしたりしました。

特に困ったことはそのくらいかも。あのときに中絶っていう選択をしてなかったら、今の人生を歩めてないし、またちょっと違う人生になってただろうなって思うので、全然そのこと自体は後悔はしてなくって。あんまり困ったことは感じないですね。

産んでたら、多分高校も中退して中卒のままだったけど、あのときに中絶の選択をしたから、高校もちゃんと卒業して、行きたかった大学にも行けて、やりたいことといっぱいできたから、全然後悔はしてないです。

今子ども育てて思うのが、こんなに自分のわがままでいろんなことをやってきた自分ですら、たまに子どもが鬱陶しいなとか、この子がいなかったら海外旅行できたのにとか、ご飯一人で食べれたのにって思うんですよ。どんなに可愛くても重荷に感じるときがやっぱりあるので、今二八歳になってすらそういう気持ちになるのに、一八歳のわたしがあのとき産んでたら、さらにその気持ちが強くて、子どもにも絶対良くなかったなって思うんですよ。あなたを産んだからわたしは何々ができなかった、って絶対責めてただろうなと思うので。だから中絶はまったく後悔してません。

――中絶は良くないことと思っていたのはなぜなんでしょうか？　心当たりとかありますか？

なんとなく、赤ちゃんを殺しちゃうことと思ってたんでしょうね。中学校のときの一個上の先輩が二回ぐらい中絶したことあることが噂になって、仲間内で「やば、学んでないね」って話題にしてました。自分も当時その先輩を軽蔑してたから「赤ちゃんまた殺したんだ」と思っていました。なのに、軽蔑してた対象が自分になっちゃったから、友達とかにも言いづらかったです。で、周りには中絶っていう選択をせずに一六歳とかでシングルのまんま子どもを産んで育ててる子もたくさんいたからよけい言えなかったですね。

地元でわたしが中絶したことを知ってる子はほとんどいないと思います。性の知識は曖昧なくせに、なぜか中絶は良くないよね、みたいな雰囲気がありましたね。今振り返ると、喧嘩とか暴力沙汰とか中学のときから頻繁にあって、人を殴ることには無頓着なのに、中絶は良くないって、おかしかったなと思います。

それと、中絶手術のビデオをどっかで見た気がするんですよ。そのビデオがけっこうグロくて赤ちゃんを何かでつまんで掻きだして、その赤ちゃんの体はバラバラになる映像でした。すごく記憶に残ってて、だから余計に罪悪感を持ったのかも。一つの命がこんなふうにぐじゃぐじゃに掻きだされるんだと。だから、それをしちゃった自分をせめる感覚がありましたね。どこで見たのかな、あの映像は。

高校とか中学校とか、どっかの性教育のタイミングでみたのかも。わたしは赤ちゃんが体バラバラになるっていう映像だけで、内視鏡みたいなカメラで、カラーでけっこうリアルでした。[*1]

――そういった中絶に対するイメージを持ってる中で、お母さんが中絶の経験者だったというお話はどう自分に影響されましたか？

もうめっちゃ影響がありました。母からその話を聞いたとき、もうめっちゃ安心して罪の共有じゃないですけど、自分だけじゃないんだと。母が仕事をすごく頑張っているのもわかっていたからこそ、自分のために中絶を選ぶ人はいるんだと知って心がすごい軽くなりましたね。中には、今が産むのがベストタイミングじゃないってわかっていても、命のために産まなきゃ、周りのために産まなきゃ、中絶ってよくないから産まなきゃと思って産む人もいると思うけど、母はそうじゃなくて、自分のために、自分のキャリアのために中絶を選んだっていうのを知って、自分も高校生活のために、そういう選択をしてもいいんだって思えました。

——復学する前なら中絶はしなかったかもとおっしゃっていましたが、そのときの周りの状況というか、どういう環境の中にいたのですか？

中学校のときから一四歳で母親になった子の話を聞いたりしていて、中学生って自分の知らない世界に憧れたり、わたし自身も荒れていたのもあって母親に「そんなに遊びほうけるぐらいだったら中学校卒業して、誰かと結婚して子どもつくっちゃえば」って言われるぐらいだったのですよ。冗談だと思うけど。

普通は中学卒業してから、髪染めて、ピアスも開けて、夜遊びするかと思うのですけど、うちらは中学校でそれをやっていたから。その次のステップみたいな感じで、大人なことに憧れがいっぱいでした。家族を持つとか、苗字が変わるってどういう感じなんだろうって。

だから、子どもができても、別に産んでいいと思っていました。中学校卒業した後に子どもができた子も、一六歳、一七歳で妊娠した友達も何人かいたので、一〇代で子どもを持つことに関して、ハードルは高くなかったです。別にできたらできたでいいか、楽しいことも自分がやりたいこともないし、夢とかもないから、そういう人生もあるなぐらいの感じです。子育てに対する具体的なイメージも全然なかったので「子ども可愛い。赤ちゃんいい匂い」くらいの感じでした。かわいいいだけでやっていけると思っていました。

——性の知識はどうやって得たのか覚えていますか？

小学校のときに、男女で分かれてビデオを見せられた記憶が一回あるのと、中学校のときはそういった授業があったこと覚えてないです。

じゃあどうやって性の知識仕入れるかって言ったらネットとか友達からです。だからわたしははじめてのとき、コンドームのつけ方もわからなかったです。当時の彼氏が二回目のとき持ってきたけど、つけられなかったですね。彼氏もわたしもやり方を知らなくて。コンドームのつけ方をちゃんと知ったのは一六歳ぐらいのときだったと思います。

さっき言った胎児がバラバラになるビデオを学校教育で見ているのを考えると、そうならないためにはこうしてね、みたいな部分が抜けていますよね。

セックスするなと言われても、思春期で興味津々だったときに無理ですよ。中学生なんてどうせみんなやってんだから、ちゃんと学校とかでコンドームを配布したらいいのにって思いますけど、推奨してるみたいでハードル高いのですかね。

――中絶手術のとき、もしこういう言葉とか、こういう対応してくれたら、あのときの自分は嬉しかっただろうなと思うことはありますか？

あのとき、中絶する理由は誰にも聞かれませんでした。自分が学校頑張ってて、これからのためにそういう決断をしたと、知っているのは母だけで。ま、応援するというか、背中を押してくれたのは母だけだったんですけど。

その他の周りの大人は誰も中絶する理由は聞いてくれなかったから、今後の人生のために中絶するんだねっていうことを理解して、もう少し寄り添ってほしかったかな。病院の人からしたら、流れ作業で、そんなのいちいち聞いてらんないかもしれませんが、いろんな考えや葛藤を持って中絶してる方も絶対たくさんいると思うので。もう少し寄り添ってあげてもいいのかなって。そしたら、この選択は間違ってなかったなって、罪悪感だけで押しつぶされることもないと思います。

あと、痛かった。とりあえず。あれ、なんとかできないのかな。

それと、病院で履歴を聞かれることがあるじゃないですか。今まで何回妊娠したか、出産回数は、中絶何回ですか、何歳のときですかって。そこでまた、「一〇代で、ですか……」みたいな雰囲気にはなりますね。伝えるたびに、いけないことをしたんじゃないかと思ってしまって、処置に差し支えないのならあんまり言いたくないなと。

きっとみんな簡単な気持ちで中絶はしてないのに、世間から見られる目は冷たいし罪深いっていう印象があるじゃないですか。でも一人一人中絶に向き合っていると思うから、あんまり中絶した人をそういう変な目で見ないであげてほしいなって。

安易な中絶ってないと思うんです。手術する日まできちんと皆さんそれぞれの思いがあって、向き合って手術にも挑んでいると思うし、その後もこうやっていろいろ思い出せるぐらい忘れてないことだし。特に一〇代だとね、何も考えないで安易に中絶しているってすごく思われてそう。むしろ逆で、子どものことを考えてるし、自分の将来のことも考えてるからこそ、きちんと向き合って、みんな逃げないで、偉いなって思います。ちゃんとそういう選択をして、病院に行って、嫌だけど先生に話をして、向き合って。みんな頑張ったって思います。

（聞き手・殿垣くるみ）

【編集部注】

＊1　アメリカ合州国で一九八〇年代につくられ日本の中絶禁止派が学校などに無料配布したフェイク映像「沈黙の叫び」と思われる。

第23章　南アフリカのクリニックで中絶薬を飲んだ

伴 優香子（一九九三年生まれ）

二〇一八年、南アフリカのヨハネスブルグのスーパーで、わたしは突然気を失いました。もともと血圧が低く、健康診断でも指摘されるくらいだったので、この出来事で妊娠を知ります。相手は当時の婚約者でした。子どもを持つことに対しては、ネガティブでもポジティブでもなかったのですが、日本から新しい国への移住を考え、新しい会社に転職が決まっていたタイミングの二五歳。もともとコンサルティングファームにいて、バリバリ働きたいと思っていましたし、新しい仕事は多くの海外出張がありました。今ではない、という思いと、いきなりの出来事への混乱もあり、日本語でインターネットを使って中絶について調べました。掻爬（そうは）法という国際的にはとうに時代遅れの方法が主流だとか、そもそも中絶は条件がないと合法ではないだとか、不安な情報が飛び交っていました。今ではないとは思いつつも、今後人生のパートナーになっていく人だから、そこまで避妊を気にしてはいなかったのはわたしたちの非でもあります。二〇歳くらいの頃、低体重で生理が止まっていた時期も長く、周期も一定ではなかったので、自分の妊娠可能性を低いものとたかを括（くく）っていたところも否めません。公立の中学高校での授業以上の情報もなかったですし、自分ごととして考えていませんでした。妊娠できるんだ、ということへの驚きと、タイミングの悪さへの動揺の気持ちがありました。

パートナーは妊娠については冷静で、わたしが産みたいなら産めばいい、産みたくないなら中絶しよう、産むのであれば親になる覚悟はあるし、仕事も心配しすぎず、二人でお互いサポートすればいい、と言葉をかけてくれました。とはいえ、中絶ということが社会的にどういう意味なのか、そもそもどうやってやるのか、いくらかかるのか。わからないことだらけでした。一番の思いとしては「今このタイミングでは産みたくない」という気持ち。でも中絶はタブーなトピックなのか、周りで聞いたこともなかったし、なんだか罪深いことをしているような気がして後ろめたかったのを覚えています。

そんなとき、南アフリカで教育を受けたパートナーの意見を聞いて安心しました。「まだ妊娠初期だし、妊娠出産は身体に負担がかかること。産むか産まないかは妊娠・出産する身体の権利として、あなたが決めていい。どちらに決めたとしてもサポートする」この考え方は、わたしにとって新しいものでした。そこから南アフリカでの中絶方法についても一緒に調べてくれたのです。一緒に調べていくうちに、日本語での情報と英語で集める南アフリカや他国の情報では、ニュアンスが違うことに気がつきました。妊娠・出産をする身体の権利についての言及が多くあったのです。このプロセスを通じて、自分の身体に対する権利ということを、はじめて強く意識しました。

南アフリカは、一九九四年まで悪名の高い人種隔離・差別政策である「アパルトヘイト」が行われていた国ですが、その後は世界一民主的だと言われている憲法が制定され、人権意識のとても高い国です。また、今はだいぶ落ち着いたもののＨＩＶが非常に流行していたことがあり、予防や啓発のために国内外の予算がつぎ込まれたため、富裕層だけでなく貧困層にも幅広く性教育が行き渡っています。

わたしは、妊娠二ヶ月くらいのタイミングで、中絶をすることにしました。妊娠初期段階だったため、病院ではなく女性用のクリニックで対応可能ということで、病院でもらった妊娠の診断結果をもとにクリニックに訪れました。クリニックの待合室は付き添い人も入れますが、診察室は女性（妊娠できる身体の人）のみが入ることができます。中絶の意思を確認され、錠剤を渡されました。日本ではまだ認可されていない、ピルでの中絶です[*1]。使い方を教えてもらい、その場で一錠、家で一定の時間を空けた後にもう一錠飲みました。

また、同時に今妊娠がしたいかどうかを尋ねられ、妊娠したくないのであれば、合わせて避妊の方法についても教えてもらいました。このクリニックでは、妊娠を希望しない人が中絶した場合は、中絶が済んだ後に、避妊具の提供までセットになっていたのです。中絶とセットで提供される避妊のオプションは、ピル、ミレーナ、インプラント、パッチ、注射など複数のオプションから選ぶことができ、どれを選んでも定額です。避妊具は、オプションによって価格も違いますが、一番大事なのは自分のライフスタイルに合うか否か。錠剤での避妊といっても、身体に負担がかかることは事実です。

望まない妊娠自体を防ぐための知識提供と避妊具の提供まで整っていて、感動しました。実際に錠剤での中絶は、錠剤を服用したその日と翌日くらいにかけて、複数回大きな出血があるため、ずっと家で安静にしていました。その間、絶えず悪寒がしていたことを覚えています。おそらく手術に比べたらとても小さい痛みなのかもしれませんし、反応には個人差があると思います。一つの命のきっかけを降ろすのだから、と自分に語りかけながら、どう処理していいかわからない気持ちを抱え過ごしたことを覚えています。中絶後のチェックアップのときに、避妊具を選びました。出張も多く時差があるとピルは難しく、日本で認可されていて、一時帰国時にもチェックできるもの、また向こう二〜三年は妊娠を望まないと思い、ミレーナを使うことにしました。中絶費用も含めた合計金額でも、日本でミレーナを使うよりも少ないくらいです。

南アフリカのクリニックでの体験は、驚きの連続でした。クリニックのスタッフの人たちは、ジャッジすることも非難することもなく、ただわたしの意志と、その意志に合わせた選択肢や情報を提供してくれたのです。理解のあるパートナーの言葉にも支えられました。わたし一人の問題ではなく「わたしたち」の問題であると。一緒に考えつつ、意見は押し付けず、妊娠・出産する身体であるわたしの意思を聞いてくれたのです。同時に、もしこれが日本で起こったら、今のパートナーのような理解の相手ではなかったら、と思うと怖くもなりました。一連の経験を通して気がついたのは、日本の国立大学を卒業するような、世にいう優秀な人でも、正しい避妊について知らないことは多々あるということです。わたし自身も、自分の身に降りかかってくるまでは、知らないことだらけ。中絶方法はもちろん、ミレーナが何かもわかっていませんでした。

中絶を選択すること、できることは権利である、と今のわたしは自信を持って断言できます。

それでも、この体験は、親戚にも友人にも直接共有することがほとんどできていませんでした。しかし、この出来事の後に話をした友人もいました。日本でミレーナを使いたいけれど、出産経験のない人には推奨されず、産婦人科を探すのに苦労した友人や、外に出せば大丈夫だと思っていたと言っていたという友人、夜の駅で性的暴行被害にあった友人……。とてもプライベートで多くの人に言えない話題であるだけで、悩みや恐怖を抱えている人は、日本にも多くいることにも気が付きました。そうした人々の顔を思い浮かべ、わたしの経験と南アフリカのようなサポートが、多くの人に届き、日本での環境が整うことを願っています。

【編集部註】

＊1　ピルによる中絶とは、アボーションピル、経口中絶薬のこと。執筆時は日本で承認されていなかったが、二〇二三年四月末にラインファーマ社の「メフィーゴパック」が承認された。しかし、母体保護法指定医のいる医療機関のみで可能、入院ないし院内待機が必要、配偶者同意も必要、手術と同じくらいの高い値段、妊娠九週まで、扱う医療機関は全国で二二五、扱いゼロの県が六県（二〇二四年一一月時点、編集部調べ）など、実際に利用するにはハードルが高すぎる状態である。経口中絶薬については、第Ⅰ部第3章六八頁、および第Ⅲ部第8章も参照。

第24章　自分の選択が正しかったのか、思い詰めた

太田 恵（一九七八年生まれ）

三六歳の頃、当時お付き合いをしていたパートナーとの間で妊娠・中絶を経験しました。相手とは、対等なパートナーシップは築けていなかったと思います。パートナーはわたしに対する愛情より、大人としての体裁や世間体、社会的信用（彼は個人事業主だったので）を何より大事にしていました。わたし自身は会社員なので、事業をしている彼の生活や仕事を第一優先に考えるべきだと、求められていたのです。

避妊はまったくしてもらえず、性行為の後はいつも不安を抱えていました。緊急避妊薬（アフターピル）を産婦人科で処方してもらったことも二回あります。

あるとき、排卵日に近く、「本当に今日は心配なので……」と伝えましたが、「それは俺にとって関係はない」「どうして？ 子どもはほしくないの？」と言われ、断ることができませんでした。週末に被っていたため、産婦人科がやっているところがなく、七二時間以内に緊急避妊薬の処方をしてもらうことができませんでした。

予定日になっても月経が来ないので、まず妊娠検査薬をドラッグストアで買って試してみると陽性でした。その後、産婦人科に検査に行きました。以前アフターピルを処方してもらった病院で、二回目の処方のとき「また？」と言われたことがあり、何か言われると思って、少し離れた別の産婦人科に行きました。

はじめて行ったその産婦人科で妊娠が確認されてから、パートナーにそのことを伝えたところ、「自分の会社を法人化するタイミングなので、その余裕はない」とはっきり言われました。「わたしは子どもがほしい、産みたい」と伝えましたが、「産むのなら一人で産んでほしい、認知くらいならする」と言われて、精神的にも判断する力がなくなってしまい、中絶することにしたんです。

妊娠を確認した産婦人科では中絶を扱っていなかったので、また別の、中絶手術を扱っているクリニックを探しました。インターネットで検索し、比較的大きくて新しいと思われる都内のクリニックを選びました。そのクリニックは新しく、きれいな院内でしたが、多くの方が待合にいて、この中でどれくらいわたしと同じ思いの方がいるんだろうと複雑な気持ちになったことを覚えています。対応はどちらかというと事務的ではありましたが、そのほうがわたしにとっては気が楽でした。予約がかなり詰まっているので先に予約を入れておいたほうがいいと言われ、その日のうちに手術の予約を入れました。

そこのクリニックではパートナーの同意書が必要だったため、相手にそれを伝えましたが、「仕事で忙しい」「誰かに代筆してもらえる、俺も代筆をやったことがある」と言われました。何とか速達郵便でやり取りをして、施術日に間に合わせましたが、とても感情的に責められました。このやりとりがきっかけで、精神的にかなりストレスを感じるようになりました。

手術は麻酔を使って眠っている間に済ませるというもので、内診台の椅子に座った状態で点滴を入れ、目が覚めたらもう（手術室ではなく）病室のベッドの上でした。

費用は一二万円、現金のみとのことでしたので、自分の貯金から出しました。また、術後は誰か迎えが来ないとタクシーを呼ばれてしまうとのことで、近しい友人二名が車で迎えに来てくれました（うち一人は中絶経験者）。

二人は明るくわたしを迎えてくれて、一緒に食事をしました。特に関係のない話をして、すごく気が楽になりましたが、別れた後が辛かったです。

中絶をした後は自分の選択がはたして正しかったのか、もっと良い選択があったのではないか、自分はただの「いくじなし」なのではないか、などと思い詰め、お子さんが産まれた友人にも心からおめでとうと言うことができず、そんな自分を情けないと責めることばかりしていました。

パートナーとの交際は終わりましたが、その後も連絡は取っていました。どうしても中絶のことで気持ちが切れなかった弱さと、やっぱり彼が思いなおしてくれるのではないかという期待があったからです。

手術から一年くらいして、性教育のＮＰＯが、活動の参考資料とするために、中絶の経験をインタビューして集めていると聞き、自分の経験が何かの役に立てばと思い応募しました。そして、それがきっかけで、性の傷つき体験で悩む女性を対象にした自助グループを開くことになりました。

自助グループでは、中絶以外にもいろいろな傷つき体験を話していただきました。一見すると元気そうに見えるし、仕事をこなせている人ももちろんいましたが、何かのきっかけでフラッシュバックのようになる、そもそも話ができるようになるまでに時間がかかっている方も多かったです。

「わたしの経験はたいしたことない」「自分の責任だ」と我慢する方もいて、なかなか人に話せなかったり、回復できなかったりしていると感じました。

グループでの活動を通し、今まで抱いていた性別やジェンダーに対する理不尽や疑問が、決して自分だけではなく、多くの方が感じていたことだと知ることができました。

男性と女性がいないと妊娠できないのに、なぜ女性は身体的な負担だけでなく精神的な負担が大きいのか、自分の体を守るための行為をなぜ批難されるのか。なぜ隠れて産婦人科に行くのか。こんなに自分の体と人生にかかわる出来事なのに、今まで学校でまともに教わることがなかったのはなぜなのか。

その課題は少しずつ取り組まれはじめていますが、それでも自分の体の決定権を持てない（持つ術を知らない）人はまだまだ多いと思います。

第25章　何を言っても誰かが傷つきそうで表現が難しい

春日そら（一九九〇年代生まれ）

――中絶を経験したのは何歳頃のことでしたか？

二一、二歳だったんじゃないかと思います。当時も東京住まいで。

――当時の身分はどういう、学生だったとか……。

高校を出て専門学校に行ってから、就職していました。飲食系の正社員でしたね。

――当時のアイデンティティやセクシュアリティは、どういう感じでしたか？

わたし自身、そのときはまだノンバイナリーというジャンルみたいなものが許容されてるって知らなかったんですね。『スティーブン・ユニバース2』がちょっと話題になったときに、はじめてその呼び方を知って。その後、サム・スミスさんがノンバイナリーだと公表したときに、「これは普通に言ってもいいことなんだな」と思ったくらいで。自分が女性に割り振られていることは認識せざるを得なかったですけど、性的指向は特に決められなかった。だから世間がわかりやすいであろう言葉として、「バイセクシュアルの女性」だというふうに言ってはいましたね。

――「Xジェンダー」ではピンと来なかった感じですか？

身体違和がなければトランスジェンダーにくくられる属性ではない、と思ってました。わたしは女性というジェンダーアイデンティティについての同一性はないけど、身体違和がなかったので。

――とりあえず「女性をやってる」みたいな。

そうですね。自分のことを女性だと言うときは、ずっと女性にカギカッコを付けてるような気持ちでした。

――なるほど。妊娠していることには、どうやって気づきましたか？

思い返してみると、ものすごい初期に気づいたんですよね。寝ているとき急に吐き気がして、ゴミ箱に吐いたことがあって。食あたりでもないし、（妊娠の）可能性として思い当たることがあったので、これはそうかなと。

――つわりの時期より前だったということですか？

そうです。それでドラッグストアで妊娠検査薬を買って、駅のトイレで検査して、そのまま近くの病院を調べて電話して……という感じでした。できるだけ最短でと。

――すごいスピードですね。病院はどうやって選びましたか？

あまりこだわりがなかったので、検索上位に出てきて口コミも悪くなさそうな病院でいいやって。都心に近かったから選択肢はたくさんあって、そこは恵まれてましたね。

――いわゆる「産婦人科」に対する気持ちはどうでしたか？　あまり行く機会がなかったとか、女性ってことになってるから妥協してるとか、いろんな人がいると思いますけど。

積極的に行くって感じはなかったですけど、がん検診とかの案内が来たら行ったりはしていました。かかりつけはなかったですけど。

――それで、実際に病院に行ってみて、どんな感じでしたか？

繁華街にある大きい病院で、新しくて綺麗で、スタッフもたくさんいたから一日にさばく数も多いだろうなぁっていう。すごくシステマチックでしたね。妊娠検査薬で確定できる時期よりも早かったので、まずは本当に妊娠なのかってことを確認して。それでいつから（中絶が）可能なのか、費用のことも聞いて。そのまま予約が取れる一番近い日を選びました。

――ニャー（猫）。すみません、さっきからうるさくて。オンライン会議とかしてると必ず参加してくるんです。

わたしはウェルカムですよ。

――ありがとうございます。見えますか？

かわいい。毛が長いんですね。

――はい。それで、当日の様子としては。

当日、自分一人で行って一人で帰ってきたんですけど、説明を受けて、麻酔を打たれて、数を数えさせられて。それで目が覚めたら、もう。それから、しばらく休憩室みたいなところで休んで。

――どのくらいの時間ですか？

小一時間だったと思います。とにかく、すごく淡々と終わって。なんかね、帰る前か、休憩室に行く前かちょっと覚えてないんですけど、水子供養のチラシをもらったんですよ。

――水子供養⁉

それがすごい印象に残ってて。

――残りますよね。それは、ただ渡されただけ？

渡されただけですね。わたし自身は自分の手術について、「いい」とか「悪い」とかいう感覚をあんまり固定していなかったんですけど、なんかすごい、申し訳なく思わなきゃいけないのかなあ、少なくとも病院側とか世間一般はそう思ってるんだなぁみたいなのを、端的に感じたのがそれですね。

——水子供養なんて、めちゃめちゃつくられた伝統なのに。

わたしも後になってそれを知って、だから、ビジネスのためにつくられたものに組み込まれるところだったのかなって。なんていうか弱者ビジネスみたいな、そういう強迫観念に訴えかけるような。

——それ以外に何か印象に残ってることはありますか、例えば医師の説明とか？

あまり記憶にないですね。説明も、事前に調べた内容と同じだったというか。でもやっぱり、配偶者同意は、誰しもそうでしょうけど面倒臭いんだなって。

——もし聞いてよければ、その辺はどのようにクリアを？

その、相手と話をすることが可能だと思ったので、話して、サインさせて、手術代を出させて。

——なるほど。それは相当ストレスがかかる行動だったと思うんですけど、サインを適当にごまかすこともできたのに相手と話した理由、動機というのは何だったんですか？

やはり手術代が高いので、それは自分で払いたくないという。納得がいかない。

――それはそうですよね。

なんか、自分の発達特性として、ちょっと人に対する警戒心が薄いというか……勢いで行動しちゃうところがあって。だから割と若い頃から、いつかシングルマザーになるようなことがあるかも、というあきらめのようなものがあったんですけど、いざ現実に起こったら、やっぱりそれはやめようって思ったんです。

――自分の特性についてかなり自覚的だったんですね。

というか、今、そういうのに関連する本をいろいろ読んでて、あのときの気持ちはここから来てたのかもしれない、と答え合わせをしてる感じもあります。

――なるほど、当時はあきらめの理由を言語化できなかったけど、今になったらわかると。

そうですね。

――じゃあ一連のプロセスとしては、妊娠に早く気づくことができて、お金も相手に出させて、なんとか最小限の傷でしのいだというか。

うん、呆気(あっけ)ないなという感じもあって。術後も、痛みとか不正出血はなかったので。

——そうですか。身体の痛みと記憶が結びついてしまうと、後々辛いでしょうからね……。さっき水子供養の話のときに、手術について、いいとか悪いとかいう意味づけを自分の中でしてなかったっておっしゃってましたけど、そういう気持ちは続いてるんですか?

率直にはそうなんですよね。正直、それ自体が悪いことだと思わない。そんなに罪悪感は感じないっていう、うん。ただ一般的に、大変なことだと思われてるのはわかるし。もちろん苦しんでる人もいて、自分が発言することで足を引っ張りたくないみたいな気持ちもあります。でも同時に、別に傷ついてないっていう人たちの気持ちも本当だろうし。何を言っても、誰かが傷つきそうで嫌だな、と。

——都合よく言説を利用されたくないっていう感じですよね、多分ね。

そうそう。あと、その気持ちがノンバイナリーの経験と紐づけられるのも、なんだかなって。ノンバイナリーだから感覚が違うんだみたいに捉えられても、中絶して傷ついてるノンバイナリーの人もいるでしょうし。だから表現が難しいですね。中絶によって苦しんでる人たちを傷つけてほしくないっていう気持ちと、でもタブー視してほしくないっていう気持ち、両方あるのが正直なところですね。

——人間の行為って結局、そのときの社会状況や倫理観によって意味づけられますもんね。

わたしはこの手術のことって、ほぼ誰にも言ってなくて。SNSで一般論みたいに書いたりはするけど、友人とかにも、なんかね、言わなかったんですよ。これがちょっと、自分の中でもねじれじゃないかなと思うんです。本当に何でもないと思ってるなら、周りにも言いそうなものなんですけど。妊娠がやっぱり、強制的に女性だと認識させられる最終通告みたいな、そんな気持ちがあったのか。そこはけっこう、入り組んでるかなって感じがします。

――なるほど。一連の経験によって、ご自身のノンバイナリー性というか、ジェンダーアイデンティティには何か影響がありましたか？

そうですね、まず一〇代前半、第二次性徴のときに、「女性」という役割から逃げられないのかなっていうあきらめがあって。何とかならんかなって気持ちはあったんですけど。妊娠や中絶の経験もそれと近いところがあって。やはり、自分がそっちに割り振られているのを認めさせられるような感じがして、ですね。まして当時は、「妊娠中絶をするのは女性である」っていう情報しかなかったですし、受け入れざるを得なかったというか。自分が男女二元論的な性に合致しないっていう感覚はずっとあったんですけど、それが許されないような気持ちがあって。

――はい。

その後にSNS経由で、出産経験があってノンバイナリーをオープンにしてるとか、出産する側でなくても子どもを育ててるとか、いろんな人を見るうちに、そういうのもありなのかと、ちょっとずつ変わっていった。自分のノンバイナリー性も認めるというか。でも妊娠からの中絶という経験によって、自分がノンバイナリーである資格がないんじゃないかっていう時期は、あったと思いますね。

――ノンバイナリー系のロールモデルの中でも、特に子どもに関する話って少ないですもんね。「こういうのもありなのか」と思ってから、自分の中で何か変化はありましたか?

低用量ピルを使うようになったり、(婦人科領域の)定期検診に行ったりっていうことはあります。自分はノンバイナリーで、なおかつ中絶の経験があるんだっていうことを自覚したことで、アフターピルのOTC化[*1]に関するパブリックコメントとかを積極的に送ったりするようにもなって。自分が当事者であるということを書いたものもあるし、書いてないものもあるんですけど。

――わたしも本当に、薬局で買えるようになるべきだと思います。

そうですよね。わたしも当時、アフターピルを手に入れようと思ったんですけど、調べたらやっぱり高くて。当時の給料では厳しかったですね。ノンバイナリーに限った話じゃないけど、そこのハードルは低い方がいいって思いますね。

――そうですよね。

……やっぱり「中絶は女性の権利」っていう打ち出しが大半なので、そこにノンバイナリーと

して何か言うと水を差すんじゃないか、わかりやすい運動の方がやりやすいんじゃないかってい
う気持ちも、少しはあって。自分自身が経験してることなのに、遠慮するのもおかしいとは思う
んですけど。

――この間の（アフターピルや経口中絶薬の）パブリックコメントやキャンペーンのときは、ノンバイ
ナリーや一部のトランス男性にもかかわる問題だって言ってる団体もありましたよね。

女性の権利だって繰り返すことで、周縁化されてしまう人がいると辛そうだなっていうのはあ
るので、そこをちゃんと示してくれる団体があるのはありがたかったですね。でも、「女性だけ
の権利ではない」って言うときに、その辺の言葉選びが慎重である必要はあるかなって。アンチ
フェミニズムとかの攻撃材料に使われてしまわないように。

――さっき低用量ピルや検診の話が出ましたけど、今はかかりつけ病院があるってことなんでしょ
うか？

そうですね、地元で。あまり自分の肉体と向き合ってこなかった傾向があって、それが思わぬ
形の妊娠につながった面もあると思うので、そういうのも良くないなと思って通ってます。

――その病院はどうやって選びましたか？

今の仕事は休みが日曜しかないから、日曜日やってるところってかなり限られるんですよね。

その中から、通える範囲で決めた感じですね。

――その要素は大きいですよね、結局。

わたしは身体的な性別移行をするタイプじゃないですけど、移行する人たちを知っていく中で、「自分の生活だと病院に行きづらい」ってよく聞くので、どうしてるんだろうなと。ホルモン投与に間が空いて体調崩すとか、よくありますもんね。韓国ドラマの「梨泰院（イテウォン）クラス」に、トランス女性のキャラクターが出てくるんですけど。

――はいはい。

同じ飲食業で忙しさがわかるので、病院どうしてるのかなって思ってました。しかも手術代を貯めて、後半では手術もするんですよね。スタートアップで人数も少ないのに、ちゃんと休みがとれて、しっかりしたいい職場だな、みたいな（笑）。

――ほんとそうですね（笑）。性別適合手術の休暇がとれる企業は日本にもありますけど、わずかですね。

一応、渋谷とか新宿とかだと、九時ぐらいまで診察してる病院はまぁまぁあるんですけど、それでも（仕事によっては）全然行けないから、難しいですよね。

――都会でそうですから、地方は推して知るべしですよね。女性の医師がいいとか、こういう設備があればとか、そういう希望は二の次三の次になりますよね。

有休がとりにくい職場もありますしね。ノンバイナリー、トランス男性と産婦人科の話って、病院への拒否感や抵抗感みたいな話が中心ですけど、実際はそもそも病院にアクセスすることが難しいのも現実ですね。

（聞き手・吉野 靫）

【編集部註】

＊1　スイッチOTC化。OTCはOver The Counter（オーバー・ザ・カウンター）の略。処方箋が必要な医療用の医薬品が、要指導医薬品や一般用医薬品として承認され、薬局などで（カウンターを介して）買えるようになること。

〈謝辞〉本調査はJSPS科研費23K11695の助成を受けて実施したものである。

第26章　中絶を選ぶ人が悲しむことのない社会に

匿名（一九八〇年代生まれ）

自分の中絶経験について、語る言葉を模索してきたが、いつからか求められる「正解」を探して表している気がしている。本当は経験や感情に正解も不正解もないはずなのに、自分の発する言葉で攻撃や反発を生まないか、不安や恐れを増幅させないか、また誰かを傷つけることがないか、そして、過去の自分の言説を見ていたたまれない気持ちにならないか、など考えてしまう。

そして、自分自身の中絶経験というより、他者の中絶経験を聞くことでの変化について語りたい。わたしはかつて中絶を選んだ自分を犯罪者のように感じてしまい、自分の不注意さや出産を選べなかったことを自ら呪ってきた。若くして妊娠して出産を選び、幸せに過ごしている他の人に接すると、「あの人はできたのに、自分はできなかった」と、どうしても引け目を感じてしまう自分がいた。予期しない妊娠で、悩んだ末に出産を選んだ人を祝福するSNSの投稿を目にすることはあるが、中絶を選んだ人を祝福する投稿はそう見ない。一方で、中絶をして幸せになっている人は、社会の中ではほぼ可視化されていない。中絶経験自体が、その人の外見からはまったく判断がつかないし、まだまだ中絶を語るタブー感が存在しているからだ。

そんな中、ふとしたきっかけで聞いた「わたしは中絶にまったく後悔はない」という中絶を経験した人からの一言が、まだわたしの脳みそに焼きついている。「これまでフェミニストたちが頑張って中絶の権利を獲得してくれたおかげで、わたしは安全に中絶をすることができた」とも彼女は語り、そのような視点があること自体、わたしにとって衝撃だった。自分の中絶経験はとてもしんどいものであったし、また中絶したことを後悔しないとするのは、自分の人間性が欠けているような、ひどく残酷な人間のようにも思ってきた。しかし、それを軽やかに言い放った彼女をすごいと思った。わたしは彼女から、残酷さや非道さではなく、理知を感じた。その後、書籍や様々なサイトで中絶の歴史や技術について知り、今は当事者を中心とする中絶のケアが世界のスタンダードとなり、選択を責められず必要なサポートを受けられ、中絶を無償化する国もあると聞き、そのような尊厳が守られる世界があるのだと驚いた。

かつて、性教育をしている人から「中絶は悲しいけれど必要なこと」と聞いたことがあった。聞いた当時はそのように受け止めたが、悲しいかどうかはその人自身が感じることであり、他者が感じ方を押し付けるべきことではないと今は思う。むしろ、中絶を選ぶ人が悲しむことのない、また「悲しみを感じないといけない」という規範のない社会にしていくべきではないか。

自分にかけている「中絶のスティグマ」という呪いは、まだ完全に消えたわけではないし、今後も残っていくかもしれない。しかし、自分にとっての中絶経験は「自分の人生の中でなかったことにしたい暗黒の歴史」ではなく、「自分の人生と真剣に向き合い、自分で決められた経験」として、大切にしていきたいとも思う。

第27章　わたしは何も悪いことはしていない

M・O（一九九二年生まれ）

中絶したのは二〇一九年。東京で。大学院を出た後、就職して三年目のときでした。海外出張の多いコンサルティング会社で忙しかったですし、これからという時期でした。

プライベートでは、パートナーと結婚しようという話が出て、両家顔合わせをどうやって進めようかとか、婚姻届をいつ出そうかとか、いろいろ考えていた時期だったんですけど、パートナーの実家とあまりうまくいってなくて、かなりセンシティブな状況でした。

原因は避妊の失敗でした。生理が遅れて気がついたんです。（最終月経から）五週間経っても来なくて、普段はアプリで管理してて、正確に来る方だったので、あれっと思って、かかりつけの婦人科に行きました。そこの医師（年配男性）がエコーを見て、「そりゃ来ないよ。いやだってあんた、妊娠してるから」って言ったんです。そんなことが自分の身に起こると思ってなかったから、動揺がすごくて。呆然としてたら、エコー写真を渡されて、これが赤ちゃんって。ええ？ってなりました。まだ産むかどうかも決めてないのに。

とにかく、持ち帰って、パートナーと話し合いました。パートナーは、わたしの意思にまかせると言ってくれたんですが、ちょっと感覚のずれがあったというか。わたしは今の仕事の状況や経済的な負担（当時は奨学金の返済もあった）、それからパートナーの親との緊張関係を考えると、とても産めないし、どうしようってなってたのに、パートナーは「でも、よかったよ」と言ったんです。二人の間で〝ちゃんと〟妊娠できるとわかってよかったたって。「は？」って感じでした。パートナーとは、結婚の話が出たときに、子どもの話もしてました。パートナーは子どもがほしいと言ってました。わたしもその頃は子どもを産むことにそれほど抵抗はありませんでした。まあ、結婚したらいつかは子どもつくるよね～みんなそうしてるし、くらいの感覚で。産むのは自分だと思ってなかったんです。

パートナーの家は伝統的な家族観を大事にしていて、婚前交渉にも厳しかったし、わたしの家も一人親家庭で、母に話せば大騒ぎして、とんでもないことになるのはわかっていたので、話しませんでした。家族では、祖母にだけ相談しました。祖母は母よりリベラルな考えの人だったので、ああだこうだ言わずに受け入れてくれました。「このことは墓場まで持っていく」とは言ってましたが。親友にも一人だけ話しました。驚いてたけど、不安だねって寄り添ってくれました。ただ、「いまMのお腹に赤ちゃんいるんだね」とか、どきっとする言葉が時々混ざるんです。ショックだったのは、「Mはそういうのもっとちゃんとしてると思った」って言われたことです。いや、コンドームはしてたよ、と。当時、自分が知っている範囲ではちゃんとしてたつもりだったので。

それから一、二週間後に、もう一度かかりつけ医に行き、中絶すると伝えて、病院を紹介してもらいました。かかりつけ医が婦人科だけだったので。その場で電話して予約を入れてくれました。ただ、紹介する前に一悶着というか、かかりつけ医が、産んだ方がいいようなことを言ったんです。「え、中絶するの？　三人くらい産んでほしい、少子高齢化だし」みたいな感じで。それでも中絶するなら早いほうがいいとなったんですけど、もう少しすると心臓ができて、次になにができて、みたいに説明されて、そんなこと言われたら怖くなるじゃないですか。もう早く予約してくださいって頼みました。

手術日はそれからさらに一週間後くらいだったんですけど、その間がとにかく不安すぎました。体調も悪かったし。街中の色んな臭いが突然だめになって、吐き気がして、これが妊娠っていうやつなのか、と。思った以上にしんどくて、体内の異物はまだごま粒程度の大きさなのに、こんなに影響があるんだと思いました。それに、いろいろ調べたら、怖いワードがどんどん出てきて。堕胎罪がまだあるとか、手術で子宮に傷がつくことがあるとか。中絶薬のことも調べたんですよ、知識はなかったけど、ピルがあるなら、経口中絶薬だってあるだろう、こんなに医療が発展しているんだから当然あるよね、と思って。予想通り、存在はしてましたけど、日本ではまだ認可されてませんでした。

すごく覚えているのは、手術当日の朝、駅から病院に向かうときのことです。パートナーが付き添ってくれてたんですけど、とにかく怖くて、歩きながらずっと泣いてました。なんか……めっちゃ……。いまでも思い出すと、自然に涙が出るんです。こういうのって不思議ですよね。頭では理解していて、乗り越えたつもりなのに、反射的に涙が出てくる……。

病院は完全予約制で、待合室では他の人と会わないように配慮がされてました。看護師の人たちもニュートラルというか、作業的な感じで、ジャッジめいたことを言わなかったので、そこはよかったです。その場でパートナーが同意書を書いてました。パートナーが一緒にいたのでスムーズでしたけど、後から思うと、当時は同意書のことなんてまったく知らなかったので、もし一人だったらどうなってたんだろうと思います。あのときは、恐怖でそれどころじゃなかったけど。

手術費用は一〇万円台、一一万にはならなかったと思います。全額パートナーが払いました。ちゃんと話し合った記憶はありません。後で、払っといたと言われました。病院に着いた後は、担当の先生から簡単に説明を受けて、すぐ手術でした。仰向けに台に乗せられて、時間はほんの一五分くらい。昼前には終わりました。手術は吸引法だったと思っています。部分麻酔か、全身麻酔か記憶がはっきりしないけど、注射での麻酔でした。目が覚めたら、出血していて、見たことないくらい大きなナプキンを看護師さんに着けられてました。

手術が終わって朦朧としてるとき、担当医に取り除いた妊娠組織を見せられて、「これどうしますか?」って聞かれたんです。まだ台の上に横たわってて、ライトに照らされてるんですよ。追加課金一〇〇〇円で水子供養ができるって言うんです。水子供養しないなら、普通に可燃ゴミとして捨てますって言われました。なんでいま?と思いました。それから一瞬、朦朧とした頭で必死に考えました。供養してしまうと、ほんとに〝人の命〟を奪った罪悪感を自分に課すことになると思って、何もしないことにしました。一〇〇〇円っていうのもオプション感がすごかったし、かえって「命の尊厳ってなに?」と思ってしまって。とにかく自分を守ることを優先しようと思って、ゴミでいいです、と答えたんです。

それから別室のベッドに移動しました。広い病院じゃなかったので、廊下を歩いて移動するとき、ふらふらして壁にぶつかったりしました。そこで回復するまで休んでいていいって言われたんですけど、お腹がすごく痛くて。右向いても、左向いても、どうあがいても痛くて、震える手でロキソニンを飲んだのを覚えてます。お昼ご飯に、コンビニのおにぎり二つと、インスタントの味噌汁が出たんです。朝ご飯も食べてなかったし、すぐに食べたかったけど、とにかく起き上がれないくらい痛くて、おにぎりをちょっとだけ食べてロキソニンを飲みました。三〇分か一時間したら薬が効いてきて、お昼過ぎには帰れました。帰り道もやっぱり泣いてました。痛かったし。帰った後のことは全然覚えてないです。

病院のフォロー体制はよかったです。予後について説明を受けて、不安なことがあったらいつでも電話するようにと先生の携帯番号を渡されました。実際に電話しましたよ。なかなか血が止まらなくて。そろそろ止まるかなと思ったら、どばっと出たりするんです。病院にはその後、経過観察で何度か行きました。ちゃんと子宮内が綺麗になってるとか、溜まってた血の塊が小さくなってきてると言われて安心しました。

翌日からは普通に出勤して働いてました。まだ出血はあったけど、動けないほどの痛みじゃなかったので。突然有給をとったから、働かせすぎたんじゃないかとか、上司から予想外の心配をされました。一人だけ、親しくしてた人に、ほんとのことを打ち明けたんです。そしたら、その人も過去に流産の経験があって、二人で会社の隅っこで泣いたのを覚えてます。

しばらくは、罪悪感というか、手術前とは違うものがまとわりついている感じがあって、術後はそのことをあんまり考えないようにしてました。仕事も忙しかったし、結婚の話が急速に進んでてんやわんやしてたということもあります。

もう二度と妊娠したくないし、子どもは絶対に産まないと決めました。短い間だったけど、妊娠を経験して、身体が変というか、自分の身体の中に突如現れた異物への拒否反応がすごかったので、出産までこれを抱え続けるのは無理だと思いました。手術で体を傷つけるのも、出産となれば、今回以上のことになるわけだし、リスクが大きすぎて、もうこれ以上自分の身体を差し出すのは嫌だと思ったんです。

絶対妊娠したくないので、避妊方法も変えました。コンドームは成功率が八〇％くらいしかないと知ったので、かかりつけ医で早速ピルを処方してもらいました。その頃はまだ、コンドーム以外には、ピルしか知らなかったので。二年くらい使っていたでしょうか。

そんなとき、パートナーのイギリス留学に帯同することになったんです。イギリス滞在中に、日本から持参したピルの在庫が切れそうになったので、現地のクリニックや避妊法を調べてみて、本当にびっくりしました。イギリスでは、現在使えるあらゆる避妊方法が認可されてます。すべての避妊方法の概要が、副作用などのリスクも含めて、ちゃんと政府のホームページに掲載されてて、大学とコラボした診断ツールもあるんです。こんなにいろいろあるんだと感動して、わたしも試しにやってみました。わたしに一番マッチしたのは、インプラントだったけど、日本では認可されてなくて、取り扱っているクリニックも無かったのであきらめました。イギリスでは、わたしみたいな短期移民でも入国時に、NHS（National Health Service＝国民保健サービス）という保険に加入するので、事前に電話で簡単な問診を受けておけば、その後クリニックで使い方を説明されて、はい三ヶ月分ね、みたいな感じで、無料でもらうことができます。わたしはヴァジャイナルリング（Vaginal Ring＝避妊リング）が気に入ってました。自分で膣に挿入して、三週間入れっぱなしで、一週間取り出して休むっていう、一ヶ月サイクルで使うものなんですけど、自分で簡単に出し入れできるのがいいです。ただ、日本では認可されていないので、帰国した後はミレーナに変えました。ミレーナも本当はイギリスで入れたかったんです。施術代も含めて保険適用で無料なので。でも、帰国間近で予約がとれなくて、日本で挿入することになりました。ただその施術が、思っていた以上に激痛だったんですよ。たった一〇分が永遠に感じるくらい痛くて、号泣でした。後で先生が言うには、出産経験のない人は子宮口が狭いから、痛みが強くなることがあるらしくて、いや先に言ってよ、と思いました。ミレーナは一度入れちゃえば五年間はそのままでいいけど、あれはトラウマになる痛さだったし、子宮内は自分で手が届かない怖さもあって、やっぱりヴァジャイナルリングの方がよかったなと思います。安全なのはわかっているのに、なんで認可されないのか理解できません。

やっぱり、自分がこういう経験をしたのは、まともな性教育を受けられないまま放り出されたことが大きいと思います。コンドームの正しい付け方とか、女性主体の避妊法とか、習ってないし知らないじゃないですか。それを知らないがゆえに、女性側だけが身体的にも精神的にも傷ついて、手術代一〇万円に留まらない大きな社会的コストを払わされている。性教育が不十分なことで実害が出ているんですよ。

実はその後、高校時代に同じ部活で仲がよかった友人たちに自分の経験を話しました。コロナ禍だったから、定期的にＺｏｏｍで集まっていたので。同じ地元出身で、まともな性教育を受けてないことは知ってましたし、みんなには同じ思いをしてほしくなかったんです。話してみたら、やっぱり、みんな避妊といえば男性主体のコンドームしか知らなくて、ピルも旅行に行くときに生理を遅らせたくて使ったことがあるくらいでした。男性に避妊を任せているだけでは、予期せぬ妊娠のリスクがある、自分の体は自分で守るべきだよと話したら、みんな真剣に聞いてくれました。とても嬉しかった。

わたしは何も悪いことはしてないと思ってます。悪いのは子どもたちから大事な性教育の機会を奪っている国だろと。そういう意味で少しずつ抵抗していきたい。いまはまだ自分の経験を語ろうとすると反射的に涙が出てくるし、スティグマを内面化している部分もあるのかなと思いつつ、少しずつパブリックな場でも言えるようにしていきたいです。

第28章　早すぎて今できることはないと言われた

井川玖美（仮名・二〇〇二年生まれ）

――相手の人と知り合ったのは大学に進学してからですか？

高校二年の三学期終わりに突然、コロナで休校になって、高三の部活の大会とかが中止になってしまいました。進学は、自宅を離れたかったので、東京の大学にきました。大学の近くに部屋も借りましたが、入学しても、コロナでキャンパスにはほとんど行かず、授業はオンラインで、友だちもできませんでした。そんなとき、高校の頃からやっていたオンラインゲームのグループの人と、近くだから会おうということになったんです。ちょっとドキドキしながら会って、少ししゃべっていたら、すぐに好きになっちゃって。運命の人というか、ずっと一緒にいられるかも、将来は結婚したいかも、と思うようになりました。

――それまでも、付き合ってた人はいらっしゃいましたか？

高校生のときも、肉体関係も含めて付き合ってた男性はいたけれど、そのときとはまったく違って、ドンピシャだったんです。同い年で、彼はわたしと付き合う二、三ヶ月前に仕事をやめていて、ちょっと引きこもりみたいな状態でした。

お互い一人暮らしなので、いつでも会える、場所もある。わたしの部屋か彼の部屋、入り浸りになりました。大学生活よりも彼との生活が一番で、あとはドラッグストアでバイトしてました。

――コロナで外に出られない状況で、ある意味、パラダイスですね。

でも、一緒にいすぎるがゆえに、不安になっていたところはあります。一緒にいればケンカもするし。

彼はそんなに貯金はないんですよ。生活費とか食費もほとんどわたしが払っていて、少しずつ雲行きが怪しくなっていきました。

――家事の分担は？

料理もけっこう大変で。わたしは毎日バイトをしてて、終電で一二時半に帰ってきて、それからご飯を炊いて何か料理をつくって……。炊飯器をピッとするだけなのに、「おれ、できないから」って言って、本当に何もしませんでした。洗濯機も。お母さんが全部やってくれていたらしくて。

そのうち、毎日、泣きながら帰るようになりました。彼が家事をしないことより、わたしが帰ってきてもゲームばかりしているのがイヤでした。翌日、一限の授業があるときは早く寝たいけど、せっかく帰ってきたんだから話もしたいし。セックスのタイミングも合わなくなってきました。

——妊娠にはいつ頃、どのように気がつきましたか？

セックスする関係になってから、何度もコンドームをつけてと説得したけれど、彼は「つけたくない」「あんまり気持ち良くないから」って言うんです。それで何回かヒヤっとしたことがあって、「妊娠したかも」って彼に言うと「ごめん」って謝るんですよ。謝るくらいなら、ちゃんとコンドームしてよ！って思います。

避妊用ピルを飲んだほうがいいかなとも思ったけど、値段が高くて使えませんでした。生活がカツカツでしたから。

ヒヤッとしても生理が来ることが何回かあって、意外と妊娠しないんだとわたしも油断してしまったのかもしれないですが、危ないなと思ったときがあって、本当に生理が来なくて、それでテスターを使いました。

——バイト先で買ったのでしょうか？

割引があったかもしれないですが（笑）、バイト先では買いませんでした。次の生理が来る予定日の一週間後（二〇二二年一一月第三週頃）、彼がいないときに使ってみたら二本線が出て、「やっぱり」と思いました。生理が遅れたときから、もし妊娠していたら彼次第と心構えはありました。本当に好きだったので。

テスターが陽性だった日のうちに、彼に言いました。そうしたら、また、「ごめん」と言われて……。子どもを産んで一緒に育てる選択肢はないか、話し合いました。彼は、子どもが欲しいという気持ちがない、自分が家族をつくるイメージがわかないと落ち込んでいました。

彼もわたしも、なんにも考えていなかったんだと気がつきました。それじゃあ、中絶するしかない、病院を選ばないといけないと思いました。


——病院はどうやって見つけましたか?


親に知られたくないので、ホームページを、いっぱい、丁寧に調べました。「親の同伴が必要」とか、「手術前にサインした人に電話することがあります」とか書かれている病院もあるんです。やっと、メールや電話で親に確認するようなことはありません、と書かれた病院を見つけました。家から一時間くらいです。中絶するか一、二週間は悩みました。彼のことが好きだったから、産む選択もあるかな、産んだら三人でうまくやっていけるかもしれない……いや、彼が育てる気がないなら無理だ、と堂々めぐり。もう一度テスターをやってみたりもしました。

そうやって、バイトや授業の合間にわたしが必死に調べてたり悩んだりしている間、彼は何もしてくれなくて。やっぱり育てるのは無理だなと思って、その病院にインターネット予約をしました。コロナのせいなのか、あらかじめ予約するんですが、日にちを選ぶ際に、受診目的もあって、妊娠相談、生理不順などの中に、中絶という項目もありました。

親に知られないことと、中絶ってどういうふうにするのかもネットで調べました。けっこう怖い感じの説明が多かったです。
そのときは、つわりとか体調の変化はまだなくて、電車に乗って行きました。

――病院へは彼も一緒に行ったのですか？

はい、一緒に行くのが当然というか、そういうところは優しいというか。待合室には、妊婦さんとか明るいルンルンした感じの人が多かった気がします。そこにブルーな感じの二人が入ってきたから、あれ？と思われていたかもしれませんが、頭がいっぱいいっぱいで周りのことまで気がまわらなかったです。

二人で診察室に入りました。男性のお医者さんで、尿検査をして妊娠五週とわかったけれど、六週目以降じゃないと見えるようにならないから取れない、早すぎて今できることは何もないです、と言われました。

先生は何回も「中絶でいいんだね」と確認しました。「結婚してるの？」とは聞かれず、配偶者の同意書を渡されて、「よく相談してね。手術の当日の朝、持ってきてください」と言われてもち帰りました。このとき、低用量ピルも勧められました。

――井川さんの場合は結婚していないので、厚労省の通達によれば相手男性の同意書は必要ないのですが、やはり書かせる病院があるんですね。

同意書は重い感じじゃなくて軽く渡されましたが、必要ないんですか？　知りませんでした。

家で、同意書にサインを書いている彼の姿を覚えています。わたしたちは二人とも中絶に同意していたので、大きな問題はありませんでした。

――手術日はそのときに決めたのですか？

お正月と被ってしまって、年明け一月八日、営業開始の日にしましょうと言われました。そのときは体調も普通で、それまで通りに過ごしていたんです。

ところが、コロナだけど帰っておいでと親に言われて、一二月三〇日に実家に行った頃には、とにかく気持ちが悪くて、なんにも食べられないんです。わたし、いつもは大食なので（笑）、「どうしたの？　病院行く？」と、めちゃくちゃ心配されて。でも病院に行ったら妊娠がバレてしまう、必死で断りました。つわりって、こんな初期の段階からあるんだって驚きました。

手術の四日前、一月四日に東京に帰る予定でしたが、家族に気づかれるのが嫌で、もっと早く東京に戻りましたが、新幹線でも吐きそうで大変でした。お正月が本当に辛かったです。

その前の受診のとき、手術の日は麻酔をするから一人で帰るのは危ないから一緒に来てくださいと言われたのもあって、彼と朝八時に間に合うよう病院に行ったんですが、途中の乗り換え駅で吐いてしまいました。

待合室に入ると、中絶手術らしい女性が三人くらいいました。受付で現金九万円を先に払いました。彼は貯金がないので、バイトで少しずつためたわたしの貯金をすべて使いました。

中に入るとベッドが三つあって、カーテンで区切られていて、わたしは真ん中でした。

最初にベッドに寝転んでいると、手術着に着替えて、下着とか全部脱いでくださいと言われました。看護師さんに連れられて、すぐそこにあった斜めになったベッドに寝ました。

心電図みたいに手首や足首に器具をつけられて、「大丈夫ね」と言われました。その看護師さんがお医者さんを呼んでくる間、手術室で一人にされたのがとても長く感じて怖かったです。

手術室は機械のピー、ピーって音がずっと鳴っていました。看護師さん三人とお医者さんがきて、「リラックスしてね、寝てたら終わっちゃうからね」と言われた覚えがあります。「数字を数えてください」と言われ、麻酔の注射を打たれて、気がついたら最初に寝ていた三つのベッドにいました。

目が覚めて、誰もいませんでした。動けないので、脱力してぼーっとしていたら、「目覚めたんだね、起き上がれないからもう少し横になっててね」と看護師さんに声をかけられました。たまたまなのか、明るい看護師さんでした。

手術方法は吸引法ですと、当日か前の診察のときに軽く説明されましたが、何をされたのか、わからないですね。夜用の生理用ナプキン二つと生理用ショーツを持ってきてと言われていて、それを当てられていました。

――ナプキンを自分で持参するんですか？　病院で用意してくれても良さそうなものですね。出産の後の大判のナプキンは病院が準備するように。

言われてみれば、そうですよね。疑問に思わなかったけど、九万円もとるんだから。でも、ペットボトルの水とフィナンシェが枕元のテーブルに置いてありました。そのときは食欲がなかったので持って帰りましたが、セブンイレブンで売ってるフィナンシェでした。

完全に倒れているような状態で最初は起き上がるのもできなかったんですが、しばらくして、足をつけて立ってもフラフラするので、看護師さんに支えてもらって待合室に行くと、彼がいました。無言で、病院が呼んでくれたタクシーに乗りましたが、お互い、何も喋ることなくて。その日は雪が降っていて、わたしの部屋に帰って、その日、彼はとても優しく接してくれました。


——手術の後の気持ちはどんな感じでしたか？


お腹が大きくなっているわけでもなかったからか、これで本当に終わったのか、無事にできたのかな、と不安でした。お医者さんから「何日か後に妊娠検査薬を使うように」と言われていたので、自分で買ってやってみたら線が一本になっていて、それでほんとに終わったんだと安心しました。

翌日、食欲はまだないけれど吐くのはなくなって、つわりから解放されたという思いと同時に、体が変わるのが複雑な気持ちでしたよね。「赤ちゃん」のための痛みじゃないけど、つわりがパタッとなくなっちゃうのも切ないというか……。

病院に関しては、親身になってくれた訳でもないし、細かいことを何も聞かないので、最初は冷たいと感じましたが、今思うと、淡々としていたのが良かったかもしれません。

次の生理が来たときは、うれしかったです。でも、しばらくは他のひとに打ち明けられずに、ずっと罪悪感を負っていました。

——避妊に失敗したかもというセックスの直後に、アフターピルを飲もうとは思いませんでしたか？

考えませんでした。すぐには病院に行けないですし、迷っていたら七二時間はすぐ過ぎちゃいます。何度かヒヤッとすることがあっても大丈夫だったので、大丈夫だと思ったんですよね。アフターピルの存在は知ってましたが、値段も高いですから。

——彼との関係は、どうなりましたか？

半年くらいズルズルと付き合っていて、その後、やっと別れられました。いつか変わってくれるかもしれないと、毎日期待したんですけどね。責任が取れないことをする人なんだ、根底でわたしは大切にされてないいんじゃないか、という気持ちが大きくなっていって、ある日、「ダメかも」と思いました。

中絶の後に久しぶりの生理が来て、避妊用ピルを飲みはじめました。一緒に診察室にいたときにお医者さんに避妊ピルを提案されたので、わたしがピルを飲みだしたことを彼も知っていて、それでコンドームをしなくなったら嫌ですよね、中絶した後、セックスはしなくなりましたが。わたしはピルを飲んでから性欲がなくなったので、気持ち的にはしたくなかったから、ちょうどよかったです。ただ、ピルを毎日飲むのは大変でした。すぐ忘れちゃうし、セックスしない時も飲まなきゃいけないのも、しっくりきませんでした。次の彼氏ができたら飲むかもしれませんが。

その後、別れる別れないの話で大げんかになって、彼に殴ったり蹴られたりして逃げようとしたらタンスを倒されて、本当にやばいと思って携帯で警察を呼びました。

警察から親に連絡がいって、彼氏がいることも親に知られてしまいましたが、一ヶ月くらい実家に帰って彼から逃れていました。その間、何も食べられなくて五キロも痩せました。

暴力をふるう人だなんて思っていなかったから、ショックでした。なぜ好きになったのか、今となっては思い出せません。

恋って恐ろしい。あの頃、彼としか話してなくて、友だちにも相談できなかったんですが、別れてからやっと、友だちに何でもないことでも連絡していいんだと思えるようになりました。

——運命の人だと感じたのに、わからないものですね。中絶について今、考えていることがあれば教えてください。

将来、好きな人ができたら、中絶したことを言う必要はないかもしれないけど、隠しておくのも嫌だな、という気持ちがあります。人生の汚点じゃないけれど周囲の人に言えていないというのは後ろめたさがあるから。そういう後ろめたさを感じなくなるときは来るのかなあ、と思っています。男性のほうは、何も残らないのがずるいですよね。

今、就職活動をして将来のことを選べる状況にいるんですが、もし産んでいたらそれはできないわけで、中絶してよかったです。

（聞き手・大橋由香子）

対談　経験を語るということ

イ・ラン×石原 燃

石原　ご自身に中絶の経験があると書いたのはツイッター（現X）上が最初ですよね。その後、スリークさんとの往復書簡に詳しい内容を書かれた。ツイッターに書く以前に個人的に、お友達とかに、経験を話したことはありましたか？

イ・ラン　『括弧の多い手紙』で書いた通り、大学の同期に話したら、その同期がワカメスープ[*1]を持ってきてくれたぐらいで、多くの人に話すことはなかったと思います。周りの友達が妊娠中絶をしなきゃいけない状況で、先に友達から話が出たときは、さらっと自分の経験を話したことはありました。だけど、公に発表する原稿として書いたのはこの本が初めてでした。

今振り返ると、友達にそういった話をするとき、特に罪悪感を持ったり、恥ずかしかったり怖かったりするような感情はなくて、自然な流れで話題のひとつとしてあったのに、公で話すことはなかったことが不思議だなと思っています。あと、家族には話してないんです。

石原　最初にツイッターに書こうと思ったときのきっかけみたいなことはあったんですか？

イ・ラン　その当時、韓国では堕胎罪についていろいろな話が出ていた時期でした。堕胎罪の廃止について、いろんな人たちがいろんな意見を話していて、SNS上でも「#堕胎罪廃止」のハッシュタグでたくさんの投稿があった時期だったと覚えています。

それで堕胎罪廃止についての様々な投稿を見ていたら、これは当たり前の話なのに、なぜこの私でさえも、この経験について公な場で話したことがなかったのだろうと思えてきました。わたしはプライベートな話もSNSで発信したり、作品にしたりすることが多いんですけれど、この話だけは出したことがないと自覚するようになったんです。

堕胎罪廃止についてたくさんの人が語っている中、自身の経験を話す人はあまりいませんでした。だから、これは当たり前なことで恥ずかしいことではないと思って、自分は経験があるとツイッターに投稿しました。するとリレーのように自分も経験がある、と発信する人が増えていきました。

その後、いろんな媒体からインタビューの依頼が来ました。多分その記者たちにとっては、今起きているこの事案に関して、顔と名前が知られている人にその経験を共有してほしいという意図があったと思うんですけど。当時、ツイッター投稿後にいろんなことを考えるようになっていたので、そのタイミングですぐいろんな話を出してしまうのではなく、自分の中でもう少しまとめる時間が必要だなと思って。なので、インタビューの依頼をくれた記者の方々には、今すぐインタビューに出ていろいろ話すよりは、自分の中でまとめて、自分が望む形で文章にして、自分が望む時期に発表したいということを伝えてお断りしました。

以前にも、何か行動や発言をした直後にインタビューの依頼を受けることが多かったんですけど、そういったときに自分の中でも消化しきれない、整理がついていない状態で話したことに、後から恥ずかしさを感じたこともあったので。今は自分の望む媒体に、望む形で文章を発表できることもあるので、この問題はそういった形でお話していきたいなと考えていました。

石原　それが形になったのが、スリークさんとの本っていうことになるわけですね。

イ・ラン　実は、本にする前にスリークとの往復書簡を週刊連載という形で発表していました。連載は韓国の大手出版社、文学村（문학동네）の「週刊文学村」というウェブのプラットフォームです。ツイッターの投稿から時間が経って本を出すよりは、自分なりに気持ちをまとめつつ、当時連載していた媒体で、現状の手紙をまず連載の形で公開した感じです。

ツイッターで発信してすぐにこうした連載の機会があったので、とにかくこの話をより多くの人に読んでほしい、どうすれば多くの人に届くかなということを考えていました。そのプラットフォーム自体もすごく有名なんですけど、もっと広がるといいなと思ったので、タイトルを「〝ヤバい、妊娠した？〟って思うのは私ひとりじゃないみたいですね」（〝시발 임신했나〟하는 건 저 혼자가 아닌 것 같더군요）とけっこう刺激的なものにしました。日本語の本の訳は「ヤバい」ってなっていますが、韓国語の表現はもっと強い表現のタイトルで「ヤバい、妊娠した」と思うのはわたしだけじゃないと共感してもらえたらいいなと思いました。結果的に多くの人が読んでくれました。

石原　ツイッター上の反応についてもう少し教えてください。インタビューだけじゃなくツイッターなので、いろんな人の反応がそこで起きますよね。そういうものもある程度ご覧になったりしたかなと思うんですけど。

イ・ラン　ちょっとお待ちください。自分の投稿を確認してみます。

最初の投稿は、日本語にすると「わたしは妊娠中絶手術経験者です。望まない妊娠（避妊した）その後に経験した一連の☠のような過程について、『中絶罪』という言葉がある韓国で公に話したことはありません。これからやるよ～#堕胎罪廃止」その次の投稿は、その堕胎罪廃止の国民請願掲示板のリンクを貼っています。その後、「#わたしは堕胎した」っていうハッシュタグを使いはじめました。

さらにその後の投稿で、記者の方々に向けて「連絡くださった記者の方々へ。連絡が一気にたくさん来ているのでお答えできませんでした。わたしはこのテーマについて、時間をかけてゆっくり文章にするつもりです。関心をお寄せいただきありがとうございます。個別に返信できない点をご了承ください」とツイートしました。

最初のツイートがたくさんリツイートされて「#わたしは堕胎した」のハッシュタグで匿名ではなく、わたしみたいに顔や名前が知られている人も自身の妊娠中絶の経験について投稿してくれたのを覚えています。

そういった人たちにもインタビューの依頼が来ていたみたいで「イ・ランさんはどうします？」みたいな連絡が来たりして、わたしはわたしなりに文章にして連載をするので、すぐインタビューは受けないことをお伝えしました。

「#わたしは堕胎した」の投稿後に雑誌とか新聞のインタビューに参加したり、後ろ姿だけの写真にしたり、匿名や本名でインタビューに応じた人たちもけっこういたかと思います。

石原　どうして今まで隠してたんだろうって考えたとおっしゃってたんですけど、なぜだったのか、いまは何か答えは見つかっていますか？

イ・ラン　あー、う～ん。これは本当によくわからないです。

石原　わたしの話を少ししていいですか？

わたしは数年前に、自分の経験も踏まえて、

『彼女たちの断片』という中絶をテーマにした戯曲を書いたんですが、そのためにいろいろ調べはじめるまでは、中絶について何も知らなくて、紋切り型の、世間にあふれているイメージを、わたし自身も内面化していたんです。そうすると、それが紋切り型だということにも気がつかないんですね。

でも、いろいろ社会が変わってきて、日本の中絶医療がとてつもなく遅れていることとかを知って、改めて考えてみると、自分は、中絶したことを別に後悔もしてないし、それほど傷ついてもいないなってことに気がついてくるんです。これまで創作で描かれてきたものは紋切り型のイメージなんだ、と気がつく。自分の経験はそれとは違うと。そうなって初めて、中絶の経験を語る意味があると思うようになりました。ただ、一回書いたからといって、すべてが通じるわけじゃないので。戯曲に共感してくれる人は思ったより多かったけど、反発ももちろんあって、振り払っても振り払っても、紋切り型を押しつけられる。そのたびに、もっともっと説明しなきゃみたいな気持ちになっていった気がしています。

イ・ランさんのエッセイを読んでいると、アーティストであることとか、お金のこととか、世間のイメージを押し付けられることに抗ってるんだなと感じることが多いので、中絶に関してもそういった感覚をお持ちなのかなと勝手に思ってしまうんですけど、その辺についてはいかがですか?

イ・ラン　指摘くださったように、たしかにわたしは世間のイメージを壊そうと思っていろいろ発信してきたんですけど、そのわたしでさえすぐ話せないテーマがあるんだなって、ちょっと感じちゃいました。

今も性に関する話は表に簡単に出せないと感じています。以前エッセイ集を出すときに、原稿でそういった内容をカットされた経験があるんですね。そのときはマスターベーションに関する内容を編集者にカットされました。編集者は、その内容がない方が青少年や多くの人に読まれる本になると言うのですけど、わたしはそれに同意できなくて。わたしにとってはとても大切な健康の話だったのにこういった話は人々にとって、あまり聞きたくないことなんだということを感じた経験です。

もうひとつのエピソードは、わたしが子宮頸がんの診断を受けたとき、その経験や手術の話も投稿したのですが、そこで多かった反応は「勇気がある」というものでした。つまり、世間が子宮頸がんに対して性的なイメージを持っていて、この病気の原因をセックスと繋げてしまうため、そういう反応が出たのだと思います。胃がんになったと伝えるときと、子宮頸がんになったと伝えるときの人々が感じる感覚が違う。子宮頸がんだからこそセクシュアルなところと繋げてしまうのだなと感じました。

石原　よくわかります。生理のことが話しにくいのも、同じですよね。そういえば、前に、わたしより少し若い女性作家が言ってたんですけど、ある年上の男性から、女性作家はもっと子宮で書かなきゃって言われたんですって。

イ・ラン　え？　どういう意味ですか？

石原　意味わかんないですよね。多分、あんまり頭で考えず、もっと色恋やセックスのことを情念的に書けってことじゃないですか。「性」を男性が喜ぶ、紋切り型な文脈で語るのは「女性作家らしい」とされるのに、生理現象や身体のことをありのままに書くことは求められず、なんならちょっと反発されたりする。そういう状況はまだ、日本でもすごくありますね。

イ・ラン　わかります。わたしも自分のエッセイに、マスターベーションの話とか、セックスとか、子宮頸がんについても書きたいんですけど、わたしと親しい編集者でさえも、それをカットするのが今の状況で。知り合いに自分の性経験について書いた作家がいるんですけど、その方がセックスエッセイ作家と呼ばれていることも思い出しました。

石原　すごくよくわかります。『彼女たちの断片』の中で、女性たちがいろいろ食べながら中絶について雑談するシーンがあるんですけど、演出家はじめ、このシーンで物を食べるのは難しいって言ってたんです。わたしは何を心配してるのかわからなくて、コロナだからかなと思ってました。でもよくよく聞いたら、こういう性的な、下の話は食事の場でしてはいけないって言われて育ってきたと。だから、まずはその規範から自由になるために、物を食べながら身体の話をするっていうとこから練習しはじめたと聞きました。彼女はその後どんどん変わっていってくれたんですが。わたしたち自身もすごく世間の価値観を内面化してるんですよね。自分が思う以上に、そういうことに影響を受けてるのかな、と感じています。

イ・ラン　わたしもそう思います。わたしは、中絶は恥ずかしいことではないと言っていますけど、中絶経験について、誰も見ようとしていないと感じることはよくあります。例えば、中絶の手術を受ける人って思ったより多くいると思うんですけど、産婦人科って全般的に赤ちゃんの誕生をお祝いする空間としてつくられているので、中絶の手術を受けに来る人が安心できない空間だと、当時とても疎外感を持った経験がありました。

また、子宮頸がんの手術前に男性医師から手術経験があるかと聞かれて、中絶手術の経験があることを伝えたら、その医師が一緒についてきた当時のわたしのパートナーにこの事実を隠すべきかどうか、聞いてきたことがありました。わたしはなぜそれを隠さなきゃいけないんですかと聞いたのですが、そういった質問を医者からされる時点で、すでにたくさんの人々がこれを隠すべきことだと考えている、隠しているのだと思いました。

石原　そうですね。それで思い出したんですけど、日本だと産婦人科の病院のホームページに中絶に関する情報が載ってないことが多いんです。病院を探すデータベースで「〇県、中絶」で検索すると、いくつか病院名が出てくるんですけど、次にその詳細が知りたくて、リンクが貼られてるその病院のサイトを見にいっても、そこには何も書かれていないんです。いくらなのかとか、入院が必要なのかとか、そういうことだけではなく、本当に中絶を受けられるのかどうかということすらわからない。そうやって隠すのは、やっぱり中絶は隠すべきことだという価値観を持っているということですよね。

イ・ラン　質問があるんですけど、日本に堕胎罪は存在しますか？

石原　ありますあります。というか、朝鮮半島に堕胎罪を持ち込んだのは日本じゃないかなと思いますけど。罪だから隠すべきだという価値観も当然あると思います。

だから、特に家族には話しにくいんでしょうか。さっき、ご家族には話してないとおっしゃってましたよね。今回、寄稿してくれた方の中に、知らない人たちの前で言うのは全然気にならないけど、お母さんにあの頃どうだったっけとは聞きにくいと言っている人がいて、本当にその通りだなと思ったんですね。家族に話せないってどういうことだと思いますか？

イ・ラン　先ほどツイッターでのハッシュタグの話をしているとき、ちょっと言い忘れていたのですけど日本でも活動しているドキュメンタリー監督のイギル・ボラさんも、中絶の経験を当時共有されていました。ボラさんがどこかでお話しされていたんですけど、ボラさんのお母さんもおばあさんも中絶の経験があるらしく、わたし自身も母、姉の中絶経験を知っています。ほとんどの女性が堕胎の経験があると思えるぐらい、たくさんの人たちが経験していることなのになぜ家族とは話しづらいのかと今、質問されたのかなと理解しました。

わたしの場合は、家族とあまり仲が良くなくて、一〇代のときに家を出たので、この経験に限らなくても、家族と何かを共有したり、深く話したりすることはあまりなかったです。だけど、すごく聞いてみたいなと今お話ししながら思いました。わたしも姉も母も経験があるのに、三人でこのことについて話したことが一回もなくて。経験の有無を知っているということ以上に、どういった経験だったのかっていうことについて話したいなと思いました。わたしの姉は亡くなっていてもう話せないんですけど。機会があれば、母とはこれについて経験を共有できればいいなと思いました。

というのも、わたしは「#わたしは堕胎した」というハッシュタグによって、人々が経験を発信しはじめたことは目の当たりにしたのですが、やっぱり個人が経験したディテールについては詳しく話を交わしていないので、その経験について一番身近な人から話を共有したいなと思いました。

石原　ああ、いいですね。日本で中絶のことを議論するとき、親に相談できることを前提にすべきではないとよく言うんです。中絶に親の同意は必要ないんですけど、実際には、未成年だと親の同意書を求められることがすごく多くて、それで処置が遅れて、中期中絶になったり、中絶できなくなるケースも多いので。いろいろな親がいますし、そもそも親との関係がよくても、親に話せないのは普通のことですしね。ただ、なんていうか、今イ・ランさんが仰ったことって、それと反対のことのようで、反対じゃない、同じことだなって思いました。子どもを管理する親としてではなく、同じ経験をした個人としてそこにいてほしいということだと思うので。

イ・ラン　だからこそ、とても知りたいなと思います。わたし自身の経験と、母世代の中絶の経験は、その風景がまったく違うと思うんですけど、それについてわたしはひとつも知らなくて、わたしが経験した生々しいその瞬間瞬間について も、この本に書いたこと以外は誰かに詳しく話したことはないので。友だちにわたしも経験があるよとか、こういう手術受けなきゃいけないんだ、じゃあこういうふうにサポートするね、ということは言えるんですけど、具体的なことは話さないので、結果的には経験があることだけ漠然と共有している空気だなと感じます。

わたしがメディアに対して、すごく裏切られたと一番大きく感じたのが、中絶手術を受けた直後と、自分の目の前で人が亡くなっていくのを見たときでした。今まで自分が見てきた映画やドラマなどの媒体で描写されていたことが、全部嘘だったんだなっていうことを、そのふたつの出来事で一番大きく感じました。

自分がメディアで見た中絶の描写は、例えばドラマの中で中絶手術を受けた女性が、きちんとメイクをして、ワンピースを着て階段を降りていくシーンでした。だけど、わたしの経験はそれとまったく違っていて、血がいっぱい出てきたので、オムツのようなものを履いて、お腹が痛すぎて本当に歩けない状態で、鎮痛剤を打っても叫んだり泣いたりしながら時間を過ごさなきゃいけなかった。その痛みを感じながら、こう横になって、やっぱりテレビは本当に全部嘘だなって思ってたんですね。

石原　ご著書でも書かれていましたね。そうなんですよ、中絶の経験って、体のことなので、一人ひとりけっこう違うんですよね。症状の出方も人によって違いますし、精神的なダメージも、産みたかったのかとか、週数とかでかなり違います。

だから、今回、この本では、できるだけいろんな年代の、いろんなケースを集めて、その複雑さを伝えられたらと思ってきました。

誰に話すかということでいうと、今回イ・ランさんが書かれたのは、往復書簡で、公の場だけれどもスリークさんという相手がいる中で書かれましたよね。それについてはどういう意味がありましたか？　つまり、相手がこの人であるっていうことで、返事も来るっていう状況で、やっぱり語る場として、安心できる場だったのかなと思って。まあ偶然性というか、そういうものもあったんだとは思うんですけど。

イ・ラン　そのときは考えを整理して、自分が信頼している記者さんにお話しできる場がありました。連載があったから、スリークに手紙を書くようにして、今の話をしたいなと考えていた気がします。

石原　じゃあ逆に緊張しました？　返事をもらうわけじゃないですか。

イ・ラン　それより、その連載分をこの堕胎罪のことで、どうやって多くの人に見せようかということを考えたんです。だからタイトルとかを刺激的な言葉にしたりしていて。

ちょっとスリークを利用した気がします（笑）。

石原　最後の質問なんですけど、少し漠然とした質問です。これまで語られてこなかったことを語ろうとするときって、軋轢（あつれき）もすごくありますよね。語った人が必ずしも、それで幸せになるとは限らないじゃないですか。かえって苦労することもあると思うんですけど、それでも語ろうと思うのはなぜですか？

イ・ラン　それは、わたしの職業が創作をすること、クリエイターだからこうして伝えているのだと思います。

とても苦しいけれども、同時にすごく幸運だなって思います。わたしがやっている仕事は、わたしが生きている姿を記録したり、他の別の形にして伝えたりすることだと感じているんですけど、実は、こういった作業は全ての個人に必要なことだとよく考えます。今の社会システムの中で、全ての人々の声をちゃんと聞こえるようにすることは本当に難しいと思うのですけど、わたしはそれを職業としていることで、苦しい時もありますが、わたし個人の話をずっと出し続けて、それを残せるというのがある意味幸運だなとも思います。だから、やり続けているんだと思います。

石原　そうですね。言葉は、今だけじゃなくて、わたしたちが死んだ後も残っていくものなので、責任があるなというふうに思いますね。

イ・ラン　家族がわたしの本を読んでいることも知っています。

わたしが経験したものについて、母や父に直接、話をしたことはないですが、自分が何を考えているか、この本を通じて親が知るというだけでも一種のコミュニケーションだと思うので。だから、直接多くの会話を交わしてはいないんですけど、経験を記録に残して、それを親が読む形で、コミュニケーションをし続けるのもいいことだなと思います。なので、先ほど編集者にカットされたセクシュアルな話とかも含めて、もっと書いていけたらいいなと思います。

石原　ぜひ、読みたいです。

イ・ラン　編集者が受け入れるかどうか、わからないですけどね。

石原　うんうん。急がずに。そういう機会がきっと来ると思います。

（通訳・崔藝隣）

【註】

＊1　韓国では誕生日や出産後の回復食としてワカメスープを食べる風習がある。

イ・ラン（이랑｜Lang Lee）

韓国ソウル生まれのマルチ・アーティスト。二〇一二年にファースト・アルバム『ヨンヨンスン』を、二〇一六年に第一四回韓国大衆音楽賞最優秀フォーク楽曲賞を受賞したセカンド・アルバム『神様ごっこ』をリリースして大きな注目を浴びる。二〇二一年に発表したサード・アルバム『オオカミが現れた』は、第三一回ソウル歌謡大賞で「今年の発見賞」を受賞、第一九回韓国大衆音楽賞では「最優秀フォーク・アルバム賞」と「今年のアルバム賞」の二冠を獲得するなど絶賛を浴びた。さらに、『アヒル命名会議』（二〇二〇）、『話し足りなかった日』（二〇二一）、『何卒よろしくお願いいたします』（二〇二二）、『カッコの多い手紙』（二〇二三）など、エッセイやコミック、短編小説集を本邦でも上梓し、その真摯で嘘のない言葉やフレンドリーな姿勢＝思考が共感を呼んでいる。

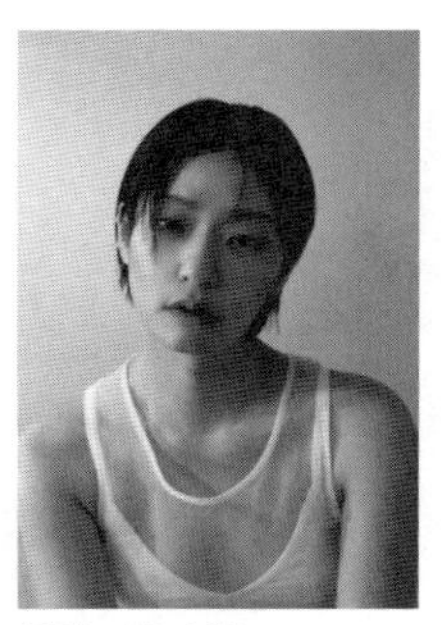

写真　Yeri Hong

第III部

様々な経験に接して

第1章　孤立出産

加地紗弥香（神奈川新聞記者）

　数年前の四月下旬、日差しを遮る建物もない農道にわたしは立っていた。前日の夜、上司から事件発生の呼び出しを受けた。「乳児の死体遺棄があったらしい」。横浜市から車を走らせ、神奈川県西部の小さな町に向かった。二日前、一〇代の少女が生後五ヶ月の乳児とともに姿を消したという。その後、少女の知人の家で乳児が「発見」された。プラスチックケースに入れられたその子はすでに息をしていなかった。

　事件や事故が発生すると報道機関の担当記者は「地取り」と呼ばれる周辺取材を行う。事件の背景となる情報や近隣住民の反応をおさえるため、被疑者や被害者の人柄、最近変わった様子はなかったか聞いて回る。

　少女の自宅前にはすでに警察車両が並び、物々しい雰囲気だった。車両が去った後、自宅のチャイムを鳴らしたが何の反応もなかった。

　少女の自宅周辺での取材に移る。取材に応じる相手に対し、事件の概要について多少話さざるを得ない。近所では、出産していたことすら知らないと話す人も多かった。少女は両親や幼いきょうだいと一緒に暮らしていた。昼夜働く母の代わりに弟や妹の世話をしていたという。関係各所に取材をかけている記者たちからメモには「突然妊娠して抵抗感や戸惑いがあった」『予期せぬ妊娠』の一言に尽きる」などの記載があった。後に逮捕された少女は警察に対して「望まない妊娠だった」と供述した。

少女を含め家族がこれからも住み続けるであろう自宅周辺の取材は、彼女への私刑のような気がしてならなかった。未成年である少女の実名は報道されないので、わたしがここで話を聞いて回らなければ、近所の人も少女の妊娠や遺棄について知らないままだったかもしれない。この日は他社の記者がいなかった。その分、わたしの罪悪感は駆り立てられ、一通りの取材を終えても現場近くの駐車場からしばらく離れることができなかった。

発生直後の事件事故取材はどんな内容であってもあまり気が進まない。ただ、事件担当記者として過ごす一年間の中で、嬰児遺棄に関する取材は特にためらう気持ちが強かった。なぜ女性たちは中絶を選べず、支援の網をくぐり抜けてしまったのか。取材で感じた罪悪感は何から生まれたのか。公判の記録や当時の報道などを基に記す孤立出産や遺棄の現場に一緒に目を向けてほしい。

一〇代の少女の事件から三ヶ月も経たないうちに、県内で次の事件が起きた。現場は複数路線が乗り入れるターミナル駅に隣接する商業施設。コインロッカーからタオルに包まれた嬰児の遺体が見つかった。腐敗が激しく、性別はわからなかった。

嬰児遺棄事件では、空き地の庭や畑など人目につかない状態で遺体が見つかることが多い。捜査幹部は、その分解決が難しいと話していた。ただ、この事件の現場となったロッカーの周囲には、防犯カメラが複数箇所設置されていた。すぐそばには駅につながるエスカレーターがあり、ひっきりなしに人が通る。本気で隠し通すのであれば、この場所は選ばないのではないか。チーム内での情報共有のためのメールを打ちながら、誰かに見つけてほしかったのかと思わざるを得なかった。

一ヶ月も経たないうちに、三〇代の女性が県内で逮捕された。女性は事件発覚の約一〇ヶ月前にホテルで男児を出産。死んで産まれた子におむつをはかせてコインロッカーに入れ、数日おきに利用料金を払い続けていた。事件が発覚したのは、ロッカーへの入金が途絶え、使用期限を迎えたからだった。

「ホテルで産んで、赤ちゃんポストに預けるつもりだった」。後の公判で女性はそう語った。アプリを通じて、不特定多数の男性と関係を持っていたため、父親はわからない。つわりで妊娠に気づいたが、お金も保険証もなかったため病院に行くことは考えられなかったという。

女性にとって、孤立出産ははじめてではなかった。事件発覚の二年半前にも妊婦健診を受診せず、居所を転々とした中で出産。そのときは母子で救急搬送されていた。乳児は児童相談所で一時保護されたが、女性は失踪。児童相談所は何度か接触を試みていたようだが、支援につなげることができなかった。女性の行方がわからない状態が続いていた中で、事件が起きた。公判で事件の原因を問われた女性は「誰かに相談せず自分一人で抱え込んだせい。自分のせい」と語った。対人関係が苦手で、ストレスがたまると家出や音信不通、窃盗などの行動を繰り返していた。「自分のことは受け入れてもらえない」「迷惑をかけてはいけない」という自己肯定感の低さも女性を相談から遠ざけた。

女性には懲役二年四ヶ月の判決が言い渡された。裁判官は「コインロッカーに一〇ヶ月以上放置して、発見時には腐敗して哀れな姿に変わり果てていた。社会的な経験感情を害した程度は大きい」と非難する一方、「経緯や動機について専ら被告を責めるのは相当ではない」などと酌量した。

事件担当を離れてからも、県内では孤立出産による事件が相次いでいる。二〇二二年に立て続けに発生した二件の事例では、いずれも横浜市に住む二〇歳の女性が逮捕された。家族と同居しながらも、妊娠を隠し通したり、親からの支援を拒絶したりするなど家庭内でも孤立していたケースだった。ここでは事例A、Bと書き分け、開示請求した裁判記録などから得た情報を記載する。

事例A　コロナの影響で仕事を辞め、孤立出産した二〇歳の女性のケース

「もし生まれてきたら自分で育てよう、というのはありました。産声が上がれば、母もどうしたのと声をかけてくれるんじゃないか、そのまま育てられるんじゃないかと思いました」。妊娠が判明したとき、その後のことをどう考えていたのかを公判で問われた女性はそう語った。同居する母にもSOSを出せないまま自宅で出産。タオルで遺体を包み、さらにビニール袋に包んで

庭に埋めた。翌日、庭から掘り起こして自転車で公園に向かい、家から持参したスコップで穴を掘って埋めたという。検察側は「死体を適切に埋葬することなく、掘った穴に埋めるなどとして隠匿（いんとく）した」と主張。六日間も放置したことに触れ、「社会的風俗を害するとともに死者の尊厳を蔑ろにする悪質な犯行」と断じた。妊娠に気づきながら適切な対応をとらなかったことや、出産後も逮捕を恐れて通報をしなかったことなどを非難し、懲役一年六ヶ月を求刑した。

なぜ、女性は誰にも頼ることなく、一人で出産したのか。

幼少期から学校や家庭に居場所を持てず、高校生になってから話し相手を求めて「パパ活」をはじめた。一緒にいるところを同級生に見られて学校で広まり、謹慎処分を受けて退学。退学後は県外のホテルに住み込みで働いていた。

生活を変えたのは新型コロナだった。観光業はコロナの大打撃を受け、収入が激減。退職せざるを得なくなった。「パパ活」をしている中で妊娠した。それまで体の関係を持たなかったが、生活費などに充てるため性行為を受け入れた。相手にも避妊は求めており、女性にとって妊娠は想定外だったという。妊娠検査薬で調べると陽性反応が出た。相手にも避妊は求めており、女性にとって妊娠は想定外だったという。受診費用も中絶費用も気がかりで、病院には行けなかった。中絶をするかずっと悩み続けていたが、時間だけが過ぎていった。

当時、母親と同居していたが、妊娠について叱責されることを恐れ、相談には至らなかった。幼少期に人やものに当たってしまう母の姿を見ていた。そのときの音を思い出すと言い出すことが怖かった。幼少期に母と離婚した父には別の家庭があり、頼ることができなかった。

一方で、家族以外に相談することのハードルも高かった。公判で裁判官から行政機関の窓口に相談することを考えなかったか問われた際、「どこに相談すればいいかわからなかった」「市役所に相談窓口があるとは知らなかった」と答えている。

同僚の取材には、本心を明かした。「窓口が打開策になると思えなかった。頼れる場所がないんだと思ってきた」。転校を繰り返した子どもの頃、学校になじめずいじめに遭った。助けを求めて電話した相談窓口で相談員は「まずお母さんに相談して」と言われた。今回も同じように言われるんじゃないかと思って、(窓口を)探そうとならなかったと話した。

彼女は、同居の母に妊娠を気づかれないまま臨月を迎えた。寝付けないほどの痛みに襲われたが、救急車は呼ばず、自室のベッドで出産した。産まれた嬰児はあたたかかったが、心臓は動いていなかった。

検察側には「隠匿」と指摘されているが、女性は死んで産まれてしまった子どもを供養しようと、スマホで火葬や葬儀場に関する情報を調べていた。産婦人科や葬儀場に相談の電話をすると「警察に連絡して」と告げられた。警察には連絡することができなかった。「あなたが殺したんじゃないか」と疑いをかけられ、逮捕されることが怖かったという。タオルとビニールで遺体を包み、自宅の敷地内にいったん埋めた。それから掘り起こし、公園に向かった。嬰児を埋めた後、花を手向けた。公判で弁護士に公園の土の中に埋めた理由を問われた女性は「暗くてじめじめしたところよりは、お花がたくさんあって、にぎやかなところに埋めてあげたかった」と涙を流した。

判決では、懲役一年四ヶ月執行猶予三年を言い渡された。裁判官は「社会的風俗を害し、子の安らかな永眠も一定程度妨げた」と指摘。「被告なりに子の供養を考えた」と理解を示したが、家族や行政に相談せず公園への埋葬を選んだのは「未熟で安易な判断」と結論付けた。女性に対し、「相談できる人はいる。抱え込んで誤った判断をしないようにしてください」と説諭した。

事例B　家族に妊娠を気づかれながらも孤立出産した二〇歳の女子学生

Bは、同居していた家族が妊娠に気づきながらも孤立出産に至った事例だ。女性を中絶という選択から遠ざけたのは、経済的な負担からだった。「妊娠に気づいたとき、どうしたらいいのだろう、堕ろしたいなと思っていた。三月に病院に行くと、『今は一一週。一二週以降はうちでは堕胎できないから大きい病院に行ってください』と言われた」。大きい病院に問い合わせると二〇万以上の金額を示され、かつ親の同意を求められた。女性は「どっちも無理だと思った」と断念した。

堕ろすに堕ろせないまま、時間が過ぎた。病院には産まれそうになったら行けばいいと考えていた。自宅で産む決心をしたのは当日だった。ただ、実際は陣痛でそれどころではなく、救急車を呼べずに風呂場で出産。嬰児は死んでいた。「死んでいることにびっくりして、どうしたらいいかわからなかった」。救急車や警察を呼ぶことは考えられなかった」。妊娠について相談している友人はいたが、迷惑をかけてしまうと遺体の対応について相談することはためらった。嬰児の遺体が入ったビニール袋を、さらに紙袋に入れ、自分の部屋に置いていた。公判で放置した理由を問われると「ずっとこのまま置いておくのはかわいそうだと思ったが、ほかに最良の選択肢が思い付かなかった」と話した。もしも産声を上げていたら、病院に行った後に、自分で育てるか施設に預けるかの選択をする予定だった。思い悩み、現実逃避のために遊びに出かけた。「人に相談できない自分の性格が原因だと思って反省している」と語った。

女性は親に相談していないが、自宅で妊娠検査薬を見つけた母は妊娠に気づいていた。母から指摘を受けた際、女性は否定し、放っておいてほしいと訴えた。母は、中絶するならどうすればいいかなどのアドバイスを送ったというが、女性は突き放した。日頃から相談する習慣はなく、「放任主義をとられてきて、今さら親子面されたのが嫌だった」

女性の出産から約一ヶ月後、母が遺体の入った紙袋の存在に気づいた。中に嬰児が入っているかもしれないと警察に相談して発覚した。

検察側は論告で「嬰児が死亡しているのを認めた場合には社会通念や慣習に従って葬祭を行うべきだ。周囲に相談などすれば面倒になるという理由で、死体を放置し続けたのであり、身勝手で動機に酌量の余地はない」と主張。腐敗を進ませ、異臭が漂う状態になると理解しながら放置したのは悪質で、死者の尊厳の軽視だと批判した。

女性には懲役一年六ヶ月、執行猶予三年が言い渡された。裁判官も「腐敗が進行するまま放置し、死者に対する尊厳の念を甚だしく欠き、遺体を無残に扱った犯行だ」と指摘。同居する母が妊娠に気づいていたことを認識していただけでなく、友人にも妊娠や出産の事実を伝えていたのに、遺体の相談をしなかったことに触れ「汲むべき余地は乏しい」と述べた。

二人とも中絶を望んでいたが、費用や手術の際に求められる同意がハードルとなり、断念せざるを得なかった。死産したこと自体が罪ではない。孤立出産の場合、死産の確率は上がる。それなのに、中絶する権利を尊重しない現状の制度によって「罪」が生み出される。死体遺棄罪の保護法益は「死者に対する社会の敬虔感情」だ。死者は大切に扱われ、弔いを受けるべきであり、国民の一般的な宗教的感情や敬虔感情を害していないかどうかが問われ、遺体を他者が見つけることが困難な状況をつくり、「隠匿した」とみなされれば有罪となる。法がある以上、出産後にどこにも頼れずに問題を抱え込んでしまった女性たちは死体遺棄罪という枠組みで裁くしかない。

Aの公判では、検察官が女性に対して「今振り返って、したことをどう思う」と投げかけた。「してはいけないことだった」と答えた女性に、「お腹の中にいたのは命ですから、もっとさかのぼっていろんなことを考える必要がある」と諭した。「もっといろいろなことを考えないといけない」のは、女性ではなく、間違いなく社会の方だ。

これまで挙げてきた事例以外にも、県内では外国籍の女性が自宅マンションで出産後、ごみ集積場に遺棄した事例や一〇代の少女が嬰児を畑に埋めた事例などがあった。直近でも、風俗店で働いていた女性が商業ビルのトイレで出産し、放置したとして逮捕された。産まないという選択を尊重し、そのための制度が整う社会であったら、結末は違っていただろう。未成年である少女以外は逮捕時に実名が報道され、警察署から送検される際には顔も報じられる。いまだにネット上には、女性たちの名前や顔写真が残されている。

これまで紹介してきた事例は死産が多かったが、孤立出産後に放置などによって嬰児が死亡すると、「虐待死」としてカウントされる。国が毎年取りまとめている「子ども虐待による死亡事例等の検証結果等について」によると、第一次(二〇〇三年)〜第一九次報告(二〇二一年)の期間中に把握した「〇日・〇ヶ月児」の死亡事例は二一三例。内訳を見ると、一七六人が「〇日児」、三七人が「〇ヶ月児」だった。「〇日児」には死産と断定できない事例も含む。年によってばらつきはあるものの、心中を除く全体の虐待死件数の四四・五%を占める。

国は、生後間もない子どもの虐待死やその背景にある予期せぬ妊娠を問題視し、二〇〇八年に児童福祉法を改正。妊娠や出産後の養育について支援を行うことが必要な妊婦を「特定妊婦」と定義している。これは収入基盤が不安定な妊婦や障がいで養育が難しいことが予想される妊婦のほか、若年妊娠やパートナーからのDVなどの事情を抱える妊婦が対象になる。行政や児童相談所などでつくる「要保護児童対策地域協議会」に登録されると家庭訪問の対象となり、面談や訪問相談で状況を確認され、産科受診が困難であれば同行支援や受診料の助成、経済的に困窮している場合は生活保護申請の同行を行うなど、妊婦の状況に応じた支援を行っている。

ただ、これらの支援にはネックがある。特定妊婦を「発見」するためには、病院で妊娠確定診断を受けて、行政で母子健康手帳の交付を受けるなど、超えなくてはいけないハードルがいくつかあるのだ。しかし、事例の中で示したように公的機関の支援をすり抜け、どこにもつながれないまま出産に至る女性たちがいる。

神奈川県は、妊娠を周囲に相談できず支援機関につながっていない妊婦の実態を把握するため、二〇二三年に調査を実施。妊婦健診を受けないまま出産するなどの課題があるケースが二〇一八

〜二二年の五年間に計一五一件あったと明らかにした。調査は政令市を除いているため、横浜や川崎市などは含まれていない。半数を二〇代前半までの妊婦が占めているという。また、五六件は「家族にも言えなかった」などの理由で、出産するまで市町村などの支援機関とつながらず、「特定妊婦」としても把握されていなかった。

こうした事態に対応するため、国は各自治体に予算をあてがい、思いがけない妊娠についての相談事業を開始している。助産師や保健師、社会福祉士などが対応し、必要に応じて支援機関につなぐ。相談手法も電話やメールに加えて、ＬＩＮＥを導入する自治体も出はじめ、気軽に相談できる環境整備が進んでいる。

一方で、相談窓口への連絡を待っているだけではつながれない女性たちがいる。これまで嬰児遺棄の事例で取り上げたように、問題を自分で抱え込んでしまい、公的機関に助けを求めるという選択肢をとることができない。事態を打開するために期待されているのが見回りやＳＮＳで困難を抱える人々を見つける「アウトリーチ」だ。

国は「若年被害女性等支援事業」を設け、自治体への補助を開始した。自治体から委託を受けたＮＰＯなどが新宿・歌舞伎町や渋谷などを巡回したり、ＳＮＳの書き込みをキャッチしたりすることで、生きづらさを抱え、孤立している女性たちを見つけ出す。「助けて」と言ってもらえるまでの信頼関係構築は一朝一夕とはいかないため、何度も顔を合わせたり、時間をかけて話を聞いたりする中で何かあったときに相談してもらえる関係を築く。女性たちからＳＯＳが上がれば、警察や役所に同行し、必要に応じて病院や弁護士事務所にも一緒に出向く。一人一人が抱える問題に応じて、適切な社会資源につないでいる。

支援団体がアウトリーチ活動を行う都心部には、学校や家庭に居場所がなく、ネットカフェで過ごしたり、複数人でホテルの一室に寝泊まりしたりする女性たちがいる。彼女たちは虐待や依存症、自傷行為、性被害など様々な困り事を抱えている。ホストに依存し、高額な売掛金を負い、性風俗で工面する女性たちも多い。特に、店舗型のファッションヘルスや店が客を仲介するデリバリーヘルスに比べて、一人で客と相対する路上売春は、客に対する女性たちの立場がより弱くなる。

支援団体などによると、歌舞伎町の大久保公園の周囲は、コロナ禍に客を待つ女性が増えはじめ、避妊具無しでの性サービスも「合法化」されているような雰囲気という。支援者の一人は「風俗で稼げている子は『やりたくないことはやらない』と自分でイニシアチブを取れる。ただ、大久保公園付近に立っている女性の中には客が選べず、避妊具なし、そのまま中出し（膣内射精）でという子も一定数いる」と話す。避妊具をつけない性サービスは客が払う金額も上がるが、性感染症や妊娠のリスクを考えるとまったく割に合わない。望まぬ妊娠とも隣り合わせで、支援団体には緊急避妊薬を求める相談も多く寄せられる。ただ、このように支援団体がつながれているのは全体のほんの一握りといい、今もどこかで支援の網からこぼれ落ちてしまう女性たちがいる。

孤立出産の事例や望まぬ妊娠と隣り合わせの女性たちの話から社会の脆弱性を思い知る。緊急避妊薬はいまだにアクセスしづらく、中絶を望んでも高額な費用や本来不必要である「同意」が阻む。女性たちは経済的にも不安定な状況に置かれ、既存の制度では支えるべき人を支えきれていない。政治家の介入によるバックラッシュで性教育は遅れに遅れ、性交や避妊、中絶を義務教育で取り扱わないことも問題だ。

遺棄事件が起こると、「加害者」の責任にフォーカスが当たるが、選択肢を奪っている社会の側としっかり向き合わなければならない。セクシュアルリプロダクティブヘルスライツ（SRHR）が保障されない社会であれば、この先も事件は起き続ける。妊娠させた相手は表に出ないまま、「加害者」は実名と顔が晒され続けるだろう。

わたしが当初言語化できずにいた罪悪感の正体は、産む・産まないの選択肢を奪っておきながら、乳児遺棄をした女性たちに責任を収斂させるような社会に記者として加担してしまったことに対してなのだと思う。妊娠に戸惑い、社会から孤立したまま出産する女性たちを一人でも減らすために、報道機関も変わらなければならない。

第2章　若年女性と沖縄での中絶

篠原芙由（仮名・助産師）

高校生のとき、はじめて人工妊娠中絶について考えて、感情が爆発しそうになったことをはっきり覚えている。わたしはキリスト教系の高校に通っていて、授業以外でも社会政治的なことに関して級友や教員とオープンに話せる場があり、自分はリベラルな学びの場にいると思っていた。その日は、今でも周りの風景まではっきり覚えているが、学校の掃除時間に仲のいい女性の先輩と話していたら「今日さ、保健の授業で中絶のビデオを見たんだけど、お腹の中の赤ちゃんが逃げててさ、今後万が一レイプされて妊娠しちゃったりしたとしてもわたしは絶対中絶はできないなって思った」と言われたのだ。当時はフェミニズムやSRHRについてまったく無知でその場では何も言葉にできなかったが、眩暈（めまい）がするほど怒りがわいた。もちろんその先輩に対してではなく、先輩にそう思わせる授業に対して。

わたしも一年後にその保健の授業を受けたのだが、当該ビデオは一九八〇年代にアメリカの中絶反対派によって作成された悪名高き『沈黙の叫び』だった。男性医師が中絶処置中の女性や児の様子を「胎児は痛みを感じて叫んでいる」「胎児は子宮内で鉗子（かんし）から逃げまどっている」などと超音波映像を用いて説明しているビデオだが、アメリカ国内でも産婦人科医師らから動画の意図的な編集を指摘されている。わたしは素人が見てもよくわからない超音波映像より、バケツに入れられた児のちぎれた遺体や、膣内に吸引器を入れられている女性の映像がとてもショッキングだったのを覚えている。今思うとあのショッキングな児の遺体は明らかに中絶できる週数を超えており、死産児と考えるほうが自然だ。また、男性医師が動画の終わりで「中絶しようとしているすべての女性にこの動画を見せるべきだ」と語っていたのもはっきり記憶にあり、一度も妊娠におびえたことのない男性が何をえらそうに語っているのかと反吐の出る思いだった。

おそらく保健の授業を担当していた母校の男性教員はプロライフ思考というよりは安易な性行為をするなということを伝えたかったのだろうが、女子生徒の今後の人生への影響があまりにも大きいことをまったく考えていなかった。今も後輩たちが保健の授業と称してあのビデオを見せられているかと思うとぞっとする。

そこから性教育やSRHRに関心を持ったわたしは高校を卒業して沖縄で助産師になった。ひとくちに助産師と言っても、勤務する医療機関の種類や患者層によって仕事内容は大きく異なる。沖縄でわたしが働いていた病院は人工妊娠中絶を取り扱っており、中でも何人か強く印象に残っている中絶患者がいる。(プライベートな内容なので複数人のエピソードをまぜている)

沖縄での助産師としての経験

事例1　寄り添えないもどかしさ

一人、もっとも印象に残っているのは四〇代の女性。きれいな身なりで表情は硬く「最近生理が来ない、妊娠ではないと思うけど」と外来に来た。産婦人科外来で働いているとたびたび妊娠を疑ってはいるが受け入れたくはないという状況の女性と出会う。彼女たちは「妊娠ではないと思う」「妊娠はしていない」と言うことがある。その女性は中学生の子どもを育てるシングルマザーの会社員で、医師の診察の結果妊娠二一週だった。

妊娠週数は妊娠初期であれば最終月経やCRL（児の頭からお尻までの長さ）から算出するが、明らかに妊娠中期や後期になってから受診した場合はたいてい正確な最終月経はわからないためBPD（児の頭の大きさ）から算出する。わたしは医師の診察を隣で介助していたが、最初に測定したときは二一週六日とエコー機に算出されており、医師が再度測定して二一週二日となった。一般の妊婦健診でも超音波の角度を変えて何度か測定するのは普通のことだが、SRHRに明るい女性の医師だった。

それから本人の妊娠を中絶する意志を再度確認し、翌日の朝一で入院すること、そのときに必ず児の父親の同意書を持参すること、中期中絶なので処置をはじめてから何日かかるかわからないこと、二一週六日までに出なかったら二二週からは切迫早産の治療にうつる可能性があることを説明した。女性は硬い表情のまますぐ職場に連絡をして連休を確保し、たくさんの書類を持って帰宅した。翌朝女性はきちんと書類をそろえて来た。

中絶希望者の入院では入院予定時間をすぎてから「児の父親と連絡がとれなくなった」「児の父親が同意書にサインをしない」と電話をかけてくることがある。意義の不明な法律があるせいで、「同意書を準備できない」と言われたらこちらとしては「同意書が準備できしだい再度予約を。二二週に入ったら処置はできない」とオウムのように繰り返すしかない。心の中で「適当な男の名前を自分で書いて持ってきて。病院から相手の男性に確認の連絡をすることなんてない。何かあったときは緊急連絡先に連絡するかもしれないけれど、それは相手の男性である必要はない」と何度叫んだことか。孤立出産乳児遺棄のニュースを見るたびに（もしかしたらわたしが電話対応した女性かもしれない）と胸がつぶれそうになる。

わたしはその女性が無事二一週三日の入院日に書類をそろえて入院してきて心底安堵した。彼女が持参した同意書は、本人のサインと配偶者のサインがどう見ても同じ字体で、男性の名前はいわゆる「佐藤太郎」の沖縄版のような名前だった。おそらく他のスタッフも感じていただろうが、誰も口には出さなかった。経産婦だったこともあり、彼女は無事二一週五日で妊娠を終了できた。

妊娠一二週以降の死産の場合は火葬が必要になるため、スタッフが小さな箱の棺をつくって小さな服を着せて、折り紙で花や星をつくる。死産の場合はグリーフケア（遺族への心のケア）のため家族で面会したり家族が手紙を書いてきていっしょに棺に入れたりするが、希望中絶の場合も本人と児の状態を見て面会を希望するか確認する。その女性は面会を希望して、ずっと児を見て静かに涙を流していたが、わたしたちスタッフには何も話さなかった。

中絶した女性には丁寧な心のケアと今後の避妊の指導が必要だが、中絶を悪とし男性の同意を強制する国で、中絶した女性と医療者の間に信頼関係を築くのは難しい。男性の同意がある前提で処置を行っているため、「一人で悩んで苦しかったですよね」などという言葉はかけられない。もっとも寄り添いたい女性たちにもっとも適切な専門知識のある助産師や産科スタッフが寄り添えない状況が本当に悔しかった。その女性は結局わたしたちスタッフには何も話さないまま退院したがもしかしたら今も、中絶したという記憶自体の負担と、同意書を自分で書いたという不要な罪悪感に苛まれて一人で静かに涙を流しているかもしれない。

一方で、この女性はある意味で幸運だった。別の病院に行っていたら二一週六日と算出され中絶は困難だったかもしれないし、明らかに同意書の字が同じだったこともスタッフに確認された可能性がある。しかし、ここが日本で彼女が日本人だったことが不運だったとも言える。中絶が女性の権利として確立していて、中絶を取り扱っていることをしっかり標榜している医療機関がある国であれば、もっと早期に受診して身体の負担の軽い処置ですんだだろう。そもそも女性が主体的に活用できる避妊方法が充実していれば妊娠自体を防げたかもしれないし、配偶者同意規定がなければ、医療者に正直に感情を表出して少しでも気持ちを軽くすることができたかもしれない。

事例2　留置所にいる夫にさえも求められた同意

もう一人記憶に残っているのは一六歳のキャバクラ勤めの女性。女性というか彼女自身がまだ子どもだったが、右手の前腕から手の甲にかけて和彫りの刺青が入っていた。彼女はすでに一歳の子どもがいて、年上の夫の子を妊娠していた。

彼女は妊娠初期に一人で受診してきて、「上の子はお母さんが育ててくれてるけど、二人目は絶対無理」とはっきり言っており最初から明確に中絶の意思があった。医師がいつも通り配偶者同意規定について説明すると「夫はたぶんいいって言うけど、サインとかできるのかわからない。今留置所に入ってて」と言う。詳細を確認すると、酔った夫が公道で彼女を殴ったことで現在留置所にいるというのだ。まだ妊娠初期だったこともあり、院内でこのような症例の配偶者の同意についてカンファレンスがもたれた。わたしはそのときまだ新人の助産師で、もちろんそのカンファレンスにも参加していなかったが、まさか女性自身に手を挙げたことで留置所にいる配偶者にまで中絶の同意を求めるわけがないだろうと思っていた。医師たちも明らかなDVが確認できているのだから配偶者の同意は不要ではないかと言っていたが、結局医療安全のため配偶者の同意は必要という結論に至った。その後、二〇二二年に厚生労働省が「夫からDVを受けるなど婚姻関係が実質破綻し、同意を得ることが困難な場合、本人の同意だけでよい」との見解を示したため、現在はこのような場合の配偶者の同意は不要である。

彼女の場合は病院から弁護士に依頼して留置所にいる夫のサインを得て、無事に処置を終えて帰宅していった。にこにこ笑って元気に退院していった彼女を見送りながら助産師の先輩が「あの年であんなに刺青を入れられて、これからも昼職は難しいだろうね。大丈夫かな」とつぶやいていたのが忘れられない。まだ一六歳だが学校に通っておらず、夜の仕事をしていて、すでに子どもが一人いて、夫は暴力をふるう。手の甲まで和彫りが入っていて、彼女は今後どんな人生を歩むのだろう。あまりに自己決定権が蹂躙（じゅうりん）されていて、支援の網からこぼれ落ちていて、沖縄の子どもの貧困率の高さを実感した。

事例3　第一子出産から四ケ月後の妊娠、中絶

また、一九歳で初期中絶をした女性の姿も目に焼きついている。その女性は第一子を逆子のため帝王切開で出産した四ヶ月後に妊娠して夫と二人で外来に来た。もちろん第一子出産後に家族計画の指導はしており、帝王切開のため一年間は必ず避妊するよう本人へ説明していた。前回の帝王切開から今回の妊娠までの期間が短すぎるため子宮破裂のリスクが高いと医師から中絶を提案された際、本人は表情のない顔で夫を見つめ、夫はスマホの画面を見たまま「どっちでもいいよ、お前が決めたら」と言った。全スタッフが怒りでこぶしを握り締めながら、（「せっかく授かったんだから中絶なんてしないでよ」などと言う男よりはましか）と慰めあった。本人にも出産の希望はなかったためそのまま中絶の運びとなったが、初期中絶の処置は一五分程度で終了することが多いのに彼女はなかなか手術室から帰ってこなかった。どうやら四ヶ月前の帝王切開創と今回の着床部位が近く、止血に時間を要してかなり出血したようだった。

翌日迎えに来た夫と貧血で真っ白になってふらつきながら生あくびを連発している彼女に産科

医と助産師から避妊指導を行ったが、相変わらず夫はこちらが注意するまでずっとスマホゲームをしていた。事態を理解するのが困難だったのかもしれないが、では彼女はどうすればよいのか。日本は避妊方法が限られすぎていて帝王切開直後から使用できるのはコンドームだけで、男性側の協力がないとどうしようもない。産後ある程度経過すればピルの内服や子宮内避妊具の挿入も可能だが、それらも高価で経済的な余裕がないと難しい。あの夫婦は今どうやって暮らしているだろう。どうか彼女の健康がこれ以上損なわれることがないように。

　避妊方法は限られているうえに不妊手術にも配偶者の同意を求めるため、これ以上は絶対に妊娠したくないと考える女性でも配偶者が同意しなければ不妊手術を受けることはできない。そして、女性が希望する不妊手術に同意しない夫というのは、かといって日常的に避妊ができるかというと、まったくできない。

事例4　不妊手術に同意しない夫

帝王切開の直前まで不妊手術について病室で言い争っていた夫婦の姿とスタッフの徒労感が忘れられない。女性は四度目の帝王切開を控え、妊婦健診のときから医師より「希望があれば開腹時に卵管結紮（けっさつ）が可能。卵管結紮分の手術費用は自費になるが入院費用は帝王切開後入院に含まれるため卵管結紮のためだけに入院するより安価である」と説明されていた。そもそも今回の妊娠も望んだ妊娠ではなかったうえに、たてつづけの妊娠により子宮筋層切開創がかなり菲薄（ひはく）化していたため子宮破裂のリスクが高く安静を指示されていた。本人が不妊手術を希望していたため医師も助産師もなんとか夫を説得したく帝王切開の直前まで病室で話し合っていたが、夫は同意しない。「費用が高い」や「五人目の子どもがほしくなるかもしれない」などと具体的な理由を言ってくれればまだ説得の余地はあるが、はっきりした理由は何も言わず、今後の避妊への協力を約束するわけでもなく、結局夫の同意は得られないまま話し合いは終了した。

彼女は今後、性行為自体を拒否することでしか自分を守れないだろう。コンドームの使用を夫が拒否する、ピルや子宮内避妊具は金銭的にも負担が大きく四人の子どもを育てながらの定期通院は難しい、不妊手術は夫の同意が得られない、となると性行為をしない以外に身を守る策がない。もう一度妊娠したら子宮破裂で命を落とすかもしれないと言われていたが、もし妊娠してもあの夫は中絶にすら同意しない可能性がある。不妊手術にせよ、中絶にせよ、なぜ女性自身の命や生活にかかわることなのに無理解な夫に決定権があるのか、まったく理解できない。

負担軽減のための早期受診

妊娠に気づいたらできるだけ早期に受診してほしい。妊娠を継続するつもりでも中絶するつもりでも。性教育を歯止めして避妊方法をまったく教えず中絶を悪とするこの国で、女性に早期の受診を求めるのは難しいと思うが、最初から中絶希望であれば初期中絶のほうが中期中絶に比べて明らかに負担が軽い。また、中絶にかかわるスタッフの精神的負担も軽い。

中期中絶の児は週数にもよるが小さめの新生児のような見た目をしていて、出てきてすぐは頸動脈が脈打っていたり胸郭が上下に動いていたりすることがある。生きているものとして扱うことはなく冷たい膿盆に乗せて火葬するまで冷蔵庫に入れておくが、いかにも赤ちゃんという見た目で生きていそうなものを死んでいるものとして扱うのは精神的に負担がかかる。患者の前ではおくびにも出さないが家に帰ってから涙したこともある。

中絶が女性の権利であること、女性がいち早く体の異変を察知して自ら受診するにはそれなりの知識が必要なこと、二一週までは悩んでもよいことは理解しており、中期中絶では出産育児一時金が支払われることから金銭的負担が少なくなることがあることも知っているが、なるべく早めに決断してほしいと思ってしまうのも事実だ。中期中絶をゼロにする必要はまったくないが、義務教育に包括的性教育を取りいれ、避妊方法の選択肢を増やして安価にし、初期中絶にかかる金銭的負担を軽くすることで、中期中絶が少しでも減るといいと思う。

避妊手段を得ること

中絶はもちろん女性の基本的な権利だが、多少なりとも女性の心身への負担があるので性教育や避妊方法の拡充で防げるものなら防ぎたい。

助産学生の頃、演習の一環として中学校へ性教育講座をしに行ったが、歯止め規定のおかげで非常にキラキラしたおあつらえ向きの命の大切さを伝える内容がメインになってしまった。性的同意や避妊、感染予防の大切さ、何かあったときに相談できる機関など、わたしたちは中学生にこそ伝えたいことがたくさんあったが、何も伝えられなかった。義務教育で自分たちの身体のことを教えず、一体どこから学べというのだろう。

わたしの大学の友人には大学生になってなお「コンドーム」を知らなかった人がいる。彼女は進学校卒で高校では保健の授業はほぼなかったらしい。大学生になってはじめたアルバイト先のドラッグストアで「男性用避妊具」の棚卸をしたときに（ふ〜ん、避妊って男性がするんだ）と思ってわたしに聞いてきたことで無知が発覚した。学校が性教育をしないことで、アダルトコンテンツから間違った知識を仕入れることもあれば、まったくなんの知識も仕入れず自分の身を守る知識がゼロのまま大人になることもある。

また、避妊方法の少なさと高価さに関しては身を持って実感している。多くの女性が経験していることだが、わたしも生理が予定日より三週間ほど遅れて食事ものどを通らないほど悩んだことがある。当時すでに助産師として働いていて、仕事が楽しく、絶対に今は妊娠したくないと思っていた。沖縄は希望中絶に対応している医療機関が限られているうえ、助産師は横のつながりがかなり密で、なおかつわたしの姓はかなり珍しい。万が一妊娠していたら沖縄県内で中絶することは難しい、一泊二日で九州に行こうかなどと真剣に考えていた。運良く妊娠はしておらず生理周期が乱れただけだったが、二度と経験したくないストレスだったためすぐにピルを飲みはじめた。しかしそのあまりの高価さに驚いた。保険適用となる月経困難症の治療薬か、自費の避妊薬か、ジェネリックがあるかないかでかなり値段が変わるが、いずれにせよ他の一般的な常用薬に比べて高い。

わたしは周りの女性より月経が困難だったことは一度もないが、月経のない男性に比べると明らかに生活が困難なため（突然の月経で温泉旅行をキャンセルしたりナプキンで臀部がかぶれたり血が漏れてシーツを洗濯したりすることがないなんてかなり快適だろう）、月経困難症ということにして保険適用でジェネリックのあるピルを内服することにした。自ら主体的に効果の高い避妊方法を選択したことで、妊娠をおそれる必要がなくなってかなりQOLが上がった。

ちなみに沖縄で勤めていた病院はSRHRに明るく、ピルに関しても知識が豊富な医師が多かったが今の病院に勤めだしてから産婦人科医によってかなり対応が変わることを知った。今の病院では月経困難症の患者に、特に本人が希望したわけでもないのに避妊用のピルを処方して自費支払いになっていたりすることがある。避妊薬が自費になる仕組み自体がおかしいと思うが、避妊のためにピルを内服したいときはピルに明るい医師がいる病院を選び、「月経中にときどき鎮痛剤が必要なほどの腹痛がある、ジェネリックのあるピルを試したい」とはっきり伝えて月経困難症として保険適用で処方してもらうといい。

第3章　一〇代の妊娠葛藤

中島かおり（認定NPO法人ピッコラーレ代表理事／助産師）

SRHRという概念との出会い

第二子の出産をきっかけに助産師となることを決め、三〇代で看護学部の学生となったわたしは、ある授業でアメリカのいわゆるプロライフと呼ばれる人たちが作成したビデオを観たことがある。そのビデオは胎児の目線から中絶の様子が語られるというもので、中絶がいかに残酷なものなのかが描かれていた。当時のわたしはまだプロライフという言葉も知らなかったが、それでもそのビデオがここにいる若い同級生たちのうちの誰かを傷つけるものだということは想像できた。授業が終わってから、先生のところへ行き、あの場に当事者がいるかもしれない、もしもいたならどんな気持ちになっただろうか、あらかじめビデオを見せる前にどんな内容なのかを説明する必要があるのではないか、もっと配慮して欲しい、そう抗議をした。その授業は助産師資格を持つ教員によって行われ、おそらく毎年行われていたであろうもので、その内容や剥き出しの主張がそれまで問題にならなかったことを考えると、医療現場で医師や助産師によって無意識に産科的暴力が起きてもこれまで問題とされなかったことの遠因となっていることは想像に難くない。

その後も看護学部で学んでいく中で、わたしがはじめて「性と生殖の健康と権利、セクシュアル・リプロダクティブ・ヘルスアンドライツ（以下、ＳＲＨＲ）という概念を知ったのは助産師専攻の四年生になってからのことだった。その講義を受けながらすぐに一年生のときに観たビデオを思い出し、あのとき感じた違和感がはっきりと蘇った。それほど、中絶を受ける人々に罪悪感を植えつけるような講義がよりによって助産師によってなされたことへの怒りは強かったのだ。それと同時に、すでにわたし自身が二人の子どもを出産していたにもかかわらず、自分で決めていいという考えを知らないままで妊娠、出産をしたことがショックでたまらなかった。子どもを持つか持たないか、いつ何人持つかを決めるのは私自身の権利だったのに。

わたしは避妊の失敗によって妊娠をしたという経験がある。妊娠がわかってまず頭に浮かんだのは「困った、中絶したい」という考えだった。中絶だけでなく、一時は流産を願ったことさえあった。産後しばらくの間、それを思い返すたびにわたしは自身のことをなんて身勝手でひどい人間だと後ろめたく思っていた。中絶を選ぶことによって社会からどんな眼差しで見られてしまうのかと世間体を気にするあまり「産まないという選択は絶対にできない」と考えていたあのときの自分が、もしもＳＲＨＲを知っていたなら、産むかどうか迷ってしまったことにあれほどまでの罪悪感を感じなかったかもしれない。それに、妊娠を受け入れられないでいた自分をずっと責めなくてもよかったかもしれない。

はじめてＳＲＨＲの概念に触れたとき、そんな考えが頭を駆けめぐったことをよく覚えている。

もちろん、様々な理由で中絶に反対する自由もまたわたしたちが手にしている権利でもある。だからこそ、どちらの権利も尊重されるべきであるのに、今このときにもSRHRについて知らないまま葛藤していたり、罪悪感を背負って生きる苦しみを味わっている人は大勢いるのだ。そもそも、誰もが妊娠、中絶、出産の当事者になる可能性があるのに、SRHRについて知っている人はどれだけいるのだろう。

SRHRの自分の身体は自分で決める、という考えに対して別の思いもある。どんなに愛し合っていても子どもができず悩んでいる人や、性暴力に巻き込まれ妊娠した人の顔も浮かぶのだ。流産や死産も自分でコントロールできることではない。自分で決めていい権利があると言われても相手があることだからこそ、性と生殖に関することはどうしようもない、思い通りにならない場合もたくさんあるじゃないか、そんな抗議をどこかにしたくなるような気持ちにもなる。

助産師になってから、そして妊娠にかかわるあらゆる困り事に寄り添う相談員としても、診察や出産の現場で中絶をする人たちに対して医療職からの処罰的で偏見のあるかかわりがなされるのをわたしは何度も目撃してきた。自分自身、助産師として妊娠している方と様々なかたちでかかわる中でどれだけ目の前の女性の背景に想いを馳せていただろう。ともすればふっと顔を出す自分の中の偏見や思い込みを通して彼らを眼差していないだろうか。

自分自身のあり方が相談現場にいるに相応しいのか、振り返り反省しながら日々取り組んでいる。

女性が中絶をしたいと伝えた際に医療者から浴びせられる「次から気をつけなさい」「どうするつもりだったの」という言葉は責めを含み、当事者の心をとても傷つける。この妊娠の背景に何があったのか、どんな気持ちで目の前にいるのか、語られない言葉を想像するだけでなく「自分の身体は自分で決める」というかれらの権利を尊重するために、妊娠のケアにかかわる全ての人がSRHRについて知り、学び続ける必要がある。

一〇代の中絶

ピッコラーレが運営する「にんしんSOS東京」には毎日様々な「困った、どうしよう」という声が寄せられる。

高校生が電話口で泣きながら「妊娠をしてしまった」と訴えてくることがある。交際相手に妊娠検査薬で陽性だったことを伝えたら「とても嫌そうな顔をされた」。それ以来相手に妊娠のことを相談できず「迷惑をかけたくない」「自分でどうにかしなければ」そんなふうに思っているうちに、気がついたら連絡手段であったSNSでもブロックされてしまい、親にも友達にも言えないまま一人きりで悩んでいるのだという。

一〇代の相談者の場合、相手が同じくらいの年齢とは限らない。話を聞いているうちに相手が歳の離れた大人であることも珍しくない。例えば、付き合うことになったものの彼女は妊娠が怖いので「セックスは嫌だ」と相手に伝えたが、強引に性行為に至っている場合もある。しかも、今まで大丈夫だったからという理由でコンドームをつけてくれなかった、など避妊に非協力的なことも少なくない。これはデートDVであり、同意のない性行為は性暴力だ。たとえ同意があったとしても避妊に協力しないのも性暴力である。

性暴力での妊娠の場合、被害にあってすぐに性暴力・性被害者のためのワンストップ支援センター（以後ワンストップセンター）や警察に相談すると、婦人科の診察や緊急避妊薬の処方とそのための費用、またその後妊娠がわかった際の中絶費用が公費で賄われる。しかし、わたしたちが出会う若者の多くが次の生理が来ないことをきっかけに妊娠が判明し、そのタイミングで「どうしたらいいか？」と相談してきているため、被害から数ヶ月が経ってしまうとその被害を証明できない。そのため一緒に警察に行ったり、ワンストップセンターに相談をしたりしたとしても、制度を使っての中絶はほとんどの場合で不可能になってしまっている。そんな時は、社会福祉協議会の緊急小口貸付金や、民間の福祉基金を利用して費用を用意するのだが、こういった制度に被害にあった当事者が自分自身でたどり着いて利用の交渉をするのはとても難しい。

制度や支援団体などの助けを得られず、中絶をしようにも自分で費用を工面するしかなくなってしまう一〇代の中には、つわりがあり体調が辛いにもかかわらず風俗の仕事をしてお金を貯めているうちに妊娠一二週を超え、中期中絶の時期に入ってしまう方もいる。

このような状況にある方と出会うたびに、諸外国のように中絶にも保険が適用され、若者は実質無料になるような制度があったなら、あるいはせめてお小遣いやバイト代で賄える金額であったならと嘆きたくなる。救済制度が使えないどころか、被害者であるにもかかわらず中絶をするためにさらに心身が傷つく苦労を彼女たちがしなくていいのにといつも思う。そもそも自分は被害者だと思っていなければ人は警察には行かないし、相手が避妊に協力しないことや同意のないことさえできないのだ。

性行為が性暴力であることを知らなければワンストップセンターに被害を相談しようと思いつくことさえできないのだ。

被害だとわかっていても相手からの報復が怖くていけないこともある。性暴力を受けた一〇代の中には「自分が悪いのだから自分でどうにかしなければいけない」「怒られるから誰にもいえない」「親にバレたくない」と黙ってしまう人もいるが、そうなってしまうのには理由がある。わたしたち大人が若者に避妊について、また避妊に失敗をしたときの緊急避妊薬について、そして付き合っていたとしても同意のない性行為は暴力であることについて伝えていないからだ。中絶についても偏見なく、それが選択肢の一つであることを学校でも家庭でもまったく教えていないからだ。それに加えて、性に関する科学的な根拠に基づく知識や、SRHRに代表されるわたしたちの権利に配慮した性に対する態度にアクセスできる社会システムを整備しなければ、かれらの絶望が続いてしまうことにわたしたちは気がつかなければいけない。

家族からの経済的な支援が見込めず、高校の学費を自分で働きながら出すだけでなく、家にもお金を入れながら、なんとかして将来の夢のために専門学校にいこうとアルバイトでコツコツと貯めていた高校生が、そのお金を中期中絶のために使わなくてはいけなくなり「入学金が払えなくなる、進学をあきらめなければならないかもしれない」と震えながら話してきてくれたことがあった。中期中絶の場合、健康保険で出産育児一時金が利用できるが、病院によってはそれ以上の金額がかかる。親の会社の健康保険に入っている場合は、会社に申請をする必要があり親の知るところとなってしまうため、親に言えない場合は出産育児一時金の利用ができない。付き合っている彼とお金を出し合うと話していたが彼も用意できるお金に限界があったため、一旦貯金から支払いをする必要があったのだ。入学金納入まであまり期間がなくアルバイトでその分を補塡すると言っていたが間に合ったのだろうか。かれらに「もう大丈夫、わたしたちの社会にはどんな妊娠であっても受け止める仕組みがある」そう言えないことが情けなく猛烈に悔しい。

緊急避妊薬について、医師の処方箋なしでの試験的な薬局販売が二〇二三年一一月からようやく始まったが、販売価格は七〇〇〇～九〇〇〇円が想定されている。諸外国と比べると高すぎるし、この価格だと一〇代がすぐには手に入れるのは難しいだろう。しかも、一六歳未満は試験販売の対象とせず、医療機関などを紹介、一六歳以上一八歳未満は保護者の同伴が必須条件で、未成年は親の同意が求められるのだという。こんな条件下でのOTC化では一〇代のアクセス改善にはとてもつながるとは思えない。一〇代の場合、妊娠をした一〇〇人中約六〇人が中絶をしているが、そうなる前に緊急避妊薬にアクセスできていれば……そう思わざるを得ない。あるとき、地方に住んでいる高校生から、「緊急避妊薬を飲めなかった、どうしたらいいでしょうか？」と電話が入ったことがある。「部活が終わって自転車を飛ばして診療時間ギリギリに産婦人科に駆け込んだけれど、『親を連れてこい』と言われ処方してもらえなかった、明日までに飲まなければ七二時間経ってしまう、明日は部活を休んで遠くてもいいからどこかないだろうか？」、と。医療者であるわたしたちは誰のための医療をしているのだろうか。誰の何を守りたいのだろうかと思う。

経口中絶薬の議論も同様だ。

医療不信が強いため、診察椅子に座ることがどうしてもできず経膣エコーを拒否する一〇代に、もしも経口中絶薬という選択肢があったなら、もしかしたら妊娠を継続しなくても良くなるかもしれない、ずっとそんなふうに思ってきた。経口中絶薬が承認されることとなり、ようやくこれで安全かつ安価な中絶へのアクセスが可能になることを期待していたが、その費用は従来の中絶手術と変わらず一〇万円を超えるという。中絶薬の服用にも配偶者同意が必要で、入院もしくは院内待機が全件必須であり、中絶完了しなければ手術のほかに選択肢はなく、妊娠九週までの使用に限るという話も聞こえてきている。初期中絶手術は入院を求められないのに中絶薬では入院が必須になるのであれば、一〇代にとって中絶薬は選択肢にならず、実質使えないものになってしまうことが容易に想像できる。

経口中絶薬という選択肢は、分娩台や手術台に乗り被害を思い出すような処置を受ける苦しみをほんの少しでも減らせるのではないかと思うが、性被害で妊娠した際の公費での中絶において経口中絶薬は今のところ選択できないのだという。

妊娠葛藤白書で浮かび上がった中絶の背景にある課題

ピッコラーレが二〇二〇年一月に発行した「妊娠葛藤白書」によると、中絶の相談は全体の七%を占める。その内容は「中絶に対する不安」「周囲への告知の問題」「中絶手術ができない」「病院が探せない」という相談が多く、中でも、「中絶手術ができない」という相談の九割近くが、

「お金がないこと」が原因となっている。一〇代の場合、「中絶をしたいが費用が足りない」、「費用を分割で払いたいが、クレジットカードを持てる年齢ではないので分割もできない」「アルバイトで中絶のお金を用意しようとしていたが、日が経つにつれ費用も高くなり、その結果中絶できる期間を過ぎてしまった」「（初期中絶であっても）週数が九週を過ぎると受け入れてもらえなかった」など様々な声が寄せられている。経済的な理由により中絶が選択できない結果、退学・転校・離職・家族との不和などその人の人生を大きく変えてしまうことにもつながっている。

妊娠は一人ではできない。だが相手があることであるにもかかわらず何らかの事情によりたった一人で妊娠を引き受けることになった場合、本来不要な苦労まで引き受けなければならない現実があるのだ。

「中絶が怖い」という声

「中絶が怖い」という声もある。ネット上には中絶に関する不確かな情報が溢れており、検索をすると「麻酔が効かず痛くて、大出血をした」とか、「カチャカチャいう金属の音が聞こえ続けた」など手術に対する不安が増強されるような書き込みが出てくる。また術後についても「中絶したら妊娠しにくくなる」「身体に悪い影響が出る」といった脅しのようなコメントがあり、その後の一生に影響するネガティブな経験だと思い込まされてしまい、中絶を選ぶことのハードルがさらに上がっているように思う。

中絶の術後に、出血や腹痛、気分不良によって、夜間相談が入ることもある。「自分のせいなんです……」という声を聞くたびに大人たちのせいだよ、社会のせいだよ、ごめんねと訂正したくなる。中絶を選ぶことで罪の烙印を押され、保険も使えず、自己責任とされる社会の中で、中絶が命懸けの怖い経験であると聞かされた一〇代が、自分の未来のために「中絶をしたい」とSOSを出すのはどれだけ難しいことだろうか。

自傷行為としての中絶

「妊娠したら一人で死ななくていいと思った」これは希死念慮が強く自殺を繰り返していた方の声だ。一〇代の相談を受けていて気がついたことがある。かれらが使うSNSを見ているとプロフィールの欄にリストカットやOD（オーバードーズ）の記載と並べて中絶〇回と書いてあったり、「天使ちゃんのママ」などと中絶に関する記載があるものがある。避妊の知識があるにもかかわらず、避妊のない性行為をして中絶を繰り返している若者にとって、中絶は自傷行為のひとつになっているのかもしれない。中絶をヘルスケアとしてもっと語る必要がある。

「今ではない」、ただそれだけで決めていい

「あのときじゃなかった　それどころじゃあなかったよね」

何年も前の中絶経験をそんなふうに言っていたのは当時一〇代だったいよさん。『漂流女子』にも出てくる彼女は今や二児の母となり、仕事と子育てに忙しい毎日を過ごしている。産後久しぶりに会った際、いよさんは当時のことを「(出産するのは)あのときじゃなかったね」と穏やかに笑っていた。彼女とランチをしながら「自分の身体のことだから自分で決めていいんだよね」と今話せることが、心から嬉しいと思う。

何歳であるか、どんな経緯で妊娠をしたのか、どんな事情があるのか、その妊娠の状況がどうであれ、妊娠をした方が「今ではない」そう思うなら、中絶を決めていい。

仕事やお金があるかどうか、パートナーや家族がいるかどうか、病気があるかどうか、産んでいいかどうか誰かにジャッジされることなく、「今ではない」そう思うなら、中絶を決めていいし、誰かに理由を説明したり、許可を得る必要もなく、「今ではない」そう思うなら、ただそれだけで中絶を決めたっていい。

反省したり、悲しんだりしなければならないなんてことはないし、平気な顔をしていたとしてもまったく問題はなくて、それを誰かからとやかく言われる必要はない。

それが身体の自己決定「自分の身体は自分で決める」ということだ。私はこれからも女性の隣で一人ひとりの身体の自己決定を支える人でありたいと思う。

第4章　中絶をめぐる裁判

岩崎眞美子（ライター）

二〇二〇年六月、愛知県西尾市で当時二〇歳の専門学校生の女性が公園のトイレで出産し、嬰児をそのまま遺棄し、死なせてしまう事件があった。女性はその後、死体遺棄、保護責任者遺棄致死容疑で逮捕、起訴され、翌二一年五月、名古屋地裁岡崎支部は、女性に懲役三年執行猶予五年の有罪判決を言い渡した。女性は控訴せず、判決は確定している。

報道によると、この女性は妊娠を相手男性に相談し中絶を決めたが、受診した婦人科で、中絶するには相手男性の同意書が必要と告げられ、男性に伝えるも協力を得られず手術をキャンセル。その後もう一度別の婦人科で再受診した際にも同意書を求められたが男性に連絡を絶たれて手術ができなかった。三度目にまた別の病院で受診した際には、中絶可能な週数を超えており手術はできないと伝えられた。その後、女性は妊娠を隠し通し、通学途中で陣痛がきたためそのまま公園のトイレに駆け込み、たった一人で出産をした。

このような事件はこの数年、報道されたものだけでも複数件起こっている。二〇一九年には、神戸市の大学生がやはり妊娠を誰にも相談できず、就職活動で訪れた東京、羽田空港内のトイレで出産、嬰児を都内の公園に埋めたという事件があった。二〇二〇年には、ベトナム人技能実習生が、妊娠すれば帰国を迫られるという恐れから周囲に相談できないまま自宅で双子を早期出産により死産。遺体を弔うため箱に入れ部屋に安置していたが、その後、彼女は死体遺棄罪で逮捕された。二〇二三年一月には、風俗店勤務の三三歳の女性が路上で出産した嬰児の遺体をコインロッカーに遺棄したとして逮捕・起訴されている。

なぜ、こんなことが次から次へと起こるのか。風邪をひいたら病院にいって薬をもらい、ケガをしたら治療をして、もとの体を取り戻すように、望まない妊娠を中断し、もとの体に戻すための医療的ケアを受けることが、どうしてこんなにも一部の女性たちにとって困難なものになっているのだろうか。

費用の高さや、サポートの受けにくさ、制度の不備などの現実的な問題だけではなく、中絶に対する根強い偏見やスティグマがいまも社会に蔓延しているのも、女性がヘルスケアとしての中絶を選択しづらい大きな原因となっている。前述した孤立出産の例を見ても、女性たちは誰にも相談できず、適切なサポートも受けられないまま中絶の機会を逸してしまっている。一方で、同じ当事者であるはずの男性たちの不在が目立つ。たった一人で、誰にも言えず孤立出産した女性だけが罪に問われる状況は、あまりにも理不尽だ。

これらの理不尽、そして偏見や差別を生み出している大きな要因は、この国の性と生殖をめぐる法律の時代錯誤さにあるといっても過言ではない。

二〇二二年一二月、母体保護法一四条をめぐる重要な判決が、福岡高裁那覇支部であり、友人とともに傍聴に出かけた。二〇二一年四月に「自分の同意なく妻（当時）に中絶手術をした」旨で、沖縄県在住の男性が県内の医師に二〇〇万円の損害賠償を求めた訴訟の判決だ。傍聴席には複数の女性たち。小さな子ども連れの女性もいた。判決は一審那覇地裁判決を支持、原告男性の控訴は棄却された。

裁判の概要を整理すると、男性の妻だった女性は、二〇一七年に市販の妊娠検査薬で妊娠を確認、沖縄県内の医院を受診し、中絶手術を希望した。初診時の問診票には既婚とあったため、手術には同意書に本人と配偶者の署名が必要である旨を医院から説明した。すると女性は、現在離婚調停中で、夫と別居しており、妊娠は婚外子であること、さらに夫から「DVのような行為」もあるため、同意書にサインが得られないと話した。女性は二日後に術前検査のため同医院を再受診。カウンセリングの際に、今度は「夫が生活費を入れてくれず、けんかばかりしていた」ため一ヶ月前に離婚をしたと告げた。これらの聴取結果が記録された診療録を確認した被告医師は、女性が配偶者と離婚していると判断し、同意書なしで人工妊娠中絶手術を行った。

原告男性は当初、医師を業務上堕胎罪に問う被害届を捜査機関に提出していた。だが、同罪に過失犯処罰規定はなく、女性の申告に従って手術をした医師に犯罪の故意がないのは明らかなため、刑事事件としては立件されなかった。そのため原告男性は医師に対して損害賠償を求める民事裁判を起こしたのだ。

中絶を希望していた女性がその時点で男性と婚姻関係にあったのは事実だった。だが医師側に

「その真偽を確認すべき法的義務があったというには足りない」と一審では判断。原告の訴えは棄却された。不服とした原告は控訴。二審では婚姻状態に関してわずか二日の間に女性の説明が変化していることなどの真偽を医師が確認しなかったことの責任を問うた。しかしこれも棄却され、その後原告は最高裁への上告申請をするも、二〇二三年一〇月に退けられている。

高裁判決後、被告女性側の弁護士らによるオンラインレクチャーがあり、傍聴に来ていた女性たちとともに視聴した。小さな子ども連れで傍聴に来ていた女性たちは、これまで、中絶をめぐる法律の立て付けについて、一度も考えたことがなかったと語っていた。今回の裁判をきっかけに堕胎罪の存在を知ったという女性は「今の日本で、いまだに中絶することが法律上は犯罪だなんて、本当に驚いた。女性に対する差別そのものだと思う」と憤慨した様子で話していた。

出産と中絶をめぐる日本の法律の問題については多くの論点があるが、堕胎罪や、戦前の国民優生法の流れを継ぐ優生保護法（一九四八〜一九九六年）などの諸問題についてはすでに別項で触れているので、ここでは母体保護法一四条の問題についてあらためて整理したい。

母体保護法は、不妊手術、人工妊娠中絶に関する法律で、戦後一九四八年に生まれた優生保護法から、障害者への強制不妊手術（優生手術）の原因となった条文を削除するかたちで、一九九六年に施行された。第一四条では母体保護法指定医師が、人工妊娠中絶を行うことができる条件について触れられており、その「条件」があれば、母体保護法指定医師は「本人及び配偶者の同意を得て」人工妊娠中絶を行うことができる、とある。いわゆる「配偶者同意要件」である。妊娠した本人に中絶の意思があっても、「配偶者の同意」が得られなければ中絶ができない。つまり中絶できるかどうかの最終決定は女性側ではなく「配偶者」にあると法律に記されているのだ。

問題をさらに深刻にしているのは、現在日本の産婦人科医でほぼ「慣習」になっている、中絶同意書の存在だ。冒頭で触れた愛知県西尾市の例でも、当事者の女性は妊娠が発覚してすぐに中絶を決め、産婦人科を複数回受診して手術を受けようとするが、「同意書」に相手男性のサインがもらえなかったことが原因で、手術を断念している。

しかし、母体保護法が定めるのは婚姻している場合の「配偶者」の同意のみだ。二〇一三年には、厚生労働省も「配偶者とは、婚姻関係にあるもの（事実婚を含む）を指す。従って、母体保護法上は、婚姻していない方、すなわち配偶者の存在しない方については、配偶者の同意は不要である」と公式見解を示している。にもかかわらず、今もなお西尾市の例のように、今も中絶を希望する当事者は「同意書」の記入を当然のように迫られている現実があるのだ。

医療者が本来必要のない場合においても「同意書」の提出を求めるのはなぜなのか。

「トラブルを避けるため、ですね」。そう語るのは都内で婦人科クリニックを営むH医師だ。H医師のクリニックでは未婚既婚にかかわらず一〇代のカップルであっても女性とそのパートナー両方の署名を形式上求めてきたという。ただしその相手の署名が正しいかどうかを確認することはせず、当事者の女性の申告を言葉通りに受け止めるという態度だ。たとえ「ウソ」であっても、同意書を求めるのは、中絶後に本当の「配偶者」に同意を取らなかったことで訴えられるようなことがないようにするためだ。そのような事例が過去に実際にあったからだ。

二〇一六年、女性が配偶者欄に「父親不明」と書いて提出した同意書を医師に提出し中絶手術を行ったことに対して、女性の配偶者が妻である女性とその不倫相手の男性を被告として訴える事件があった。配偶者は、女性と相手男性に対し、本来必要とされる「配偶者の同意」を得ずに「違法な」人工妊娠中絶をしたことによって精神的苦痛を受けたとして損害賠償請求を行った。また、この配偶者男性は、被告二人の「違法行為によって殺害された胎児」の親となるはずだった自分が、損害賠償請求権の全額を相続したとして、胎児に代わり損害賠償請求も行っている。

判決では、妻と相手男性の「不貞行為」に対する損害賠償請求は認められたが、配偶者が妻の中絶によって精神的損害を受けたことについての損害賠償請求、そして胎児の損害賠償請求権は認められなかった。

ちなみに原告男性は、母体保護法一四条が記す配偶者同意は、同条一、二項が記す妊娠の経緯や中絶の理由が「すべて開示」されている場合に限るものと主張していた。つまり、妻が「妊娠の継続又は分娩が身体的又は経済的理由により母体の健康を著しく害するおそれがある」かどうか、「暴行若しくは脅迫によって又は抵抗若しくは拒絶することができない間に姦淫されて妊娠したもの」であるかどうかの情報が配偶者に開示された場合に限るべきと主張していた。だが、裁判所は、それらの項目は単に人工妊娠中絶を行うことができる場合のひとつを示したにすぎず、妊娠の経緯にかかわる情報が配偶者に与えられるべき理由にはならないとした。

この二〇一六年の裁判では、原告男性は妻と相手男性のみを訴え、医師に対しては訴えを起こさなかったが、この例にあるように、現行の母体保護法一四条下では、配偶者の署名がない、同意書がないままで中絶手術を行ったとき、医師側は訴えられるリスクを常に抱えてしまうことになる。

前述の沖縄の裁判では、中絶を希望していた女性が「離婚している」と医師側に告げたことについて、「その真偽を確認すべき法的義務があったというには足りない」として、原告の訴えは棄却された。また、裁判所が医師に責任を認めなかったもうひとつの根拠として、母体保護法一四条二項の配偶者同意要件の例外規定に言及している。「前項の同意は、配偶者が知れないとき若しくはその意思を表示することができないとき又は妊娠後に配偶者がなくなったときには本人の同意だけで足りる」という項目だ。

女性の離婚についての説明は変遷しているとはいえ、男性が生活費を入れない、DVのような行為があり離婚調停中である、という具体的な説明は一貫していることから、婚姻関係は実質破綻していると医師側は判断している。高裁判決ではそのような状況下で、女性が人工妊娠中絶について配偶者の同意を得ることが困難な状態にあったことは、前述の「その意思を表示することができないとき」に該当する、と認め、「医師としての注意義務を怠った過失があると断ずることはできない」と述べている。

一方で原告は、女性の説明だけではDVがあったことの証明にはならないとして、DVの証拠が文書により提出されるべきと主張した。だがそもそも、母体保護法指定医師には、女性が実際に離婚しているかどうか、戸籍などを確認しなければならない義務はなく、原告のこの主張は高裁判決では認められなかった。

医師が患者の申告を信用し、人工妊娠中絶を行ったことで訴えられるような状況が、医師にとっても大きな負担であったことは言うまでもない。この裁判で医師側代理人を務めた日高洋一郎弁護士も「DVがあったかどうか、本当に離婚しているかどうか、中絶の配偶者同意をめぐる判断に明確な指針や基準がなく、医師に真偽を確かめるための法律的権限もない中で、医師は裁判リスクを抱えながらその判断を委ねられてきた」と指摘する。

この裁判で、女性を診察し中絶手術を行ったことで訴えられた医師Aさんは、たとえDVの事実が疑わしい場合でも「目の前の患者さんの言葉を信じるのは患者との信頼関係を大切にする医療現場では当然のこと」と語る。

通常の診療の中でも、夫のDV被害を受けているなど、婚姻関係が実質破綻していることで、人工妊娠中絶について配偶者の同意を得ることが、大きな壁になっている例をいくつも見てきたからだ。夫の性的DVで家を出た女性が、妊娠して同意書のために家に戻りまた暴力を受けて命を落とした例や、同意が得られず産むしかないと追い詰められて死を選ぶような例もある。だがその一方で、「今回のような裁判を起こされること自体が、医師へのプレッシャーとなる。裁判リスクを忌避するため、本来は必要のない場合でも配偶者同意を求める風潮が強まるのではないか」とAさんは強い懸念を示した。

実は、この沖縄の裁判の直前に大きな動きがあった。二〇二一年三月、日本医師会が母体保護法一四条二項について、「DVなどにより婚姻関係が実質破綻している場合は、同項の規定する本人の同意だけで足りる場合に該当すると解してよいか」と厚生労働省に疑義照会したところ、厚労省がそれを追認する形で見解を示したのだ。それを受けて、日本産婦人科医会では運用の指針を提示。母体保護法指定医師は妊婦本人から事情を聞き取ることでDVなど婚姻関係が実質的に破綻しているかどうかを判断し、その事情についてカルテに記載するよう求めている。この動きは前述の裁判でも重要な影響を与えたに違いない。

とはいえ、現在の母体保護法一四条下では、いまだ「配偶者要件」は最終決定者として揺らがぬ地位に置かれている。沖縄の裁判のように妊娠が別の男性との間のことであっても「配偶者」の同意がなければ中絶はできない。さらに言うならば、女性が第三者からの性暴力で妊娠した場合でも夫の同意が必要であり、例えばそれが夫による性的DVによる妊娠で、妻が妊娠継続を望まない場合でも、法律上は夫の同意が必要となるという理不尽な状況も起こり得る。では逆に、夫が妻以外の女性と関係してその女性が妊娠した場合、中絶手術をするのに、夫には「配偶者」たる妻の同意ははたして必要なのか。そう考えるとこの「配偶者同意」要件のおかしさ、理不尽さがよりよく伝わるはずだ。

本稿で紹介した二つの裁判も、「配偶者同意」を優先する判決が出なかったからといってめでたしめでたし、で終わらせてはならない話だ。望まない妊娠をした女性が、自分の心と体にとってその時点で最善と思う選択をする。そんな当たり前のことが、現行法では「本来は罰せられるべきだが、今回は〝例外的〟にOK」とまるでお目こぼしを預かったような扱いにされる。そのこと自体を重要な問題として俎上にあげるべきではないのか。

日本産婦人科医会常務理事で、特にDVや性暴力下の妊娠における配偶者同意の問題に取り組んできた産婦人科医の種部恭子さんは、当事者だけではなく医師にも大きな負担となる母体保護法の配偶者同意要件の問題を強調する。

「母体保護法は、妊娠した女性の生命健康を保護しろという法律です。医師はそれを守る責務があるはずなのに、女性たちを苦しめる配偶者同意の矛盾をわたしたち産婦人科医が背負わされています。こんな状況で女性の生命健康や人権を守っていくのは難しいのではないでしょうか」

世界各国を見ても、中絶に夫の同意要件を求める国は先進国ではなく、世界保健機関（WHO）などによると、現在、同意要件があるのは、日本のほかインドネシアやイエメンなど一一ヶ国・地域にとどまっている。近年、日本でも配偶者同意要件の理不尽さについて女性たちも大きな声を上げている。二〇二二年六月には、アクティビストの梶谷風音さんらが「日本の女性の自己決定権を奪い、望まない出産や妊娠継続に追い込む『配偶者同意』を廃止しよう」と広く呼びかけ八万二〇〇〇筆を集めた署名を厚労省に提出。同年一一月には、女性の重要なヘルスケアとしての安全な中絶を求める情報発信を行ってきた「#もっと安全な中絶をアクション」ほか四一団体が参加し「セーフ・アボーション院内集会／行政交渉」も行われ、厚労省・法務省の担当者に向けて具体的な問題提起がされた。

前出の梶谷風音さんも登壇し、配偶者同意を含む中絶同意書が、法令で定められたものでないことを各省担当者に確認、各省担当者もそれを認めた。それにもかかわらず現在も様々な医療機関が独自の同意書をつくり、本来ならば同意の必要がない例でも同意が必要であるかのような誤解を招く表現などで情報を記載している問題についても指摘。それによって多くの望まない妊娠をした人たちが迷い、苦しんでいる現状が生まれていると訴えた。梶谷さんは、まずは国が医療関係者に適切な指導をし、同意書のフォーマットを統一するなどの対応をすべきであると指摘し、配偶者同意要件は削除されるべきであると再度強く訴えた。

これらの訴えに対して、この日の質疑では、厚労省子ども家庭局（当時）担当者は、配偶者同意要件が女性の自己決定権を侵害するものではないかという意見があることは認めつつ、一方で「胎児の生命を尊重する観点から、より厳格に運用していくべきだというご意見も寄せられている」と述べていた。二〇二一年五月の国会参議院厚生労働委員会でも、厚労省子ども家庭局長が「リプロダクティブヘルス・ライツといいますか、女性の自己決定権という問題もございますが、一方で、また胎児の生命尊重というもう一つの大きな課題もございます」という回答を行っている。

「生命尊重」は、一見誰もが肯定的に受け止める言葉に見える。だが、「胎児の生命尊重」となるとかなり位相が違ってくる。この言葉はリプロダクティブ・ヘルス&ライツの文脈において、中絶に反対する勢力が常に掲げてきたものだからだ。アメリカではプロ・ライフ（生命尊重＝中絶禁止）派とプロ・チョイス（選択）派が激しく対立してきた歴史がある。ここでは詳細には触れないが、歴史的にそのような文脈で使われてきた「胎児の生命尊重」という言葉を、女性の自己決定の主張と明確に対比する形で提示する厚労省側の姿勢に不信感を拭いきれなかった。

二〇二三年四月に日本でも認可されたばかりの経口中絶薬に関しても「配偶者同意」がはたし

て必要なのか、という問いも向けられた。その問いに関して厚労省担当者の回答は「堕胎罪によって中絶に罰則が設けられている中で、母体保護法に則る場合に違法性が阻却されるという構造」がある以上、経口中絶薬においても配偶者の同意は必要となるという回答だった。もはや世界基準で、中絶薬が初期中絶の第一選択肢となっている現状があるうえでのこの回答に、場内が大きなため息に包まれていたことはここで記しておきたい。

堕胎罪をなくし人工妊娠中絶を処罰対象からはずすこと。母体保護法を改正し中絶における配偶者同意要件を撤廃すること。これらは二〇一六年三月に国連女性差別撤廃委員会から勧告を受けている点であり、日本政府は女子差別撤廃条約批准国としてそれを実現する義務がある。女性が、自分の体と健康に関する自己決定をするためには、いくつもの「例外」を超えなければならない現状を、一刻も早く変えなければならない。

【追記】

二〇二四年二月には、前出の梶谷風音さん含む五名の女性が、母体保護法が不妊手術の要件として「母体の生命に危険を及ぼすおそれがあるもの」などと規定していることが憲法違反であるとして、東京地裁に提訴した（「わたしの体は〝母体〟じゃない」訴訟）。

母体保護法が不妊手術を原則として禁止し、違反した場合に罰則を科していること（二八条及び三四条）や、例外的に認める場合も、妊娠や分娩が生命に危険を及ぼす場合や、すでに数人の子を有している場合に、配偶者の同意を条件に認める（三条一項）というきわめて厳格な要件を定めていることが、生殖に関する女性の自己決定権を侵害し違憲違法であるとして国家賠償を求める裁判だ。

訴訟に加わった五名の女性たちは、生殖能力を持つ自分の体に子どものころから違和感を感じていた人、妊娠すること、妊娠するからだへの嫌悪感や恐怖感を持ち続けてきた人、女性にも男性にも恋愛感情や性的欲求を抱かないセクシュアリティを持つ人と様々だが、出産しない、子どもを持たない人生を確信を持って選択した人たちだ。

ひとつしかない自分自身のからだを、物心ついたときから「いつか子どもを産む体＝母体」として扱われることの苦しみは、旧優生保護法下で、「〝母体〟になってはいけない」「〝母体〟にはさせない」と強制的に行われた不妊手術と同じく、「私の体のことは私が決める」という自己決定の権利を抑圧するこの国の法律や社会によってつくられていることを痛感する。

第5章　日本における移民女性の中絶

田中雅子（上智大学教員／社会福祉士）

はじめに

「中絶に対する考え方は、時代や場所、個人によって異なる」――わたしがそう感じたのは、一九九〇年代のはじめに留学していたイギリスでのことだ。日本から留学していた知人が、予定外の妊娠をした。彼女が相談した教員は「心配しなくて大丈夫。誰にでも起きること」だと言って、とがめなかった。付き添いとして同行した病院の待合室には、コミカルな天井画があり、スタッフは笑顔だった。施術を受けた本人がどう感じていたかはわからないが、わたしは、彼女が中絶したのが「日本でなくて良かった」と思ったことを覚えている。

その後、わたしは、アジアやアフリカの国々で暮らしたことで、避妊や中絶の方法や費用は国や地域によって違うこと、また、それらに対する考え方も多様であることを知った。日本に帰国後、自分の出身国と日本での避妊や中絶方法の選択肢の違いに戸惑っている移民女性たちから、相談を受けるようになった。言葉の壁以外にも、彼女たちが望むサービスを受けられない理由があることがわかってきた。

現在、わたしは「移民女性のリプロダクティブ・ジャスティス」をテーマに研究や相談支援を行っている。「リプロダクティブ・ジャスティス」とは、子どもを持つ／持たないことの自己決定権を意味する「リプロダクティブ・ライツ」と、その公正な実現を目指す「ソーシャル・ジャスティス」を組み合わせた概念である。アメリカの有色人種女性の運動に由来する。一九七〇年代にリプロダクティブ・ライツが認められるようになっても、人種や民族、宗教、階級などが障壁となって、サービスを受けることができない女性たちがいた。彼女たちは、性別以外の要素との交差性（インターセクショナリティ）に着目した。権利の付与だけでなく、権利の行使を可能にする公正の概念を加えて、一九九〇年代半ばからリプロダクティブ・ジャスティスをテーマに掲げた運動を展開するようになった。

日本で中絶は合法化されているが、移民女性が日本で中絶することは容易ではない。日本でも「リプロダクティブ・ジャスティス」は実現していないのではないか。ここでは、わたしがネパールとベトナム出身者から聞いた話を中心に、日本の課題をあぶり出す。なお、本稿で「中絶」とは特記しない限り、人工妊娠中絶を指す。

中絶のための一時帰国

二〇二〇年秋、「日本でのリプロダクティブ・ヘルスについて話そう」とフェイスブックで呼びかけたところ、一四人のネパール人女性がオンライン上のミーティングに参加してくれた。口火を切った女性は、「いつか、自分の経験を誰かに話したいと思っていた」と、留学生として来日したばかりの頃の中絶経験や、後に受けた不妊治療について話してくれた。質問が出たときは、ネパールで資格を取得した医師や看護師とわたしが対応したが、開始から二時間経っても彼女たちの話は尽きなかった。妊娠や出産だけでなく、避妊や中絶、不妊治療、性感染症治療の経験など、わたしの予想を上回る幅広い話が出た。

コンドームだけでなく、経口避妊薬（ピル）や、子宮内器具（IUD）、上腕に挿入するホルモン剤インプラント、ホルモン剤注射など、女性主体の避妊法の選択肢が多いネパールから来た彼女たちにとって、日本は予定外の妊娠が心配な場所だ。避妊しないで性交をしたときや、コンドームが破れてしまったときなど、避妊に失敗したときに用いる緊急避妊薬[*1]は、日本を一歩出れば、薬局で数百円で手に入る。しかし、日本では健康保険は適用されず、処方箋薬であることから、受診料も含めるとジェネリック薬でも一万円近い費用がかかる。移民女性だけでなく、日本で暮らすすべての女性にとって、日本は自分を守るのがとても難しい国ではないだろうか。

親の呼び寄せで中学生のときにネパールから来日したサジャナさん（仮名）は、未婚の会社員だと自己紹介したうえで、大学生の頃の中絶経験を話してくれた。コンドームを使っていたのに、妊娠してしまったという。学業を優先したかったので、パートナーと相談して中絶することにした。彼女はすでに成人していたが、病院では、相手の男性か親の同意が必要だと言われた。幸い、パートナーの男性が病院に付き添っていたので、署名をもらうことができたが、パートナーや親に相談できない人は、どうするのだろうと思った。費用が二〇万円ほどかかったことにも驚いた。緊急避妊薬も使ったことがあるが、二万円近く払った。日本で経口避妊薬が使えることは知らなかった。そういう情報を知る機会がなかったという。

サジャナさん以外の未婚の移民女性からも、母体保護法で既婚者のみに課されている配偶者同意が求められたという話をよく聞く。日本の産婦人科医に尋ねたところ「移民女性は日本に戸籍があるわけではないので配偶者の有無が確認できない。中絶後に夫と称する人が現れてトラブルになると困るため、あらかじめ配偶者同意を求める」という説明を受けた。日本の戸籍制度が、中絶を希望する未婚の移民女性にとって大きなハードルになっているのだ。

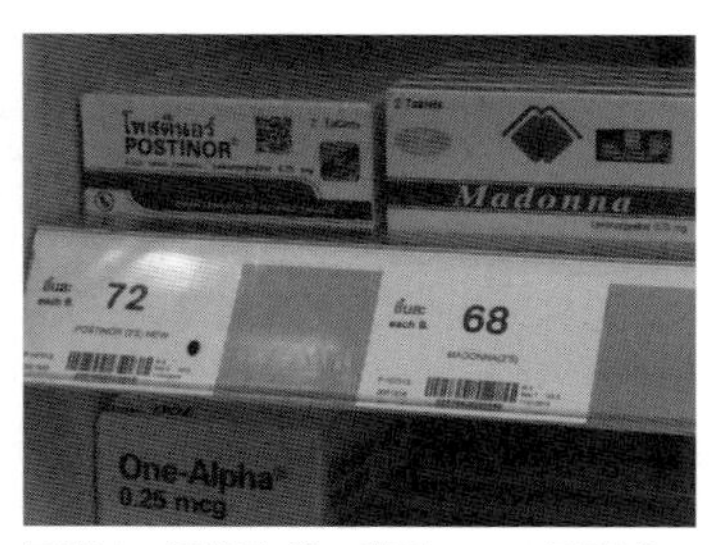

写真1　国際空港の薬局で300円程度で売られている緊急避妊薬（タイ・バンコク近郊、2019年4月）

オンラインミーティングでは、中絶のための一時帰国とネパールから入手する中絶薬の話も出た。日本とネパールを往復する航空券代は、安いルートでも一〇万円はかかる。それでも、日本の病院から「通訳なしでは手術できない」と言われた人や、日本での中絶費用を工面できない人は、航空券代を払ってでも、中絶のために一時帰国することがある。中絶薬については、自宅で服薬後に出血が止まらなくなり、結局、日本の病院に行くことになった人や、パートナーの男性から飲まされた人がいることが話題になった。わたしにも、女性だけではなく、男性から「日本でも中絶薬は売っているか」という問い合わせがある。また、ネパールで薬局勤務だった男性は「ネパールから中絶薬を入手してほしい」と言われて困っていた。ネパールから中絶薬を入手する話が出たときは、日本に堕胎罪があることを知らないで中絶薬の自己服薬をするのは危険だと、伝えるようにしている。

新型コロナウイルスの感染拡大防止のため航空便の往来が止まっていた時期は、中絶のための一時帰国はもちろん、ネパールから使い慣れた経口避妊薬を取り寄せることも難しかった。彼女たちは、日本で望むサービスを受けられず、辛かったに違いない。では、彼女たちの出身国ネパールでは、どんなサービスが提供されているのだろうか。

「安全な中絶」の無料化

ネパールは、妊産婦死亡率が高い国の一つだが、近年、改善が見られる。二〇〇〇年時点の出産数一〇万例に対する年間の妊産婦死亡数は五〇四だったが、二〇二〇年には一七四まで減少した。[*2] 中絶の非犯罪化と無料化、権利としての保障が、その背景にある。二〇一五年に公布された新憲法と、二〇一八年に制定された「安全な母性ならびに性と生殖の健康と権利に関する法」は、合法的で安全な中絶をすべての女性の基本的な権利として認めている。[*3]

二〇〇二年に手動真空吸引法による中絶が認められるまで、堕胎罪で投獄される女性がいた。毒を含んだ薬草を煎じて飲んだり、子宮を圧迫したり、針を子宮に入れたりという危険な方法を使い、出血多量や感染症によって亡くなる人もいた。二〇〇九年には薬剤中絶が合法化された。日本円で三〇〇〇円程度でも、当時の現地の貨幣価値では、半月分の日雇い労働の賃金相当で、困窮している女性にとっての負担は大きかった。誰もが安全な中絶を選べることを求める女性運動の結果、二〇一七年から公立医療機関での中絶は無料になった。利用者負担はなく、州政府が公立医療機関に経費を支払っている。その他、私立病院やＮＰＯが運営するクリニックでも中絶処置を受けることができる。妊娠葛藤相談のホットラインも運営しているＮＰＯマリー・ストープスのクリニックの場合、中絶手術は五〇〇〇円から一万円、薬剤中絶で三〇〇〇円程度である。公立、私立、ＮＰＯの医療機関で合わせて全国で年間約九万件の中絶が行われている。

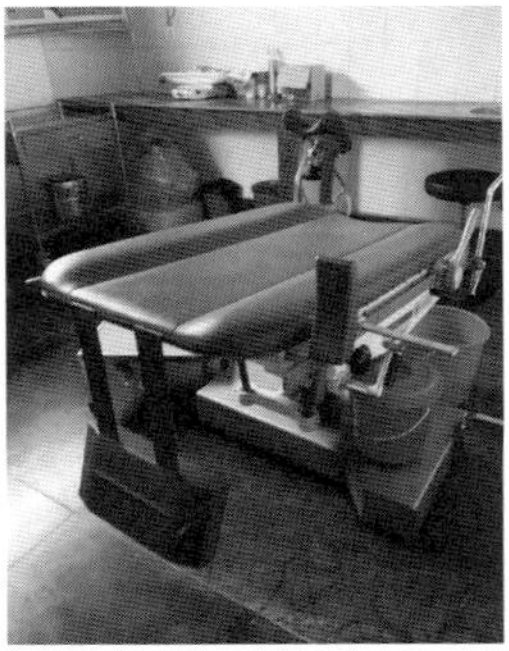

中絶にあたって、配偶者同意は不要だ。妊娠一二週までは、理由を問わず中絶できる。レイプや近親かん、ＨＩＶなどの病気、妊娠した女性が生命、身体、精神の健康に危険を及ぼす場合、あるいは、胎児に異常が見つかった場合、妊娠二八週まで中絶が認められている。ただし、出生前の性別判定と、胎児の性別による中絶は禁止されている。また、合法化されていない方法で中

写真2　地方の公立病院の産婦人科処置室（ネパール・バグルン郡、2019年5月）

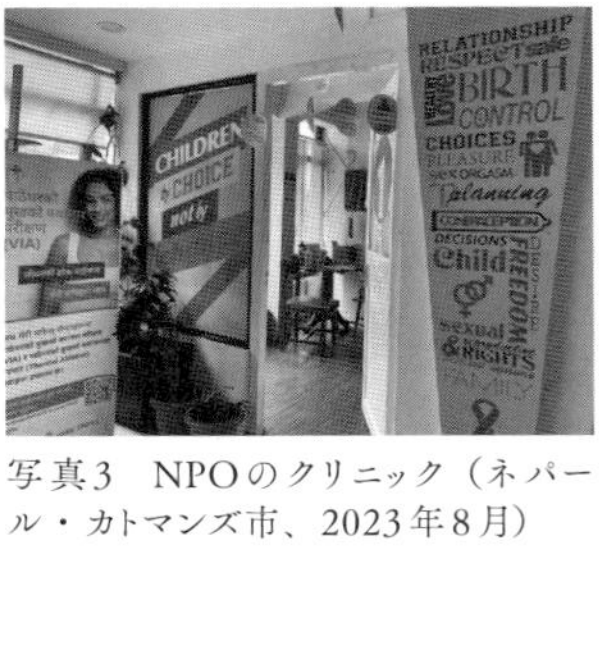

写真3　NPOのクリニック（ネパール・カトマンズ市、2023年8月）

絶した場合、刑法で罰せられる。

産婦人科医以外にも、研修を受けた医療職は、中絶処置をすることが認められている。村の保健施設で働く補助看護師兼助産師[*4]は妊娠一〇週までの薬剤中絶しかできないが、看護師は妊娠一〇週までの手動真空吸引法の手術と薬剤中絶、産婦人科医や一般医は妊娠二八週までのすべての処置を行うことができる。

ネパールで使用されている中絶薬は、ミフェプリストン二〇〇ミリグラム一錠とミソプロストール二〇〇ミリグラム四錠のコンビ薬である。インド製で小売価格五〇〇円程度のものが用いられている。医師の処方箋が必要で、市販薬ではない。新型コロナウイルスの感染が拡大していた二〇二〇年五月、ネパール保健人口省は、電話やオンラインツールを用いた遠隔医療による自宅服薬を暫定的に認めた。その後、二〇二二年からは、国際産婦人科連合も推奨する遠隔医療による自己管理中絶が認められている。

包括的中絶ケア

二〇〇〇年代以降、ネパール政府は、安全な中絶を実現するための制度改革を頻繁に行っているが、公立医療機関での中絶の無料化を知らない人もいるし、中絶に対するスティグマは今も残っている。ヒンドゥー教徒か仏教徒かによる中絶の受け止め方に違いがあるという人もいるが、わたしがこれまで出会った人に限ると、宗教による違いより、就学歴などによる差のほうが大きかった。

現場の医療職は、中絶の無料化によって避妊しない人が増えることを危惧しており、避妊指導も含めた「包括的中絶ケア」を実践しようとしている。そのために、女性だけでなく、男性パートナーとも話をするよう務めている。

ネパール出身で会社員の夫と日本で暮らすサラスワティさん（仮名）は、夫とも相談したうえで、一時帰国して中絶することにした。両親に中絶することを告げたときは「とんでもない」と言われたそうだが、自身の体調不良や、日本での生活の厳しさなどを説明したうえで、理解してもらった。実家に近い私立病院に行くと、女性の医師が、日本にいる夫と話をしないと中絶できないと言った。配偶者同意は不要ではないかと尋ねると、「後であなたが夫から訴えられたりするといけないから、確認しておきたい」と言われた。医師は日本にいる夫に電話すると、サラスワティさんの体重が足りていないことや、極度の貧血にあることを伝え、妻の健康を気遣うべきだと強く注意した。

薬剤中絶の後、避妊指導を受けた。ネパールから日本に移住する既婚女性の間では、経口避妊薬のように飲み忘れの心配がないことから、腕にホルモン剤を埋め込むインプラントを選択する人が少なくない。彼女の主治医もこの方法を勧めたが、夫に相談すると、副作用で体調不良になるからダメだと認めなかった。夫はその場では「自分が責任を持って避妊する」と言ったものの、その後もコンドームは使ってくれない。

彼女がネパールの病院で支払ったのは、事前の血液検査とカウンセリング、薬剤中絶の服薬指導、中絶の確認、避妊指導を含めて計二万円程度だった。日本で受診した病院では二〇万円かかると言われていた。往復の飛行機代約一〇万円と合わせても、日本より負担は少なかったし、母語で受診できたことが良かったという。

公立の医療機関では、医師が外国で働く患者の夫に電話で同意を得るという話は聞かなかった。そうされては困る人もいるはずだ。しかし、サラスワティさんの経験から、ネパールの医療職の人たちが、中絶や避妊を女性一人の責任とせず、男性とも話すべきことだと考えていることがわかる。

追い詰められる技能実習生

ベトナムからも多くの若者が日本へと移住している。二〇一九年末に来日し、東広島市の農園で技能実習生として働いていたSさんは、翌年一一月に孤立出産し、子どもを放置して死なせたため起訴された。二〇二二年六月、「保護責任者遺棄致死」と「死体遺棄」の罪で懲役三年執行猶予四年の判決を受けて、ベトナムに帰国した。[*5]

法廷での彼女の弁論によれば、避妊に失敗し、中絶を希望していたが、通訳がいないという理由で病院に断られている。日本語ができる同僚や交際相手の男性にも同行を頼んだが、断られたという。技能実習生のケガや病気の場合は、監理団体の職員が病院に同行することが多いが、Sさんは、監理団体や受け入れ企業、職場の日本人の同僚には妊娠について相談していない。わたしが行った調査では、ベトナム人技能実習生の回答者一二人全員が「妊娠したら帰国させる」などの警告を受けたことがあると回答している。[*6] Sさんが監理団体の職員に病院への同行を頼めなかったのは無理もない。病院は、彼女に通訳の同行を求めるのではなく、医療通訳を病院として探すことはできなかったのだろうか。彼女が中絶に応じてくれる病院に出会えていれば、この事件は起きなかったはずだ。

SNS上の在日ベトナム人コミュニティで出回っているのは、ミフェプリストン一〇ミリグラム一錠[*7]で、性交後一二〇時間までに飲む緊急避妊薬である。ネパールの中絶薬や日本で承認されたメフィーゴパックの一錠目もミフェプリストンだが、二〇〇ミリグラムなので容量が異なる。「インターネットで購入した中絶薬を飲んだのに中絶できなかった」という話を聞くと、緊急避妊薬と中絶薬の違いが理解されていないのではないかと思う。ちなみに、ハノイの公立病院では、薬剤中絶は三〇〇〇円程度から、妊娠一二週までの吸引法での中絶手術も一万円程度でできる。配偶者同意は不要である。ベトナムでも、経口避妊薬や緊急避妊薬は市販薬化されているが、中絶薬は処方箋薬であることから、SNS上で中絶薬が出回ることは考えにくい。

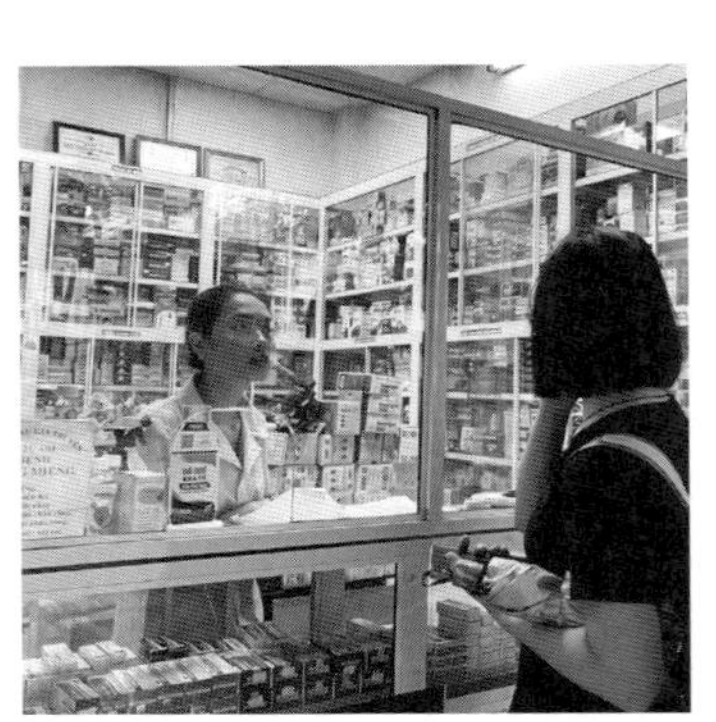
写真4　緊急避妊薬をあつかっている薬局（ベトナム・ハノイ市、2023年7月）

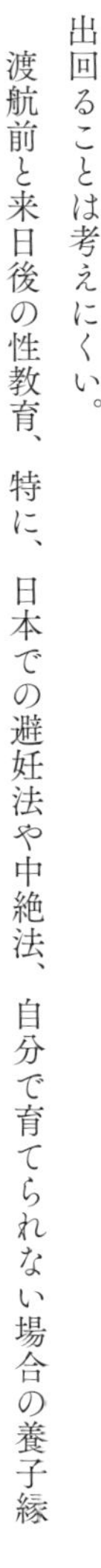
渡航前と来日後の性教育、特に、日本での避妊法や中絶法、自分で育てられない場合の養子縁

組制度など、彼女たちが日本でリスクを冒さず暮らすための情報は、外国人技能実習機構や監理団体、受け入れ機関など直接の関係者ではなく、自治体の保健師など、第三者が伝える必要があるだろう。言語の壁がない同国出身者コミュニティや、宗教コミュニティも相談の受け皿にはなるが、産まない選択は相談しづらいことが多い。技能実習生を受け入れているのは、監理団体や受け入れ機関だけではなく、彼女たちが暮らす地域社会であり、国家としての日本だ。技能実習生の孤立出産による刑事事件を防ぐには、監理団体や受け入れ機関だけでなく、自治体の関与は欠かせない。医療通訳の手配や、中絶が可能な病院の情報提供、性教育など、自治体など地域でできることはあるだろうし、国はそのための制度整備を行うべきではないだろうか。

中絶によって「自分を取り戻す」

ベトナムは、一九八八年から二〇一七年まで、夫婦一組あたりの子どもを二人以下に抑える「二人っ子政策」をとってきた。公務員の場合、三人目の子どもを持つと減給になるほど厳しい政策だった。こうした経緯もあってか、ベトナム人女性からは、親が中絶を経験したという話を聞くことがある。

都内の大学院で学ぶベトナム人留学生ホンさん(仮名)は、ハノイのビジネスマンの家庭で育った。仏教徒でもキリスト教徒でもない。同じく、特定の宗教を信仰していない他国出身の男性会社員と付き合っている。

中絶の経験を話すと言ってわたしの研究室にやってきた彼女が語りはじめたのは、子どもの頃、母が中絶した話だった。彼女が子どもの頃、「高齢出産はリスクがあるから中絶してきたんだ」と、母親が言ったことがあるそうだ。公務員の家庭ではないので、三人目の子どもを産んでも減給などペナルティはなかったはずだ。ホンさんと弟とあわせて子どもは二人おり、四〇歳に近かった母は、中絶することは当然だと考えていたのだろうと言う。母親の中絶について聞いたときは驚かなかったホンさんだが、自分が日本で中絶することになったときは戸惑った。

彼女は、多嚢胞卵巣症候群（ＰＣＯＳ）の症状緩和のために、経口避妊薬を利用したことがある。しかし、ＰＣＯＳで月経不順の女性は妊娠しにくいと言われたため、基礎体温をつけるのをやめた。パートナーもコンドームは使いたがらず、膣外射精していれば妊娠しないだろうと考えていた。心配なときは、在日ベトナム人のフェイスブックグループで売られている緊急避妊薬を買って飲んだ。ベトナムでは、五〇円くらいで売られているものが、五〇〇円もするので高いと感じた。

あるとき、一週間以上気分が悪い日が続いたので、ベトナムに帰省した友人に買ってきてもらった妊娠検査薬を使った。陽性反応が出たが、使用期限を過ぎているせいかもしれないと思い、日本の薬局でも妊娠検査薬を買って試してみた。やはり陽性だった。

渋谷にあるレディースクリニックを受診したところ、妊娠五週目だと言われた。日本語には自信がなかったが、日本語で頑張るしかなかった。中絶すると決めてから、インターネットで手術法を検討した。掻爬法より吸引法のほうが安全だと考えて、吸引法で施術してもらえる病院を探した。配偶者同意を求められたので、なぜ必要なのか問い返したところ、配偶者同意が得られないならば理由を説明するように言われた。苦手な日本語で理由を説明するのではなく、パートナーに同意書に署名してもらうことを選んだ。彼女の場合、パートナーから同意を得ることはむずかしくなかったが、同意してもらえない人はどうするのだろうと思ったそうだ。

施術後二度の確認も含めて計八万円かかった。費用の半分はパートナーが支払ってくれたが、彼女は親からの仕送りを施術代にあててしまい、生活費が足りなくなった。中絶にお金がかかったとは親に話すことはできず、次の学期の試験費用など、いつもよりお金がかかると言って、追加の仕送りを頼んだ。

中絶処置が終わって、家に帰ったとき、ホンさんは「自分を取り戻した」と、明るい気分になったという。わたしに話をしてくれたときも、堂々とすがすがしい表情で話してくれた。しかし、中絶したことは、留学仲間の親しい友だちにも話していない。自分が後ろめたいことをしたとは、まったく思っていない。それでも、家族や友だちがどんな反応をするかが気になり、話せないという。日本での中絶経験は、パートナーと自分だけの秘密にしておくつもりだ。彼にとっても四万円の出費が教訓になったのか、ホンさんが中絶して以来、パートナーはコンドームを使うようになったという。

おわりに

移民女性は、出身国と日本における避妊法や中絶法の違いについて知る機会がほとんどない。

技能実習生だけでなく、留学生のうち日本語学校生や特定技能一号という在留資格者も家族の帯同が認められていないことなどを理由に「妊娠したら帰国させる」といった警告を受けている人がいる。彼女たちは予定外の妊娠をしても、職場や学校に相談しづらい。教会や寺院など移民コミュニティでも、産まない選択をするための相談ができるところは少ない。中絶を望んでも、病院が通訳の同行を求めたり、未婚でも配偶者同意が必須だと誤った説明をしたりすることで、中絶をあきらめざるを得ない人がいる。孤立出産の末の死体遺棄事件などには、こうした背景があることを知ってほしい。日本で誰もが安全な中絶サービスにアクセスできる状態、つまり、リプロダクティブ・ジャスティスが実現していたら、こうした事件は起きなかったはずだ。

移民女性たちの出身国では、どんなサービスがあるのか知ってもらうために、ネパールとベトナムでの事例から現地の情報をとりあげた。ネパールにおける中絶の無料化や、アジアの多くの国で日本では認可されていないホルモン剤インプラントや注射が使われていること、避妊薬が市販薬化されていることなどを話すと、日本はそれらの「貧しい国」「遅れた国」とは違うのだという差別的な反応が返ってくることがある。しかし、日本の選択肢の少なさは、欧米と比べても際立っている。避妊や中絶サービスにおいては、日本のほうが「遅れた」状態にあることは明らかではないだろうか。

進学や就労を目的に来日した女性たちが、途中で強制帰国させられたりすることなく、日本で目標を達成するには、避妊法や中絶法の多様化を推進するだけでなく、彼女たちが、産む選択だけでなく産まない選択について相談できる場所が必要だ。技能実習生の監理団体や、留学生が学ぶ学校だけでなく、自治体や地域のＮＰＯなどが関与する余地があると考える。

本稿で紹介した女性たちは、中絶の経験についてざっくばらんに話してくれた。彼女たちにとっての壁は、言語だけでなく、避妊や中絶の選択肢や費用、配偶者同意要件、日本特有の戸籍制度など、個人の努力の及ばないところにもある。それらは日本国籍の女性にとっても障壁である。だからこそ、彼女たちの話には日本が参考にすべきヒントがある。マイノリティである移民女性たちの視点を通して見えた日本のリプロダクティブ・ジャスティスの課題を、彼女たちとともに変えていきたい。

＊本章写真はすべて筆者が撮影。

【註】

＊1　英語ではEmergency Contraceptive（EC）。毎日飲む低用量経口避妊薬（Oral Contraceptive: OC）と区別するために「ＥＣ」と呼ばれる。ＥＣ、ＯＣとも、適切な価格で広く使用されるべき薬品として、世界保健機関（ＷＨＯ）は必須医薬品モデルリストに掲載している。性交後に飲むことから「（モーニング）アフターピル」ともいう。日本では、二〇一一年からレボノルゲストレルという黄体ホルモンを有効成分とする薬が販売されている。性交から七二時間以内に服用することで排卵が抑制され、受精卵をつくらせないという効果がある。二〇一九年にジェネリック医薬品も販売されるようになった。「緊急避妊薬の薬局での入手を実現する市民プロジェクト」（緊急避妊薬を薬局でプロジェクト）などが市販薬化を要請しており、パブリックコメントでも多くの賛成意見が出されたが、二〇二四年一一月現在も、試験販売のみで、実現していない。これは、調査研究として行われており、説明・同意取

得の資料は、すべて日本語のみである。購入する本人が、日本語で同意ができない場合、試験販売には参加できない。

*2 日本は、二〇〇〇年は九、二〇二〇年が四。世界保健機関、ユニセフ、国連人口基金などをとりまとめた世界銀行のオープンデータより。https://data.worldbank.org/（二〇二四年七月九日閲覧）

*3 Safe Motherhood and Reproductive Health Rights Act など、ネパールの法制度や現状については次の論文を参照した。Puri M et al., 2022. "Addressing Gaps in Safe Abortion Services in Nepal", Policy Analysis, Guttmacher Institute and CRRHPA. https://www.guttmacher.org/sites/default/files/article_files/addressing-gaps-safe-abortion-services-nepal_0.pdf（二〇二四年七月九日閲覧）

*4 Auxiliary Nurse Midwife (ANM) は、インドやネパールの村で活動する女性保健ワーカー。

*5 筆者はSさんとは面会していない。Sさんについては下記をもとに記した。岡本幸「ベトナム人元技能実習生　赤ちゃん遺棄　逆転無罪判決…広島では別の実習生が去年有罪確定　『責任』は母親だけ？　産んだばかりの娘を死なせ……裁判と20回の面会から」ＲＣＣ中国放送、二〇二三年三月二四日。https://newsdig.tbs.co.jp/articles/-/395621?display=1（二〇二四年七月九日閲覧）

*6 田中雅子「日本における移民女性の予定外の妊娠と避妊や中絶サービスへのアクセス――アジア5ヶ国出身者に対するオンライン調査から――」『国際ジェンダー学会誌』二〇号、八三～一〇二頁、二〇二二年。

*7 レボノルゲストレルよりも緊急避妊薬としての効果は高い。ベトナムのほかに、アルメニア、中国、モルドバ、ロシア、ウクライナで販売されている。国際産婦人科連合（ＦＩＧＯ）・国際緊急避妊コンソーシアム（ＩＣＥＣ）編、リプロダクティブライツ情報発信チーム・緊急避妊薬を薬局でプロジェクト訳「緊急避妊薬　医療・サービス提供ガイダンス」第四版、二〇一八年。https://safeabortion.jp/wp-content/uploads/2021/09/f85ba088b69f1d300ef66d4b6c45a8c5.pdf（二〇二四年七月九日閲覧）

第6章　優生的な理由での中絶

大橋由香子

ある時期から、「優生保護法」と聞くと強制不妊手術（優生手術）の法律だと思う人が多くなったのではないだろうか。

「ある時期」は、二〇一八年一月、一五歳のときに不妊化（優生手術）された佐藤由美さん（仮名）が宮城県仙台地裁で国を訴える裁判を起こした頃。それまでは、優生保護法といえば、人工妊娠中絶についての法律、あるいは「中絶ができる」法律として認識されていた。

わたしも、漢字が読めるようになった一〇代前半頃から、街中の産婦人科病院の入り口に「優生保護法指定医」の標識（プレート）があったことは覚えている。

優生保護法指定医とは、中絶をしても刑法堕胎罪で罰せられることのない医師なので、その標識は中絶ができる病院を意味していて、そこに行けば中絶できるということは「常識」になっていた。

一九六〇年代の高度経済成長を経て国民は豊かになったのだから、経済的理由で中絶する必要はなくなったとして、優生保護法の中絶許可条件を狭めようという議論が一九七〇年代前半と一九八二年にあった。そうした報道を通して、優生保護法はますます「中絶の法律」として人々の記憶に刻まれた。

それが、この五年以上の(旧)優生保護法裁判の報道によって、一転して「不良な子孫の出生防止」のため強制不妊手術をした障害者差別=優生思想の法律として知られるようになった。

では、優生目的のために、中絶はどのように定められ、運用されてきたのだろうか。

現在、優生保護法国賠訴訟は三九人の原告がいて六人が亡くなられている。女性が二二人、男性が一六人、性別を明らかにしていない原告が一人。そのうち手術された人の配偶者である原告が八人。優生保護法にも違反する子宮摘出や睾丸(こうがん)摘出をされたケースもある。

配偶者は原告にならなかった、提訴時すでに亡くなっていた例もある。配偶者も被害者だという意味では原告になるべき数はもっと多くなる。そして、弁護士や支援者に被害を相談したものの、諸般の事情で裁判を起こせない人もいる。裁判を起こしている原告たちの被害は、文字通り氷山の一角。その水面下には、膨大な悲しみ、悔しさ、怒り、無念が沈んでいる。

そして、原告のうち三人の方の不妊手術は、中絶手術を受けたときになされている。その方たちの経緯を中心に、「優生的な」中絶についてみていきたい。

兵庫の小林喜美子さん――耳が聞こえないから?

小林喜美子さんは、一九三二年生まれ。幼い頃の病気が原因で難聴となる。生まれつき耳が聞こえなかった寳二（たかじ）さんと一九六〇年にお見合いの末に結婚式をあげた。寳二さんは、障害者活動の役員などしている喜美子さんに惹かれたという。

数ヶ月後、喜美子さんは妊娠。産婆（助産師）さんから、おめでとうと言ってもらい「男の子かな、女の子かな、どっちでもいいな」と二人で喜びあっていた。

ところが、寳二さんの母親は出産に反対。もともとは出産に否定的ではなかった喜美子さんの母も、親同士の話し合いの末、中絶のために娘を実家近くの病院に連れて行く。

喜美子さんは母から「赤ちゃん」「腐っている」と伝えられた後、看護師の指示で下着を脱いで内診台に座り、麻酔を打たれたところで意識を失った。別の部屋で意識を回復し、麻酔の前の母の言葉から中絶手術をされたのだと思いいたった。

自宅に帰ってきた喜美子さんは泣きじゃくっていた。その後も、子どもがほしいねと二人で話していたものの、妊娠しない。中絶と同時に、不妊手術もされていたのだ。

二〇二一年八月三日神戸地裁の判決後の集会で、喜美子さんは手話でこう訴えた。

> わたしは、結婚して、せっかく子どもができたのに、子どもを捨てる手術「中絶手術」をされた上に、勝手に子どもをできなくする手術もされました。子どもができなくなる手術をしたことは、誰も説明してくれなくて、六〇年間、知らないまま過ごしてきました。本当に悲しくて苦しかったです。
>
> それなのに、神戸の裁判所は、時間が経っているから、わたしたちの訴えを認めないと

いう判断をしました。わたしは、間違っていると思います。長年、わたしたちろうあ者には情報が与えられませんでした。手話通訳もいなかったので、自分の言いたいことを主張することもできませんでした。そういう状況で裁判に訴えることができたでしょうか。

翌二〇二二年、喜美子さんは亡くなられた。

夫の寳二さんは、耳の聞こえる母は、自分たち、ろうあ者のことを差別していた、今も許せない、と取材に応えている。[*1]

喜美子さんが亡くなった後の二〇二三年、大阪高裁で勝訴したが、国は最高裁に上告。二〇二四年五月二九日、最高裁大法廷の口頭弁論でも、寳二さんは喜美子さんの写真とともに手話で訴えた。

このように、耳の聞こえない人たちにとって、子どもを産むかどうかは親たちが決めること、結婚してもかまわないが、子どもは認めないという考えが支配的だった。中絶も不妊化も、説明もされず、従うしかない、あきらめるしかなかった。ろう学校の教師が親に、子どもたちが結婚するときは不妊手術をするよう勧めることもあり、妊娠したら中絶するのが当然という雰囲気があった。

ろう者が中絶や不妊手術をされた事例は、少しずつ語られている。

京都新聞社の森敏之記者は、絶対匿名を条件に七〇代の女性の話を聞いた。夫も耳が聞こえないが工場で働き、女性は和裁や清掃の仕事をしていた。子どもをつくると二人で決めていたが、同居の義母は「産むなら出て行きなさい」と言い、夫の父（母の再婚相手）は「ろうの子が生まれ（夫の弟が）結婚できなくなったらどうするんだ」と言い、実家の母にも「不幸な子が生まれたらかわいそう」と中絶を迫られ、本当は産みたかったが、聞こえる人にはさからえない。一週間後、小さな産婦人科を見つけ、産まないことや理由を医師に筆談で伝え、その場で中絶手術を受けた。帰宅して休んでいると、帰宅した夫は、相談せずに中絶したことに激怒する。後日、実母に産婦人科に連れていかれ、強制的に子宮内避妊具（リング）を装着させられたが、そのことは四〇年経った今でも夫には隠しているし、中絶のことも誰にも話さないと決めている。[*2]

さらに、聴覚障害者が実名で人生を振り返る記録映像で、中絶体験が語られていた。当時八〇歳手前の女性は、二〇一〇年に京都市で収録された映像で、手話を使い次のように語っていた。

――三〇代で聴覚障害のある夫と結婚。吐き気をもよおす日が続き、義母に病院に連れていかれ、何も告げられないまま手術をされた。その後、一向に妊娠しないことを不思議に思い、兄に話すと、「堕胎と不妊手術をした。みんなで相談して決めた」と言われたことも記事にしている。[*3]

また、全日本ろうあ連盟は、二〇一八年に対面による実態調査を実施した（調査期間＝二〇一八年三月二五日〜二〇二〇年八月三一日。加盟する四七団体すべてからの回答で、被害該当者有りは三二団体）。それによると、被害該当者は、女性一二五名、男性四五名、計一七〇名（複数回の手術被害者あり、女性が七五％）。その内訳は、不妊手術八二件、中絶手術五〇件、断種手術四五件、不明一八件で計一九五件。（不明は、認知症による対話困難また高齢のため明確な記憶がない等の被害者）

中絶手術をさせられた五〇人のうち、中絶後に不妊手術もされた人が一〇人。また中絶を二回受けた人が四人。三回、四回、五回の人もそれぞれ一名いた。

「旧優生保護法に基づく優生手術等を受けた者に対する一時金の支給等に関する法律第二一条に基づく調査報告書」（以下、「一時金支給法調査報告書」と略す）[*4]での被害実態調査の第七章「優生手術を受けた当事者等に対する調査」では、アンケートをした質問票への回答（無記名）四〇件が掲載されている（回答方法は、郵送四件、電子メール一件、全日本ろうあ連盟経由三五件）。

障害の有無や種類、年代、地域などの記載はなく、家族や介助者の代筆も含まれ、状況がわかりづらいが、中絶に関すると思われるものの一部を引用する。（ろう者以外のケースも含む）

・本人はつわりがあったが、自分は何かわからなかった。夫の一番上の姉がそれを聞きつけて家に来た。そのまま病院につれていかれて、子どもをおろした。

・妊娠二〇週で腹痛で受診。母は生理がないのに気づけなかった。本人はそうじで働いている病院の帰りのタクシー運転手さんにホテルに連れていかれたと言う。

・入院中（二三才）に患者同士で深く考えずにセックスしてしまい妊娠したと言う。相手の事は好きだったが自分は病気だから結婚する資格はないと思っていた。その後恋愛はしていない。中絶手術の痛みはたえられない苦痛だった。手術の後、何もやる気がなくなり無職となった。

・妊娠がわかっていたのか不明。体調が悪かったので病院に行ったら「おろした」と話される。「死んでいた」と説明。

また、一時金支給法調査報告書第八章では、請求者の記録として、下記が記載されている。現在では差別的表現も含まれるが、報告書からそのまま引用する。（〔　〕の数字は年月、年齢とだけ表記）

一時金支給法の請求者（昭和三〇年代前半、三〇歳代前半、女性、「先天性つんぼ」）
・一時金支給請求書に「親が将来の事を心配して、無理に連れて行かれた」との記載。
・一時金支給請求書の添付文書に「〔年月〕頃〔年齢〕歳のとき、妊娠が分かり、四ヶ月でした。実母に報告すると「同じ血で障害を持つ子が生まれたら困る」と言われ、無理矢理病院へ連れていかれ、ご主人も怒りながら最後まで訴えたが、最後は止むを得ず言われるがまま中絶手術を受ける形となり、同時に不妊手術もしたと、後日、実母から知らされた。未だに「四カ月の子は男の子でした」と、ずっと後悔している」との記載。

本人の気持ちや意見など、そもそも考慮されずに、中絶や不妊手術がなされていた様子が、サンプル数が少ない国の調査結果からも窺い知ることができる。

北海道のAさん――知的な障害があるから？

匿名で裁判をしている北海道の女性Aさんも、中絶手術と同時に不妊手術をされた。一九四三年生まれ、幼少期に熱病を患い知的障害となる。一九七七年にBさんと結婚。三七歳のときに妊娠。しかしBさんの親、弟の妻などによって出産・子育ては無理と決めつけられ病院に連れて行かれた。

最初、Aさんが「自分のお腹の中に赤ちゃんがいるみたいです」と夫に伝えたところ、夫Bさんは妊娠を喜んだ。Bさんの弟の妻が、一緒に入ったお風呂でAさんのお腹のふくらみに気づき、義父母に伝えた。すると、Aさんの知的障害を知る義父母は、生活も苦しいのだからおのずとわかっている答えだ、おろしたほうがいいなどと言い、Aさんの中絶手術の手配を進める。

その際にBさんは、親たちに、低能であるから産んでも育てることはできない、優生保護なんとかっていう紙切れに署名するよう迫られ、「自分も加害者になるのかな」と思いながら仕方なくサインした。手術の後、Bさんは親から「再び妊娠しないように全部とった」と聞かされた。

書類上、配偶者の「同意」はあったかもしれないが、これは本当に同意と言えるのだろうか。Aさんは、中絶した頃の気持ちについて、「がっかりしました」「くやしい……」と語っている。夫Bさんも、妻は手術の後も悲しみ苦しんでいたと話している。

障害がない人でも、戦前の家制度の意識や・行動様式がそのまま続いているため、「嫁」の意見は尊重されず、親や親戚からの圧力に抗うのは難しいことは、第Ⅰ部や第Ⅱ部に掲載した様々な体験からも窺える。まして、家族の援助がないと子育てが難しい場合、言われるままに病院に行って中絶せざるをえなくなることは容易に想像できる。

また、この裁判では、地裁判決でも高裁判決でも、客観的証拠が特にないにもかかわらず、夫が経済的に困っていたから中絶は一四条④号の経済的理由によるもので、①号の障害を理由にした優生的なものではない、と判決は断じている。

しかし、堕胎罪の例外として中絶を許可する優生保護法第一四条は、本書三四〜三五頁のように、五つの中絶許可条件のうち①、②、③号（障害や病気を理由）、④号（身体的・経済的理由により母体の健康を著しく害する）、⑤号（性暴力による妊娠）も含めて、次の規定がある。

三　人工妊娠中絶の手術を受ける本人が精神病者又は精神薄弱者であるときは、精神衛生法第二〇条（後見人、配偶者、親権を行う者又は扶養義務者が保護義務者となる場合）又は同法第二一条（市町村長が保護義務者となる場合）に規定する保護義務者の同意をもつて本人の同意とみなすことができる。

つまり①から⑤のどの中絶許可の項目であっても、「精神病者又は精神薄弱者」の場合は、保護義務者の同意をもって本人の同意とみなす、要するに本人の同意は必要ないとしていたのだ（「精神薄弱」はその後「知的障害」と呼ぶようになった）。

Aさんの中絶の理由を、仮に④号の経済的理由によるものとして優生保護法指定医の産婦人科医が厚生省に届けていたとしても、一四条そのものが、知的な障害がある人の同意は無視してもいいと定めている。そうした偏見や差別が、学校教育での教科書、専門家による「啓蒙」、保健所や病院、福祉施設を通じて、夫や家族にも影響を及ぼしていった。

なお、夫Bさんは二〇一九年に亡くなられた。

熊本の川中ミキさん（仮名）——胎児が「まともに」育たない？

もう一人の原告、熊本の川中ミキさん（仮名）の場合は、優生保護法第一四条の中絶許可項目にも入っていない、拡大解釈のような理由で中絶されている。二〇二二年二月八日の集会で、川中さんはこのように発言した。

わたしは、熊本訴訟の原告の川中ミキと言います。現在七五歳です。

わたしの第一子に障がいあったことから、第二子妊娠中に、医師から、第二子にも障がいがあるかもしれないと言われました。

当時、わたしは、夫が別の女性との間でつくった子どもも一緒に育てていました。夫は障がいのある第一子のことを抱いてもくれませんでした。第二子は冷めた夫婦のかすがいになってくれるかもしれないという期待もありましたが、その期待は無理なことが分かりました。夫と離婚することになれば、わたしは、女手一人で障がいのある子を二人育てることになります。実家の母に相談しましたが、「なんでそんな子が」「恥ずかしい」といった反応で、離婚後、実家に戻ることもできませんでした。夫は、「よかごとすったい」と他人事のような反応でした。

そのような状況で、わたしは、人工妊娠中絶を決断しました。手術の際、医師から、「子どもをおろす手術とあわせて、今後子どもが産めないようにする手術もしますか」と言われました。わたしは、そう言われて障がいのある子が生まれてくる原因はわたしにあるのだと思いましたし、患者の身分で医師がすすめることを拒否できませんでした。

川中さんの第一子の障害は、ダウン症だったと思われる。第二子の妊娠のとき、産婦人科医は「お腹の子はまともに育たない」とも言ったそうだが、その根拠はわからない。川中さんが二五、六歳のときなので一九七〇年代前半、まだ超音波で胎児をみることも母体血のマーカー検査も超音波画像検査も普及していない時代である（本人も検査を受けた記憶はないという）。

第二子に障害があると言われ、不妊手術も勧められたことで、川中さんは「自分が産む子はみんな『まとも』ではないんだ、自分は駄目なんだ」と追い詰められた。そんな状況で不妊手術を「決めた」という。「同意」や「自己決定」をする際に、夫、実家の親、医師の態度が大きく影響することが川中さんの言葉から伝わってくる。もし周囲の違う対応があれば、具体的な手助けが得られる未来が見えれば、選択肢は変わるかもしれない。川中さんの発言をさらに紹介しよう。

その後、第一子を火事でなくし、夫と離婚しました。真剣な交際をした男性もいましたが、結婚を希望することはできませんでした。

わたしは、ずっと、どうして不妊手術までしなければならなかったのだろうと考えてきました。国が優生手術を推進してきたからだということが、やっと分かったのです。第一子は障がいがあっても、わたしにとっては、そんなことを気にする必要がないほど、可愛く愛おしい我が子でした。当時は、今よりももっと、障がいがあるというだけで疎まれる時代でした。環境が違ったら、わたしは第二子を産むことを選択できたかもしれません。今でも、お腹の中の子に障がいがあると分かると人工妊娠中絶を選択する人がたくさんいます。それは、優生政策によってつくられた偏見・差別がまだ残っており、現在でも障がいのある子を育てるには、高い社会的な壁があるからです。わたしが裁判に参加することで、そうしたことも訴えることができればと思っています。

わたしは、自分が受けた手術が、優生保護法があったためにされたものだということを今になってようやく知って提訴したのです。それを、もう期限切れということで訴えを退けられるなんて絶対におかしいと思います。

川中さんの経験は、優生保護法に「胎児条項」[*5]がなくても、あるいは出生前診断など検査がない時代にも、検査をせずとも、実際には医師の裁量によって現場で行われていたことをも物語っている。「不良な子孫の出生防止」という優生保護法の目的が拡大解釈され、子どもを産むかどうかの判断に胎児段階での「選別」を呼び込んでいた。

現在、新型出生前診断の技術進歩とともに、事前に情報を得る「サービス」が増えて便利になったという捉え方もある。しかし、障害者への差別や偏見、優生思想をなくすための国の姿勢や具体的な支援政策がない状態で出生前診断の技術だけが進むことは、さらなる苦しみを妊娠した女性たちにもたらしているとも言える。

優生手術（不妊化措置）に関する資料は八割から九割が廃棄されたと見られるが、[*6] 残された記録として「一時金支給法調査報告」に下記の例が掲載されている。

昭和四三年四月一六日に受理した「優生手術申請書」「妊娠六カ月にて来院し、中絶施行中破水し……緊急帝王切開術施行しましたが、開腹したついでに優生手術を併施しました。このこと御諒承願います（昭和四三年四月一二日施行）（第二編優生手術の実施状況等 第五章医療機関福祉施設に対する調査（厚生労働省関係施設）一八八頁、二六枚目）

昭和四〇年代後半、女性（一〇歳代後半、精神遅滞（重症）難聴）「〇月〇日、〇〇病院内診、妊娠五カ月と診断される。……略……〇月〇日、医師及び区長、寮長、母親話し合いの結果胎児摘出手術をすることに決定した。／〇月〇日、帝王切開手術と子宮摘出手術による永久不妊手術を優生保護法適用に基づきされる為入院予定。〇月〇日、手術実施（第二編 第四章地方自治体に対する調査、一一七頁＝第五章 医療機関、福祉施設に対する調査、一三三頁）

原告たちの中には、中絶ではなく、出産したときに不妊手術をされた人が五人いる。

出産直後に赤ちゃんが死んでしまい、その出産時に説明なく不妊手術をされていたため、その後、子どものいる人生を奪われたのは大阪の野村花子さん（仮名、ろうの原告女性）。

静岡の原告、武藤千重子さんは、一〇代から徐々に視力が低下、二五歳で結婚し、一九七七年に第二子を出産した。その直後に、「もう三人目はやめなさい、子どもに遺伝すると困るから」と病院の看護師長に言われ、出産後で頭が混乱している中、不妊手術を受けることになった。自分も夫も、決めたのか、決めさせられたのか、わからないと振り返っている。「産むか産まないか、わたしの自由がもっとあれば良かったのに」と語る。裁判所や東京での集会などに、盲導犬と一緒に参加する武藤さん。趣味の短歌には、怒りの気持ちをぶつけることもあると話していた。

障害や病気、貧困にある人は子どもを産み育てるべきではない、育児は無理、ということが「常識」になっている社会。しかし、誰にとっても育児は大変で、母親だけではなく父親も一緒に担い、さらに周囲の支えが必要である。サポートがあまりに貧弱、女性に家事育児がのしかかり、自己責任が強調され、もし子どもに病気や障害があったら、冷たい視線を受ける世の中の雰囲気を考えると、少子化になるのは当然だとわたしには思える。

家族や専門家たちの圧力によっての中絶を「選ばされた」人たちの数は、わかりようもない。すでに多くの書類は廃棄され、書類が残っていたとしても④号の「経済的理由」に当てはめていた可能性も大きいし、④号、⑤号でも精神障害や知的障害の本人の同意は必要ないとされていたのだから。

そして、改めて感じる。優生保護法の目的は、前半「優生上の見地から不良な子孫の出生を防止する」と後半「母性の生命健康を保護する」の二つがあり、一九九六年母体保護法に変わったときは、障害者への差別だからと前半のみ削除された。しかしこの二つの目的は、密接不可分に絡み合っていた、あるいは分かれているように見えても浸透膜のように中身は通じ合っていたのだ、と。

後半の目的で「あなたの母性を、生命健康を保護しますよ」と言いながら、障害や病気、貧困／生活保護を受けている、結婚していない／婚姻外、非行や犯罪に追い込まれた、日本国籍を持たない……等々の人たちは、「母性保護」の対象から除外されているのではないか。女性の権利が軽んじられ、中絶は「許可される」ものという日本社会において、「優生的な中絶」は姿や形を変えながら生き続けている。

優生保護法の裁判で声をあげた人たちは、二度と自分と同じ悲しい思いをしてほしくない、と異口同音に話す。その気持ちを無駄にしてはいけない。人の身体を通じて人口の量や「質」をコントロールする発想や政策は、人権に反することだと認識されるべきだ。

そして「優生的な中絶」をなくすためにはどうしたらいいのか。差別や偏見をなくすことと同時に、女性には決める力があること、それを支える道具(ツール)を手にできることが大切なのだと痛感する。

【追記1】

本書では取り上げられなかったが、優生保護法の中絶許可条件の③号が「らい疾患」(ハンセン病)を理由としており、療養所での胎児標本問題も含め、人権侵害がおこなわれてきた。『ハンセン病問題に関する検証会議　最終報告書』、https://www.mhlw.go.jp/topics/bukyoku/kenkou/hansen/kanren/4a.html(二〇二四年七月九日閲覧)には、「第7章ハンセン病政策と優生政策の結合」や別冊『被害実態調査報告』、https://www.mhlw.go.jp/topics/bukyoku/kenkou/hansen/kanren/4b.html(二〇二四年七月九日閲覧)などに、不妊化とともに中絶(堕胎)についての証言も掲載されている。

【追記2】

本章三二八頁、小林さんが二〇二四年五月二九日に口頭弁論をした最高裁判所は、同年七月三日、次のような原告勝訴の判決を出した。優生保護法における不妊手術は、自己の意思に反して身体への侵襲を受けない自由を保障する憲法一三条に反し許されない。また、特定の障害を有する者等への不妊手術は差別的取扱いに当たり、法の下の平等を定めた憲法一四条一項に違反、一九四八年制定当初から憲法違反である。また、国側が主張する二〇年を経過すると請求できない除斥(じょせき)期間については、著しく正義・公平の理念に反し容認できず権利の濫用として許されない、とした。この判決を受けて、二〇二四年七月一七日岸田首相(当時)は、首相官邸で弁護団や支援者が同席するなか、原告たちに謝罪した。

最高裁判決を受け、新たな補償法作成に際して、優生的な理由による中絶被害も含めるべきという議論があり、当事者として国会議員たちに訴えた柴田邦子さんの経験を、本書第II部第3章に掲載した。

【註】

*1　「妻に中絶強いた母、今も許せず」『神戸新聞』二〇二二年四月二六日。

*2　「隠れた刃　証言優生保護法」『京都新聞』二〇一九年二月一四日。

*3　「京都新聞」二〇一八年三月二九日より。なお、森記者と「京都新聞」は、情報開示請求をした資料がほぼ黒塗りだったことから、名前や住所などのプライバシーを除く優生手術審査の情報を自治体は開示し、再発防止に役立てるべきだと「滋賀県優生保護法被害者情報公開請求訴訟」を起こしている。

＊4　二〇二四年五月九日大阪高裁で、資料の八割を開示するようにとの、ほぼ原告の勝訴判決が出た。

「旧優生保護法に基づく優生手術等を受けた者に対する一時金の支給等に関する法律第二一条に基づく調査報告書」は衆議院のホームページで読める。https://www.shugiin.go.jp/internet/itdb_rchome.nsf/html/rchome/shiryo/yusei_houkokusho.htm（二〇二四年七月九日閲覧）

＊5　なお中絶の実施数は、調査報告書の「第一編 旧優生保護法の立法過程」「付表6 人工妊娠中絶件数（事由別）、実施率、対出生比の推移」に年次別で掲載されている。

「人工妊娠中絶件数（事由別）」は、「遺伝性疾患」「らい疾患」「母体の健康」「暴行脅迫による」の分類での統計。引用した優生保護法の、①、②をまとめて「遺伝性疾患」、以降は③、④、⑤にあたり、年によるが、九九パーセント以上④を理由とした中絶である。

＊6　胎児に障害や病気があったら中絶を認める条文。一九七二年に胎児条項を新しくつくる改訂案が国会に上程されたが成立しなかった（本書第I部第2章四二頁参照）。

優生保護法の優生手術（不妊化）は、三条、四条、一二条が根拠になるが、どの条項でも、手術後、手術実施病院が都道府県に報告書、報告票を提出する仕組みになっていた。強制的な四条一二条については、手術前に、医師が審査会に手術申請書と健康診断書・遺伝調査書を提出する仕組みになっていた。しかし、中絶に関しては、そうした書類提出はなく、一四条の中の適用した条項と件数のみだった。

優生手術に関する右記資料については、個人が特定できる優生手術申請件数が分かる公文書は二〇%の五一七一人分（国会調査報告書第二編七一頁）、優生手術実施件数が分かる公文書は一二%の三〇八九人分（同七二頁）が残っていることから、八割から九割が廃棄されたと表現した。

なお、強制的な不妊手術については巻末リストの文献を参照されたい。

第7章　トランス男性、ノンバイナリー当事者の中絶

吉野　靫（立命館大学　生存学研究所客員研究員）

生まれたときに女性と判断されたひと、行政上の性別が女性であるひとのすべてが、そのまま一生を女性として過ごすわけではない。社会の中で男性として扱われる道を選ぶ人々は、トランス男性やＦＴＭ（Female to Male）を名乗ることが多い。女性としての人生は望まないが男性に着地するわけでもない人々は、ノンバイナリーやＸジェンダー、クィアなどを名乗ることがある。[*1] そして、男性として生きようとすることや、現に男性として生きているということは、いわゆる男性ホルモンと呼ばれるテストステロンの投与や、身体を変える手術とイコールではない。顔立ちや体つき、体質は千差万別なので、そうした医療的な措置とは無縁（あるいは限定的）でも、「男性をやれている」場合がある。あるいは、男性として見なされることを望んでいなくとも、何らかの理由でテストステロン投与や手術を受けるひともおり、結果的に外見の印象が「男性的」になることもある。

つまりこの社会には、誰もが男性として扱っているひと、男性のように見えるひと、男性っぽい感じもするなぁというひとのそれぞれが、必ずしも外見と結びつくわけではない思惑を持って

存在しているということだ。出生時女性で男性に見えるトランスジェンダーやノンバイナリー当事者が、その身体を「一般的」な男性の形状に近づけている／近づきたいと思っているとは限らない、と言い換えることもできる。当事者は、乳房切除手術やテストステロンの投与、子宮・卵巣摘出手術などの手段を、自身の快適さを基準に選択できることもあれば、そうでないこともある。医療アクセスへの条件は経済的事情や居住地によって大きく異なるし、戸籍上の性別を変更するためには長らく生殖能力の喪失を求められていたからだ。[*2]

おそらく多くの読者が想像するよりも、トランス男性やノンバイナリー当事者が妊娠する可能性は高い。生殖機能を持つ当事者と、男性[*3]との間にも性交渉が発生するためだ。恋愛的・性的に惹かれてのこともあれば仕事でということもあり、パートナーからのデートレイプや、性暴力被害に遭うこともある。トランス男性による出産も、ものすごく珍しい出来事というわけでもない。「トランス男性　妊娠」のキーワードでウェブを検索すれば、膨らんだお腹を見せたり、嬉しそうに赤ん坊を抱いたりする当事者のニュースが出てくる。[*4]

日本にも、トランス男性の妊娠に関する記録はある。二〇一五年の東京産科婦人科学会では、テストステロン投与中の妊娠が報告されている（曽我ほか、二〇一五）。患者は三〇歳で、二八歳の頃から数ヶ月に一度のペースでテストステロン投与を継続していた。男性との性交渉があった三ヶ月後に乳房に張りを感じ、その数週間後、腹痛のため病院を受診したところ妊娠二〇週であることがわかった。三週間後、切迫早産のため入院治療を開始し、三五週で出産した。本人は妊娠による身体の変化を、比較的良好に受け止めていたようだ。GID（性同一性障害）学会で二〇一九年に発表されたのも、妊娠に気づかなかった事例である（池袋ほか、二〇一九）。患者は二五歳で、二〇歳からテストステロン注射をはじめ、その後、内服に切り替えた。腹部の膨満感が原因で病院を受診し、男性との偶発的な性交渉による妊娠が判明した。中絶を希望したものの、すでに二九週に入っていた。定期健診には訪れることなく、三七週で破水し駆け込み出産になったという。本人の精神的苦痛もかなり大きかったほか、パートナー女性への対応にも苦慮したことが述べられている。

これらの事例に共通するのは、テストステロン投与の間隔が空き過ぎていたり（通常は二、三週間に一度）、内服による自己管理だったりしたために定期的に通院しておらず、妊娠に気づく機会がなかったことだ。自分には妊娠の可能性がないと考えていたのかもしれない。テストステロンを長期投与した場合の妊娠可能性については研究途上だが、生理が止まっていれば妊娠しないと考える当事者は少なからずいる。テストステロンに避妊効果がないことを、医療機関が適切に説明できていないと指摘する研究もある（Nicole J, 2022）。

「トランス男性やノンバイナリー当事者の中絶」というテーマで執筆依頼を受けた後、中絶経験のある当事者を探してみたが、なかなか見つからなかった。トランスジェンダーやクィアのコミュニティに二〇年以上かかわっている友人にも訊いたが、あてがなかった。第II部第25章に収録されたインタビュー「何を言っても誰かが傷つきそうで表現が難しい」は、勘と偶然の産物だ。なぜトランス男性やノンバイナリー当事者の中絶が顕在化しないのかについては、いくつかの理由が考えられる。まずは単純に、経験を語るひとが少ないからだ。妊娠そのものに大きなショックを受けているケースもあるだろうし、さらに中絶となれば身体にもダメージを受けることがある。辛い体験を公にできるひとはそう多くない。そもそも、トランス男性やノンバイナリー当事者が男性と性的な関係を持つという事実自体が、記録に残るような形では発信されてこなかった。二〇〇〇年前後の関連書籍やトランス男性の自伝では、性的指向が女性に向いていることと、ジェンダーアイデンティティが男性であるということが結びつけられがちである。加えてセックスについては、自分の身体を見られる／触られることを拒否する語りが目立つ（外山、一九九九）。

> 女の体のままで男として接しているのだから、下着のトランクスとTシャツは絶対脱がないし、決して胸の膨らみと女の下腹部には触らせない。（外山、一〇八頁）

> 胸は取ったから上半身は裸でセックスするけど、下は絶対脱がないし触らせないよ。だってチンチンついてないからね。（同、一五六頁）

「納得のいかない身体」でセックスをしているという前提が焦点化されると、相手の情報は後景に退いてしまう。「性転換」や「ニューハーフ」について書いていたメディアも、性器の形状やセックスの方法にばかり関心があって、誰とするのかについては注目してこなかった。「女性になった人」の相手は男性で、「男性になった人」の相手は女性だと思い込んでいたからだ。こうした背景もあって、トランス男性が男性と性的な関係を持つことは、「男性とセックスできるなら女のままでもよいはず」「女であることを受け入れているのでは」という偏見から逃れることができなかった。

しかし二〇〇〇年代に入ると一部では、そのような眼差しに対抗する声も出てくるようになる（ROSほか、二〇〇七、二〇〇八）。

私もセックスの時はタチだった。…（中略）…転機になったのが、アメリカかどっかのFTMのメーリングリストで「アメリカのFTMにはマンコを使ってセックスする人がけっこういる」という情報が流れてたと聞いたのだった。

…（中略）…ここでゼッタイにツッコミが入るであろう。「まんこ使いやがったな‼ お前はGIDじゃない！ FTMじゃない！ 女だ！」と。

（ROSほか、二〇〇七、四一・四四頁）

僕は今のところ、いわゆるヘテロ女性とのセックスでまんこを使ったことは無いけど、いわゆるヘテロ男性とならば、まんこ穴にちんこ棒を挿入するセックスを試みたことは多々ある。…（中略）…屈辱感とか嫌悪感を抱いたことは無い。

（ROSほか、二〇〇八、七九頁）

ここでは明確に「まんこを使」うことと、男性との性行為が語られている。二〇二〇年前後になると、性的指向が男性に向くトランス男性について、複数のウェブ記事やYoutube動画などでも取り上げられるようになった。

…（中略）…一八歳くらいまでは女性に恋心を抱いていたんですが、一八、一九歳くらいから恋愛対象はずっと男性です。男性的である＝女性を愛することだと思っていたので、他の選択肢を知らなかったんです。（Highsnobiety Japan、二〇二一）

女性器は自分の魅力の一つだと思っています。そこをもっと全面に出していきたいくらいに。自分には男性器がないのでパンツを履いても股間はぺったんこなんですが、…（中略）…メンズの撮影でも、自分の体のままでありたい。（同右）

二〇数年を経て、当事者がより踏み込んだ発信を行うようになり、男性への性的指向や男性との性交渉についても顕在化が進んでいる。ただし、予定外の妊娠や望まない妊娠に直面したとき、適切な情報にアクセスできるか、医師に相談できるかというと、それはまったくの別問題である。

トランス男性やノンバイナリー当事者の中絶が顕在化しない理由としては、ほかにも、医療現場でそう見なされていないということが考えられる。ヒゲや体毛の発達が明らかに「男性的」な当事者ならば、医師も見てそれとわかるし、テストステロンによる影響を考慮して診察するだろう。その経験を学会で報告すれば、症例としても蓄積される。だが医学的に性別移行していない場合は、申告しない限り、医師がそれと判断する根拠がない。処置の内容に影響しない以上、本人も黙っているケースがほとんどではないだろうか。すると当然それらの中絶は、トランス男性やノンバイナリー当事者のものとしてはカウントされない。

最後に残るのは、暗数だから顕在化しないという可能性だ。望まない妊娠をして、どうしても中絶したいが誰にも相談できないというとき、絶対に病院に行きたくない事情があるとき、追い詰められた人間がとる手段はなんだろうか。第II部に収録されたインタビューの打ち合わせの際、「うまいこと流産しないかな、とも考えました」という語りがあった。流産を願って起こした行動が成功すれば、それは人工妊娠中絶の統計には含まれず、すなわち暗数としての中絶になる。

アメリカのトランスジェンダーやノンバイナリー、ジェンダー・エクスパンシブな人々[*5]の、自己管理による中絶の試みを調査した論文（Moseson H et al, 2022）がある。自己管理による中絶とは、医療の監督や指導を受けずに中絶することを指す。推計によると、二〇一七年のアメリカでは四六二〜五三〇人のトランスやノンバイナリー当事者が病院で中絶したという。だがそれ以外の場で起こっているであろう中絶の試みや経験については研究がないことから、調査チームは二〇一九年に四ヶ月かけてデータを収集した。対象は、アメリカで出生時に女性またはインターセックス[*6]と判断され、現在トランスジェンダーやノンバイナリーとして生活する人々である。年齢や人種、学歴、健康保険の加入状況など統計学的なデータのほかに、妊娠・出産歴と中絶歴、中絶の試みについて聞き、自由記述欄も設けられた。

回答したのは一六九四人で、年齢の中央値は二七歳、人種は白人が多かった。妊娠を経験したのは二一〇人、うち七六人が自己管理による中絶を検討し、四〇人が実際に試みた。その四〇人の年齢の中央値は三二歳で、ほとんどが白人で健康保険に加入していた。アイデンティティを現わす言葉としては、トランス男性、ノンバイナリー、ジェンダークィアという答えが中心だった。四〇人のうち二四人は四年制大学か大学院を卒業し、一六人は両親がそろった環境にいた。三〇人が、自分の性的指向はクィアだと説明した。

自己管理による中絶を試みた四〇人のうち、実際の方法について回答したのは三五人である。最も多かった方法はハーブの摂取（一五人）、次いで身体にダメージを与えること（一〇人）、ビタミンCの摂取（八人）、薬物の摂取（七人）という順だった（複数回答）。身体にダメージを与える具体的な方法は、子宮マッサージや腹部への強い圧迫、絶食や鍼治療、（妊娠継続のためには中止する必要のある）テストステロンの使用、低用量ピルや緊急避妊薬の使用など、多岐にわたる。過度な運動や、膣に針を差し込む方法も用いられた。中には、粘液栓[*7]を自分で除去しようとしたケースもある。

流産に至った回答者の一人は、その方法について次のように説明した。

アルコールを大量に飲み、処方薬を過剰摂取し、下腹部を何度もハンマーで殴った。それから数日間食事を摂らず、その週の終わりに流産した。（白人、地域不明）

四〇人の内訳を見ればわかるように、かれらは決して劣悪な環境に置かれていたわけではない。

少なくとも健康保険に加入している白人で、その他の条件を見ても、社会的に孤立しきっていたひとは少ないだろう。つまり、医療機関へのアクセスが比較的容易と思われる層であっても、それを選べない事情があったことが窺える。自由記述欄に寄せられた回答では、病院での中絶を選ばなかった理由として、医療従事者の偏見や保険の種類の問題（中絶がカバーできない）、パートナーに知られることへの恐怖などが挙げられた。また自己管理による中絶に至る過程には、自殺未遂やパートナーによる暴力、パートナーの自傷行為、病院での処置を妨害されるおそれなど、様々な出来事が影響を及ぼしていた。

医療機関にアクセスしたものの、人工妊娠中絶に至らなかったという回答もある。

三度目の妊娠のとき、子宮外妊娠の中絶処置をクリスチャンの医師に拒否された。ハーブや鍼、子宮マッサージで中絶しようと試み、最終的に○○［病院名］で中絶することができた。処置が遅れたために感染や合併症があった。（白人、地域不明）

レイプされたが、○○［州］の中絶可能期間を過ぎていたため、人工妊娠中絶を拒否された（病気の関係で一六週まで妊娠に気づかなかった）。子宮を収縮させるためにブラック・コホシュとブルー・コホシュ[*8]を大量に摂取し、月見草オイルを使って子宮頸部を柔らかくし、粘液栓を取り除こうとした。（チェロキー族、アメリカ中西部）

調査チームはこれらの結果をもとに、いくつかの指摘と提言を行っている。まずは、経口中絶薬を使用したという回答がひとつもなかったこと。アメリカでは二〇二一年に、認定薬局が経口中絶薬を郵送で処方できるようになった（禁止している州もある）が、それ以前から経口中絶薬を入手する方法はあった。ＷｏＷ（第Ⅲ部第8章参照）が国際的に活動しており、アメリカの女性たちを支援する「エイド・アクセス」でも、医師がヨーロッパからオンライン診療を行って処方箋を書き、インドの薬局から郵送するという手段で経口中絶薬を提供している（Moloney et al, 2023）。そういった情報を知っていれば、身体にリスクのある方法をとらずに中絶することが可能だったはずだ。経口中絶薬については、科学的知見に基づいて質の高い情報を提供する組織やプラットフォームの拡大が必要だと述べる。アメリカでは二〇二二年に、人工妊娠中絶を憲法上の権利として認めた「ロー対ウェイド判決」が覆されたため、州によっては中絶手術が事実上の禁止となっている。経口中絶薬へのアクセスの保護と様々な入手経路の確保、その情報を知らせる取り組みは、今後ますます重要になるだろう。

自己管理による中絶を行った人々にとって、医療機関が安全で利用しやすい選択肢ではなかったという点については、制度内の障壁を解体することが提案されている。人工妊娠中絶を行う病院では、ジェンダーニュートラル（中立的）な受付票や看板を採用すること。「個人」や「ひと」など、より多くのジェンダーを包括できる言葉を使うこと。トランスやノンバイナリーなどの人々に肯定的な処置とケアを提供できるよう、医療者が研修を受けることなどである。

これらの提案は、日本の状況についても有効だ。日本のトランス男性やノンバイナリー当事者にとっても、産婦人科は安全で利用しやすい選択肢ではない。産婦人科という名称そのもの、保険証の名前や性別を確認されること、問診票で生理について問われること、自分以外の患者すべてが女性に見えること、それらがアイデンティティを破壊するように感じるひともいる。はじめに紹介した日本のトランス男性の事例は、定期健診を受けずに駆け込み出産という経緯をたどっている。本人と胎児の双方にリスクが高い行為だが、それは産婦人科の受診を限界まで避けたかったからではないだろうか。女性以外の患者も包括する受診環境の必要性は、まだほとんど認識されていない。

そのような中、緊急避妊薬のスイッチOTC化は、妊娠の可能性があるトランス男性やノンバイナリー当事者にとっても重要なニュースだった。あまりにも鈍い動きだが、薬局での試験販売も二〇二三年一一月に始まった。緊急避妊薬については、ひとつ印象的な記憶がある。一五年近く前、あるトランス男性が性暴力被害に遭い、緊急避妊薬の処方を受けられる病院を代わりに探したことがある。わたしは学生時代にジェンダーとセクシュアリティの課題を扱う自治組織で活動していたため、緊急避妊のホットラインがあることを知っていた。長く活動するその団体に電話をかけたところ、おそらく高齢の男性であろうという相手が出た。「〇〇市でアフターピルを処方してくれる病院を探していて」と話しはじめたら、相手は誇張抜きに「いつ!」「どこで!」と怒鳴りはじめた。相当に面食らいながらも情報を聞き出したところで、先方が「このダイヤルをどこで知ったのか」と訊く。活動の経験があるから前から知っていたと答えたら、そうだったのか、というつぶやきとともに、別人のようにトーンダウンした。わたしはそこに、緊急避妊薬を必要とするひとに対する信頼の欠如を感じた。ホットラインに電話してくる層に対して、浅慮であるとか無知であるというイメージを持っていたのか、あるいは経験則から「強い態度に出てもいい」という確信があったのかはわからない。だが「活動の経験がある」というわたしの答えを聞いて敬語になったのは、明らかに想定していない相手だったからだろう。もし性暴力被害に遭った本人がこのような対応を受けたらどうなるか、声の調子が男性的なトランスやノンバイナリー当事者の場合は被害に遭った本人としてきちんと尊重されるのか、強い不安を感じた。

シスジェンダーの女性でも、産婦人科を気軽に受診できるというひとばかりではない。トランス男性やノンバイナリー当事者の場合は、心理的なハードルのほかに、見た目や声の「男性的」な変化、どうしても本名を知られたくないなど、それぞれの事情によって何重もの障壁がある。現在、緊急避妊薬の処方が可能な病院はインターネットでも調べられるようになっているが、そもそも薬局で購入できるようになれば、病院にたどり着く前に気持ちがくじけてしまうという事態は避けられる。殊にトランス男性やノンバイナリー当事者にとって手続きを短縮できることの恩恵は大きく、苦痛を感じながら中絶や出産に追い込まれるケースも減るかもしれない。

第Ⅱ部第25章のインタビュー「何を言っても誰かが傷つきそうで表現が難しい」の終盤では、緊急避妊薬や経口中絶薬に関するキャンペーンを行う活動団体が、トランス男性やノンバイナリー当事者もユーザーとして捉えていることが話題になった。ほかにも「生理の貧困」に関する学生の活動では、生理があるトランス男性やノンバイナリー当事者の存在を踏まえて、男子トイレにも生理用ナプキンを設置することがある。このような取り組みの際は、生理のある主体を「女性」ではなく、「女性や生理のある人」とすることが多い。トランス排除派は、性別は生物学に基づいてのみ決定されるという立場をとるため、しばしば「生理があるのは女性だけではない」という前提自体を拒否する。そのため「生理のある人」という言葉を女性に向けられたものだと見なし、「女性」という言葉を抹消しようとしていると主張するが、そうではない。この言葉は、支援を必要とするトランス男性やノンバイナリー当事者が、抵抗なく情報を受け取れるようにするための工夫である。決して女性の存在を軽んじているのではない。

トランス男性やFTM、出生時女性のノンバイナリーやXジェンダー、クィアの人々は、妊娠や中絶の当事者になりうる存在だ。しかし性別移行を経験しないシスジェンダーの女性と同じ経路で、安全な出産や中絶にたどり着くことは難しい。制度や医療機関は、ときに迂回や蛇行があることも込みで間口を広げ、特別ではなく包括的なあり方を展望してほしい。特に、身体に変更を加えるかたちで性別移行している当事者は、医療機関全体から遠ざけられがちな存在である。前例がないという理由で受診を断られたり、ホルモン投与に関するデータの蓄積がないために、健康診断や一般的な治療についても十分な説明を得られなかったりする。妊娠・中絶の主体になり得るすべてのひとの権利を支持することは、シスジェンダー以外の人々が健康に生きる権利を擁護することにもつながっていくのだ。

【補記】

本稿を執筆してから出版を待つ間に、トランスジェンダーや「性同一性障害」と診断されたひとが戸籍上の性別を変更するための（通称）「性同一性障害特例法」をめぐって複数の重要な決定があった。法律に設けられている五つの要件のうち、生殖を不能にすることを求める要件について最高裁が違憲との判断を示したことで、トランス男性やFTMは実質ホルモン投与のみで他の要件も満たすものと（ほぼ）されている。すでに子宮・卵巣の摘出なしで性別変更を行った当事者が複数いると見られるが、現段階の医療現場の多くは「男性」が子宮や卵巣の病気を治療することを想定していない。むろん妊娠や中絶についても同様である。行政上の男性が産婦人科領域の医療や健診を必要とするケースが少数ながらあるということについて、ケアから漏れることのないよう、医師や看護師への周知徹底が必要である。

【註】

＊1 出生時に女性を割り当てられ（AFAB／assigned female at birth）、のちに男性／男性寄り／着地点を決めないで生きる人々については、トランスマスキュリン、ジェンダークィア、ジェンダーノンコンフォーミングなど様々な言い方がある。ここでは包括的な言葉を挙げている。

＊2 トランスジェンダーをとりまく日本の医療や法律については、拙著『誰かの理想を生きられはしない』（二〇二〇年、青土社）で書いた（ただし法律については、二〇二三年の最高裁判断によって新たな動きがある。補記も参照）。

＊3 この場合は、シスジェンダー（性別移行の経験がない）かつ妊娠させる能力のある男性のことである。トランス女性／MTFとの間でも妊娠が可能なケースはあるが、ここでは措く。

＊4 もっとも、それが可能になる条件については注意しなければならない。どのような国のどのような人種、どのような階層が中心になっているか、ということだ。

＊5 Gender Expansive：広い意味では、文化的・社会的に期待されるジェンダーの規範や役割に沿わないという立場。

＊6 性分化の過程によって、典型的ではない性染色体や内・外性器を持っている人々。インターセックスの語には運動的背景があり自称するかどうかは個人によるが、ここでは原文に準ずる。医学的には

「性分化疾患」という総称がある。

*7 子宮頸部に蓄積された粘液で、出産が近づくと排出される。日本で言うところの「おしるし」。

*8 アメリカ先住民が伝統的に用いるキンポウゲ科のハーブ。

【文献】（アルファベット順）

Anastasia Moloney, Fabio Teixeira, Thomson Reuters Foundation, *US to Brazil, women evade abortion pill restrictions,* REUTERS, March 18th, 2023 . https://jp.reuters.com/article/global-usa-abortion-idAFL8N3513T4 (Accessed 9 July 2024)

HighsnobietyJapan「性別はKILA。ジェンダーもかっこいいも僕の思うがままに」HighsnobietyJapan、二〇二一年七月一六日。https://highsnobiety.jp/p/pridestyle_1_kila/（二〇二四年七月九日閲覧）

池袋真ほか「男性ホルモン投与中に妊娠出産に至った性同一性障害（FTM）の一例」GID学会雑誌一二号、二〇一九年、一四七～一五一頁。

Moseson H, Fix L, Gerdts C, et al,2022, *Abortion attempts without clinical supervision among transgender, nonbinary and gender-expansive people in the United States,* BMJ Sexual & Reproductive Health2022.

Nicole J. Todd, 2022, *At risk of pregnancy? Contraception for transgender, nonbinary, gender-diverse, and Two Spirit patients,* BC Medical Journal (64) 2.

ROS・迫共・今将人『トランスがわかりません!!――ゆらぎのセクシュアリティ考』アット・ワークス、二〇〇七年。

――『恋愛のフツーがわかりません!!――ゆらぎのセクシュアリティ考2』アット・ワークス、二〇〇八年。

曽我江里・兵藤 博信・中里紀彦「症例報告　男性ホルモンの投与中に妊娠、分娩に至った性同一性障害の1例」東京産科婦人科学会会誌、六四巻三号、二〇一五年、四七四～四七九頁。

外山ひとみ『MISS・ダンディ――男として生きる女性たち』新潮社、一九九九年。

吉野靫『誰かの理想を生きられはしない――とり残された者のためのトランスジェンダー史』青土社、二〇二〇年。

第8章　国際団体による中絶薬の支援——なぜわざわざ海外に

加藤雅枝（Women on Web 研究員）

はじめに

日本では、世界でも比較的早く一九四八年には、優生保護法の下で中絶が合法化されている。一九九六年に優生保護法が母体保護法になるが、現在もこの法律の下、理由のいかんなく経済条項に当てはめれば中絶は可能である。二二週未満まで合法というのも比較的長い。日本の医療水準も高いはずである。

それにもかかわらず、日本から年間一〇〇〇を超える女性からWomen on Web（以下WoW）に連絡がある。なぜなのか。日本の現在の法律や医療の何が問題で女性たちはWoWに連絡をし、中絶薬を求めるのだろう。法律によって定められている中絶の手順がカバーしきれていない事情や、日本の医療がサポートしきれない状況は何であろう。この問いを考察することは、中絶をする日本の女性が必要としている環境や条件を知る手がかりにもなる。本章では、WoWに宛てられた相談や女性が記入するオンライン診察、そしてWoWのヘルプデスクと女性たちの語りに基づき、日本の女性が経験している中絶の実際を紹介する。

Women on Webとは?

ＷｏＷは二〇〇五年にオランダ人医師レベッカ・ゴンパーツによって設立された国際非営利団体である。医師・研究者・ヘルプデスクで成り立っている六三人のチームスタッフは一八の国・地域に点在しており（二〇二三年一二月）、中絶を受けることが不可能あるいは制限されている国々に住む女性に、安全な中絶へのアクセスに関する情報や、女性が希望する場合郵送で中絶薬を提供している。中絶薬提供は、妊娠一二週以内に中絶ができる場合のみである。設立当初、ＷｏＷは主に中絶が禁止されている国に住む女性を支援していたが、日本を含む中絶が合法である国からも相談があり、現在支援対象は約二〇〇の国・地域に及んでいる。なお、近年中絶禁止が進んでいるアメリカ合州国に住む女性を支援するために二〇一八年ゴンパーツはＷｏＷと同じように遠隔からオンラインで英国の女性を支援している団体AidAccessを設立した。

中絶薬は二〇二三年四月に日本で承認されたばかりであるが、実はすでに八〇以上の国・地域で実際に服用されている標準医療であり、世界保健機関（ＷＨＯ）も必須薬に挙げている。その安全性と効率はすで確立している薬であり、フランスや英国などの経験から、妊娠初期であれば自宅で薬の服用も安全であることが確認されている（BPAS, n.d.; ARS, 2022）。

中絶薬はミフェプリストンとミソプロストールという二種類の薬から成り立っており、中絶の過程は、自然流産と非常に似ている（WoWa、発行年不明）。まずミフェプリストン二〇〇㎍（マイクログラム）を服用し、妊娠継続に必要なホルモンを止める。ミフェプリストン服用二四時間後、ミソプロストール八〇〇㎍を服用する。さらに三時間後にミソプロストール四〇〇㎍を服用する。WHOは一二週までなら、二〇〇㎍のミフェプリストンと八〇〇㎍のミソプロストールで安全・効果的に妊娠中絶できると述べているが（WHO, 2018, p.24）、最近の研究調査によると、ミソプロストールをさらに四〇〇㎍を服用した方が中絶をより完全に終えることができるようだ（Aiken et al., 2021）。また、更に最近の研究調査では、十分なミソプロストールがあれば、ミソプロストールだけでも九八％の成功率で無事に中絶を完了できることを報告している（Jayaweera et al., 2023）。WoWは、日本からのリクエストに対し、二〇〇㎍のミフェプリストンと二〇〇㎍のミソプロストール八錠、妊娠一〇週に近い場合一二錠を処方している。[*1] 英仏のガイドラインでも、初期妊娠中絶において二〇〇㎍＋八〇〇㎍で効果がない場合、服用での中絶を希望する人はさらに四〇〇㎍のミソプロストールを服用可能である（BPAS, n.d.; ARS, 2022）。ところが、日本で二〇二三年四月に承認されたガイドラインによると、日本の病院では、二〇〇㎍＋八〇〇㎍のみ処方で、八〇〇㎍のミソプロストールで二四時間以内に効果がない場合、薬服用での中絶をする本人の意思や希望にかかわらず外科手術となる。

ミソプロストールは、子宮頸部を開き、子宮に重い月経のような子宮の筋肉収縮を引き起こすことにより、子宮の内容物を外に押し出す。日本では初期妊娠中絶であっても中絶薬が多量出血をもたらすと報道されているが、誤報である。ミソプロストールを服用することにより、子宮内容物が押し出されるので、一旦出血するが、ミソプロストールの働きで子宮が空になるので、ミソプロストールをさらに服用することにより出血は止まる。つまりミソプロストールには止血作用があるのである（WoWb, n.d）。前述したようにその過程は、自然流産と同様である。

二〇二一年にＷｏＷが支援をした女性の出血と痛みと経験に関する調査によると、痛みと出血はミソプロストールを服用してから徐々に始まり、四～五時間でピークを迎える（加藤・ゴンパーツ、二〇二二）。これは中絶の過程が始まっていることを意味する。ほとんどの場合、内容物が押し出された時点で痛みが急激に緩和される。中絶の過程が終わるのはほぼ二四時間以内であり、通常一～二日で日常生活に戻る。調査によると、月経後期程度の出血は内容物が押し出された後も続き、出血が完全に終了するには二週間から次の月経までの期間を要する。二〇二一年にＷｏＷから支援を受けた女性は、事前に鎮痛剤を服用して痛み緩和をできたと報告している。もちろん個人差はあるが、中絶薬を使った中絶は自然流産と同じ現象なので、自然流産の過程、あるいは、重い月経の過程を思い起こせばその感覚をある程度は想像できると思う。二〇二二年の調査では、ほぼ一〇〇％の女性が、ＷｏＷの支援する中絶薬を使った中絶に満足と答えている。

ＷｏＷから支援を受ける経緯

中絶を希望する女性は、ＷｏＷのホームページから、オンライン診察を記入する。オンライン診察は二五の質問から成り立っている（質問はＷｏＷcを参照）。ＷｏＷの医師とヘルプデスクが回答に目を通し、問題ないことを確認のうえ、中絶を専門とする医師とヘルプデスクがそれを参照し、中絶薬を使った中絶が安全であることを確認する。WoWは日本の女性には一律九〇ユーロ(一万二〇〇〇円くらい)の寄付をお願いしているが、寄付以外に支払う額はなく、ヘルプデスクや医師とのやりとり、薬、郵送全てが提供される。非営利団体であるため、組織は寄付のみにより活動継続可能である。何らかの理由で九〇ユーロの寄付ができなくともWoWが支援を求める女性を拒否することはない。寄付に関して解決策を提案したり、状況によっては寄付なしで支援する場合もある。オンライン診察記入後、WoWのヘルプデスクに支援を求める女性はメールで会話をする。

遠隔から電話やテレビ電話などでオンライン診察[*2]をし、郵送で中絶薬を受け取り、自宅で初期妊娠中絶をするというと、非常に急進的な感じがするが、例えば英国やフランスでは、女性が特に外科手術を希望する場合でない限りこの方法が現在の標準である。英国・フランスでは自由に外出できないコロナ禍をきっかけに、オンライン診察を利用した自宅での中絶が一時的に実施された。この方法は、とても合理的なシステムであり、中絶成功率に影響なく、当事者にとっても自分で行う中絶の方がニーズを満たすということで、コロナ危機が治まった現在でも継続されている。家族内に感染リスク者がいて外出したくない場合や、育児などの家族の世話、仕事や学校などの理由で外来通院が困難な状況にある当事者を助けることができている。オランダでも家庭医が中絶薬を処方できるようになるなど中絶薬へのアクセスは改善されており、最近中絶が合法化されたアルゼンチンでも、合法化と同時に一二週までは女性が自宅で中絶薬服用という方法が採られている。

調査方法

本題に戻ろう。ＷｏＷに支援を求めてきた女性は、なぜ、ＷｏＷを選んだのだろうか。本章は、二〇二二年にＷｏＷへ寄せられたオンライン診察と、ヘルプデスクと女性たちのメールのやり取りを観察することによって、日本の中絶をめぐる法律と医療制度が見落としているもの、そして実際に中絶をする女性が必要としているものがなんであるのかを考察する。二〇二二年にやり取りのあった日本に住む女性とＷｏＷのメール数は一六六〇通である。

オンライン診察では、特に「なぜＷｏＷの支援を通して中絶薬で中絶することを希望するのか」の質問への回答を重要視する。この問いに対し、回答者は一八の選択肢を複数選ぶことができる（ＷｏＷｃ、発行年不明）。

オンライン診察でＷｏＷに支援を受けたい特定の理由（例えばコストなど）を選んでなくとも、ヘルプデスクとのメールのやりとりから回答にない理由が明らかになることがある。一方、女性が特定の理由を選んでいても、ヘルプデスクとのメールでは、女性側からまったく状況の説明ない最低限の事務的なやり取りになる場合もある。すでにストレスや罪悪感などを感じている可能性がある女性が、支援提供側がいろいろと質問することにより、さらに縮こまってしまうことをＷｏＷはわかっている。そのため、リスクの有無・安全性・情報提供・寄付などに関する必要な会話以外は、女性側から投げかけられない限りＷｏＷからはじめない。そのような中で、特定の選択肢を選んだ人たちがその状況に関して何を語っているかを紹介する。

筆者が本章の執筆にあたって、確認した依頼者からのメールは既に全て匿名化されたものである。年齢・選択言語は参照可能である。WoWは、出身国を尋ねないが、メールのやり取りで、出身国がわかることもある。WoWのヘルプデスクと女性のやり取りにおける女性の語りも紹介するが、本章執筆にあたっては、個人を特定できないよう内容を変えない程度に語尾や表現を変えている場合もある。

この調査には日本に居住する外国人女性も含まれる。つまり、二〇二二年にWoWに連絡をしてきた、日本に居住する全ての女性のオンライン診察と語りが調査分析の範囲である。言語割合を見てみると(表1)、相談件数の最多が日本語であり、次に英語であるが、英語で連絡してくる人の中には英語が流暢な日本人もいると思われるため、相談件数のどれくらいが日本人であるかはわからない。だがここでは、日本の法律制度と医療の傘下に生活している人たちの声が調査分析の目的であるので、日本人の割合や、外国人の出身国などを明確にすることは最重要ではないと判断する。本文中には、外国人の語りとして紹介されている箇所もあるが、それは、女性が明確に「わたしは外国人」と述べている場合である。なお、オンライン診察記入時、英語以外の言語を選択した人もいるが、全て英語でのやりとりが可能であっ

表1　相談時の使用言語

言語	相談件数	
日本語	327	65%
英語	146	29%
ポルトガル語	11	2%
タイ語	8	1%
スペイン語	3	0.5%
インドネシア語	2	0.3%
韓国語	2	0.3%
フランス語	2	0.3%
ポーランド語	1	0.1%

た。最後に、この調査は二〇二二年の資料に基づいており、この章の中で女性が言及する「日本の中絶」は、全て妊娠中絶外科手術である。

日本からのリクエスト——なぜWoWに支援を求めるのか

妊娠中絶を行う際には、その国の法律や医療制度に則って手順を踏まなければならない。日本で中絶を行う場合パートナーの同意、未成年の場合親の同意が必要条件であり、妊娠初期の中絶でも、一〇万円などの自費を払い病院に行き、外科手術を受けるという手順を踏む。このうち一つでも不可能であれば、日本で中絶を受けることはできない。実際、この法律や医療制度で中絶を受けられない人は存在する。だから、ここではまず、法律や医療制度サポートできていないケースを紹介する。次に、法律や制度を眺めるだけでは見えない事柄（例えば、麻酔への拒否感、外国人であることなど）を、支援を求めてきた女性の語りから紹介する。なお、WoWに支援を求める女性は複数の理由を選ぶことができ、理由は幾層にも重なっている。語りにも、WoWから支援を受けたい理由が複数述べられていることもある。

制度の問題1——法律・医療による制限

まず注目したいのが中絶をめぐる日本の法律・医療制度による制限の問題である。

コストの問題

WoWに支援を求める理由で一番大きい割合を占めるのは、コストが六〇%、つまり日本の中絶が高額であることである。特に理由は述べられておらず「一〇万円が高額すぎる」「借金がある」とだけ述べてあるものもあるが、「コロナ感染しアルバイトを休んでいる」「外国人であり滞在許可がない」「パートナーにお金を管理されている」などメールに書かれているものもある。理由は様々であり、他の項目と幾重にも重なっている。オンライン診察ではコストを選択せず、他の項目（例えばコロナ禍やパートナーの虐待）を選び、語りでコストの問題を説明しているケースもあるので、実際は六〇%より多くが中絶の価格の高さを理由にしていると思われる。

・ホルモン避妊ピルを服用していたが、借金があり、ピルを買えなくなった。それで妊娠してしまった。
・夫と事業をしていたが、コロナで倒産。借金だらけ。病院で中絶するなんて、首をくくれと言われているのと同じ。

中絶が保険でカバーされず、初期妊娠中絶でも一〇万円を自費で払うという国は先進諸国では珍しい。例えば、フランスに住む人がWoWに支援を求めるとき、コストはまったく問題にならない（Atay et al., 2021）。中絶の費用が国の保険でカバーされるのは、望まない妊娠は誰にでも起こりうることであり、安全な中絶は健康管理の当然の権利であるとその社会で見做されているからである。中絶は懲罰されるべき出来事という日本の中絶に対する根本的な考え方の変換が必要であることがわかる。

病院に行けないという問題

母体保護法によると、中絶は母体保護法指定医によってのみ行われることができる。中絶を行いたい場合、病院に行くことは不可欠だが、何らかの理由で病院に行けないためWoWの中絶薬を希望する、と六〇%が答えている。そのうち、病院に行けない理由は、学校や仕事を休めない（四〇%）・子どもが小さくて家を留守にできない（二〇%）・病気や疾患で出かけることができない・義理の家族に知られたくない（統計には出てこないがメールのやりとりに出てくる）など多岐にわたる。また、二〇二二年はコロナ禍であったので、感染リスクが高いことを理由に外出できない、と理由を説明してくれるケースもあった。

・五歳以下の子どもが三人いる。つわりで辛いのに、三人の面倒を必死に見ている。どうやったって家を留守にできない。
・子どもを預けるのにもお金がかかるし、どこに預ければいいのかも探すことができない。妊娠して、中絶しなければならない人に託児所まで探させたり、全部を任せる日本の医療はおかしい。もっと助けてほしい。

・仕事を休むと収入が減るので、お休みの日に薬を服用したい。
・近くに一つだけ婦人科があるが、義理の姉が働いている。家から遠い病院は、時間的にも費用的にも無理。友人にWoWを教えてもらった。ここだけが頼り。
・わたしは障がい者で、障がい者手帳も持っている。食事も我慢、野宿することもある、不安定な生活。筆談でしか会話できないので公共機関にも相談できない。とても一〇万円なんて払えない。
・身体に障がいがある。一〇万円なんて払えない。三歳以下の子ども二人いる。一人にするように言われたが、二人まで頑張った。気をつけていたのに妊娠した。毎日身体が辛い。とても病院に行けない。麻酔の中絶だって耐えられるかわからない。自然流産に近い方がいいし、お金も払えないからWoWにお願いしたい。
・高齢の母親が家にいる。わたしも喘息がある。わたしも母もコロナハイリスク。外に出たくない。
・家に受験生がいる。今コロナになることはできない。病院はコロナ感染率が高い。

英国とフランスがコロナ禍に中絶の援助を遠隔から行う方法を採ったのは、前述の通りハイリスク感染の可能性があるなど身体的な条件により医療機関まで行けないことが理由の一つであった。日本では「患者を守るため医療機関で中絶を行う」という「保護」目的が中絶を医療機関のみで行う理由として説明されるが、障がいや疾患、それによるハイリスク感染の恐れがある場合でも医療機関に来させるのは、はたして本当に市民を守っていることになるのであろうか。制度をつくる側は、妊娠中絶を必要としている人の声に耳を傾ける必要がある。

中絶方法の問題

日本で中絶薬が承認されていないからＷｏＷに支援を求める、と答えたのは四五％だが、その中には（本当は病院に行きたいと思われるが）自宅で中絶を行うことを希望している場合もあれば、「自分の中絶は自分で行いたい」二四％、「自宅で中絶薬を服用することはエンパワーメントだと思う」一八％、「家で中絶をする方が落ち着く」二八％、など、病院で医療従事者によるのではなく、自分自身で中絶を行いたい、と自宅での中絶を積極的に選んでいる場合もある。オンライン診察の回答の選択にはないが、メールのやりとりに記されたものでは「以前に中絶薬で中絶を体験した」「以前に外科手術でイヤな思いをした」「出身国で中絶薬が標準医療である（外国人）」等が目立った。

- 中絶薬を使った中絶は自然流産に近いと理解している。薬の方が負担が少ないと思う。薬がいい。
- かつて病院で手術を受けた。日本の中絶は掻き出し法で、全身麻酔の手術で身体はボロボロになった。中絶薬の方がいい。
- 以前、病院で中絶をしたことがある。心が苦しかった。しかも、保険適用外。

・以前にこちらで中絶薬を取り寄せ、中絶したことがある。外科手術よりもずっと楽だったので、またこちらにお願いしたい。
・自分の国では中絶薬があり、安全であることを知っている。日本には外科手術しかなく、しかも高額。（インド）
・日本は外科手術しかなく、しかも理不尽なほどの高額（insane）。わたしの国では中絶薬を選ぶことが可能で、保険でカバーされる。自分の国に帰れば安心して中絶できるが、飛行機代も同じくらいかかる。[*3]（フランス）

一点、ここで明確にしておきたい。もちろん、病院で医療従事者から外科手術を受けることを選ぶ人もいるだろうし、中絶薬の方が外科手術よりも優れている、と論じたいのではない。以上のような語りをもって提案したいのは、実際の生活は様々であるため、WHOが提唱しているように、中絶薬の安全性が確立されているならば、中絶薬を病院で服用することや、初期妊娠中絶ならば、中絶薬を自宅で服用することも選択肢にある方が好ましいのではないか、ということである。

コロナ禍に自宅で中絶を行った女性を調査した英国の調査（Lohr et al, 2023）によると、八〇％が「次回中絶を受けるとしても自宅で中絶薬を服用する」と答え、一三％が「次回は医療機関で中絶薬か外科手術を受ける」と答えているが、この一三％を含めほぼ一〇〇％が「中絶薬を自宅で服用する選択と外科手術の選択は存在するべきである」と答えている。外科手術か中絶薬か、病院か自宅かなど、どの選択においても安全性が確保され、当事者が自由に選べることが重要である。

配偶者同意の問題

日本の法律は配偶者同意を条件としているが、この条件ゆえに日本で中絶を受けられないという深刻な問題もある。成人の場合、パートナーの同意が必要であり、一八歳未満の未成年の場合、パートナーの同意と親の同意が必要である。同意が得られない理由は、「パートナーが行方を消した」「パートナーと話し合いの結論が得られない」「パートナーに虐待されている」「未成年で親に言えない」など多岐にわたっており、一つの枠組みではくくれない。

・妊娠を告げたら、彼氏に切られた。ラインもブロックされた。彼の友達に聞いても知らないと言われる。妊娠はどんどん進む。つわりがひどい。お金もないし、同意も無理。
・夫に妊娠を知られたら無理やり生まされる。適当にサインすればいい、と聞くが、怖くてできない。お金も管理されていて、産婦人科に行った時点でバレると思う。
・一筋縄では行かない関係があるのも当然であろう。
・不倫相手との妊娠。絶対に家族に知られてはならない。だから病院に行けない。

家庭内暴力の場合同意は不必要になったが、DV・暴力の定義がわからなくて困っているケースもある。

・DVの場合同意はいらないと聞くが、DVでなくても、問題はある。わたしの夫は普段はいい人だが、仕事でうまくいかないと、パニックや性依存やアルコール依存が出てくる。それで何回も中絶した。落ち着くと謝って反省するの繰り返し。夫に妊娠をつげたらまたパニックになる。だから夫にも言えないし、これまでの病院でのことを思い出すとどうしても病院に行きたくない。

・夫にはいろいろな依存症がある。性依存症・ギャンブル依存症・アルコール依存症。夫の父親もアルコール依存症で、自分はそうなりたくないと思いながらも、弱さに負けている。そこに同情するわたしがいる。今回の妊娠もそれで招いた。前に病院で相談したときに、わたしがしっかりしろと言われた。そんなこと言われたってどうすればいいかわからない。そのときのことを思い出すと、病院には行きたくない。

特に未成年の場合、暴力を暴力と見なせない場合もある。性教育も重要であることがわかる。

・出会いサイトではじめて会った人に襲われた。わたしはそういうつもりではなかった。でもわたしは頼れる家族もいないので、求められて嬉しいと思っている自分もいた。次に出会ったときも無理やりだったが、拒否しなかった。それで妊娠した。

言うまでもないことだが、妊娠した人とその相手が、必ずしも同意を得られる関係性にあるとは限らない。同意を得るのが難しく時間をかけている間に妊娠は進み、同時に中絶に伴う身体的精神的不安も増していくことを、医療関係者や、政策をつくる人たちには考慮して欲しい。

・生活保護を受けている。自由なお金がない。職場の上司からレイプされ。口が裂けても夫に上司からレイプされたことは言えない。でも夫に気づかれたらどうしよう、と毎日不安で眠れない。お金は全て夫が厳しく管理。豊かな国であるのにごめんなさい。
・ある事情があり、妊娠したことを夫に知られたくない。病院に行くと、保険を使うので、夫にバレると思う。

中絶をする人が、知られたくない家族などに知られることがないよう、プライバシーが守られる制度、例えば、初診を含め、保険制度とまったく切り離された制度の存在が必要であることがわかる。

未成年の場合、保護者の同意の問題

日本は一八歳未満が未成年であるが、未成年の女性が妊娠中絶を希望する場合、たとえパートナーの同意があっても、保護者の同意が必要であり、パートナーも未成年である場合、パー

トナーの親の同意が要求される場合もある。しかし、未成年の保護者の同意が必要とされるのは、実態に即しているのだろうか。

実際、ＷｏＷに相談してきた未成年で、保護者に相談したのは一％に及ばず、保護者に相談できる・相談したい、と答えた人は皆無に等しかった。むしろ、ほとんどが、親が知ったら追い出される、暴力を振るわれる、などの返答であった。全員が、日本の中絶外科手術の金額を問題にしていたことは言うまでもない。

未成年の場合でも、親に相談できない状況があることをＷｏＷは認識している。ただ、金銭・判断の面などで信頼できる成年に助けてもらうことは好ましいので、保護者でなくても、誰か相談できる成人はいないか、常に尋ねるようにしている。

・親に絶対に秘密。わたしは寄付ができないから、兄が代わりに寄付をしてくれた。（一四歳）

・わたしは不登校。彼氏も何考えているのかわからない。病院に行ったら、相談だけでもお金を取られると思う。保険証が必要だから、親にどうしたのか聞かれる。だから病院なんてとても行けない。（一六歳）

・彼氏も高校生でお金がない。未成年だから消費者金融からの借金もできない。わたしに母親はいません。父親に話してみたら、自分でバイトしてどうにかしろ、と言われた。どうにかできるわけない。（一六歳）

・親が知ったらボコボコにされる。彼氏は消息不明。（一五歳）
・病院に行ったら、親を連れて来いと言われた。無理だと言っても取り合ってくれなかった。（一七歳）

中絶を受ける人のプライバシーが守られる制度と、何らかの金銭的な支援が必要であることがわかる。

制度の問題2――法律・医療制度だけでない問題

安心感・人とのつながり

これまで、中絶をめぐる法律と医療制度の問題について述べてきたが、中絶を行う人の声を聞くと、法律や制度からは見えない状況も多々ある。例えば、中絶を行う場所、中絶を進める過程で周囲にいる人たちとのかかわりである。WoW支援を求める理由や、メールでの会話からは、「中絶をしているときにパートナーや友人にいてほしいからWoWに支援を求める」四〇％、「家で中絶をする方が落ち着く」三〇％で、のべ七〇％が中絶に肯定的で安心できる環境を求めており、「中絶をする人への周りからの批判や差別に耐えられない」三〇％、「中絶を他の人に知られたくないし、知らない人にかかわってほしくない」二七％、「中絶反対派の人にとやかく言われたくない」五％で、のべで六〇％以上が、自分の周囲に否定的な人や意見があってほしくないと答えている。

安心を選ぶ

中絶をするときの場所を自分で選ぶ、周りにいる人を自分で選ぶということは、中絶をする人が主体性を取り戻すことにつながる。先述のように、ＷｏＷに支援を求める理由で、「自宅で中絶薬を服用することはエンパワーメントだと思う」「自分の中絶を自分で行いたい」と述べたのは、合計四二％であった。メディアや病院は「中絶薬は麻酔を使った外科手術では感じない痛みや出血を伴う」と伝えるが、むしろ「痛みや出血を体験し」「自分に何が起こっているのか理解したい」と語っている女性もいる。

- 日本では薬が認可されておらず、全て手術で行われる。コロナ禍でパートナーの付き添いもなく、一人で孤独に手術を受けるのは耐えられない。
- パートナーと相談して、ＷｏＷに援助を受けることを決めた。……（中略）……パートナーも側にいたいと言うし、わたしも彼に側にいてほしい。
- 一人で麻酔を受けて、知らない人たちにモノ扱いされて、寝ている間に全部終わっているなんて悲しすぎる。
- 親友一人だけに話した。親友に側にいてもらう。
- 産んであげられなかった赤ちゃんと、家でさよならをしたい。大声で自由に泣きたい。

・本当は産んであげたいけど、経済的に無理。知らない人に自分の人生の大切なことに踏み込んでほしくない。
・自分が決めたことに反対かもしれない人たちは側にいてほしくない。自分に味方してくれる人たち（Among my people）の間で行いたい。

イヤだと思う環境を選ばないこと

病院での外科手術という方法がイヤだという人がいるのは前に述べたが、病院がイヤな理由を説明するとき「人とのつながり」「周りにいる人の態度」の部分が理由になっている場合もある。いわゆる「懲罰的」な医療従事者の態度ゆえに病院がイヤだ、ということである。

・病院で寝ている間に何をされるかわからなくて怖い。
・日本の病院で中絶をすると「中絶するなんてあなたはいいお母さんになれない」と言われる。
・前に病院で中絶をしたときに、まるで汚いものであるかのような扱いを受けた。
・日本の産婦人科は、中絶する人も妊娠を喜んで来ている人も混ざっている。医師に「ほら、あの人は妊娠するために頑張ったんだよ、そういう人もいるのにあなたはどうしようもない」と言われて悲しかった。
・コンドーム失敗。引っ越してきたばかりで不安定、この地域のことがよくわからない。

病院では中絶への偏見差別がある。どこの病院がいいかも何もわからない。

ここにコロナ禍に自宅で中絶を行った女性の聞き取りまとめた英国の調査がある（Aiken et al, 2021; Lohr et al, 2023）。英国では三〇年以上前から中絶薬が標準的な医療になり、コロナ禍以降は女性が自宅で中絶を行うことも標準医療となった。ここで自宅での中絶薬服用に関する英国女性の経験を調査したものを紹介する。調査によると、自宅で中絶した女性の九八％が「非常に満足」「満足」と答え、「再び中絶をするとしたら」との問いには、八〇％が「自宅での中絶」、一三％が「病院で外科手術か中絶薬を服用」と選び、七％が「わからない」、と答えたことは先述の通りである。自宅での中絶薬服用が良かった理由として一人は「親友であるルームメートだけに話した。髪もボサボサでいいし、着替えてお化粧する必要もなかった。温かいものがほしい時にそのルームメートがトマトスープをつくってくれた」、もう一人は「痛い時に周りを気にせず自分のとりたい姿勢を取ったり、声を出せた」と答えた。約一三％が場所として病院を選ぶと答えている理由は、中絶薬での中絶という点が問題というのではなく「中絶中に医療従事者など、人とのつながりが欲しかったから」「痛みに関してすぐにアドバイスが欲しかったから」等と答えている。調査に参加した女性たちは、自宅で中絶薬服用にしても、外科手術の場合も、全面的サポートと女性への信頼を温かい言葉や態度で表現してくれる医療従事者の二四時間対応があり、そのような温かさや、いつでも相談できる制度が重要であったと答えている。

この調査によると、英国の中絶支援の根底には「中絶する人のニーズが中心にある制度を目指す」という考えがあることがわかる。根底にある考え方から始まり、日本の制度は多くの改善を要する。また、中絶の方法や、医療技術の高さのみならず、中絶が行われる環境・人の接し方・中絶技術の実践のされ方（入院の要不要、入院の長さ等）なども見落としてはならない点であることが、日本人の語りからも、英国人の語りからもわかる。

なお、二〇二二年日本からWoWに支援を求めた女性で、「中絶反対派の人たちにとやかく言われたくない」と答えた一五％は明らかに外国人であった。日本人が答えなかったのは、日本では、病院の前で反対派グループの説得などがないことを日本人は知っているからだと思われる。

外国人であること

外国で暮らすことは容易ではない。言葉・慣習・異なる社会制度への理解など、壁は多い。外国人がWoWの支援を希望する場合、日本語を話せない、あるいは、日常会話ができても、医療の現場でうまく話せない、相手の言っていることを理解できる自信がない、滞在許可がないから公的機関にかかれないなどのケースが目についた。英語でのやりとりはできないため日本の医療機関側に断られた、というケースもあった。日本にいるなら日本語を話せ、という声も聞こえてきそうだが、言語は短期間に習得できるものではない。また、医療における会話はある程度の言語レベルを要する。だから、医療機関に英語を話せる人がいることや、英語を含む多言語で対応できるホットライン、費用の支援制度が必要である。

・日本に来たばかり。何がどこにあるのかわからない。郵便局や銀行さえもどうなっているのかわからない。日本語も話せないし、日本人も英語を話さない。
・日本語を話せない。通訳を雇うお金もない。夫は今一緒におらず、配偶者同意にサインできない。
・日本に学生として滞在。自分の国では中絶薬があるが、この国にはない。外科手術はでは、医師と会話できなければならないし、身体的にも心にもトラウマが残ると思う。病院で会話できるほど日本語ができない。怖い。
・日本語を話さないので、どこの病院に行っても拒否された。
・日本語まったく話さない。日本人の友達がいない。誰にも相談できない。

中絶は保険でカバーされていないので、日本の保険制度には関係ないはずだが、外国人ゆえに日本では中絶を受けられないと誤解しているケースもある。

・外国人だから日本の中絶は受けられない。
・日本の健康保険に入っていない。
・また、外国人故に低賃金労働にしか就けないというケースも目につく。
・滞在許可なし。危険な仕事をしている。パートナーの収入は一ヶ月三万円くらい。
・滞在許可がなく、手元に二〇〇〇円しかない。

・その他、外国に住んでいる故の脆さを感じさせる語りもあった。
・日本には根強い人種主義がある。しかも失業中。どこに行っても相手にされない。
・留学生。もし、学校に妊娠が知られたら、ビザを取り上げられる。

二〇二二年はコロナ禍である。コロナ禍、WoWに支援を求める外国人のケースとして、ホテルの清掃業やレストランの厨房のアルバイトが一旦停止になった(コストの理由と重なる)、自分の国で中絶を受けたいが飛行機に乗れないなどのケースが多かった。

おわりに

WoWに寄せられた当事者の声から日本の中絶制度の問題を整理すると以下の八つをあげることができる。

1 初期妊娠中絶に一〇万円というのは高額である。お金を集めている間に妊娠が進み、中絶はより高額になり、女性にとって身体・精神共により辛い体験になることもある。

2 麻酔が嫌だ、という声もある。麻酔での体験や麻酔への思いは制度からは見えない。寝ている間に知らない人に大切なことが行われる、胎児と向き合う機会がないなどが麻酔を嫌がる理由である。

3　法律では伝えなければならない相手、同意を得なければならない相手でも、伝えられない、あるいは伝えたくない場合がある。妊娠は円満な関係から起こるとは限らない。同意をすぐに取れない場合、中絶が進み、女性にとって中絶はより高額で身体・精神共により辛くなる。

4　女性が中絶をどう経験しているかを理解する際には「合法・非合法」「中絶薬・外科手術」「自宅・医療機関」のみならず、中絶が行われる環境、行われる場所に存在する中絶への考え方なども考慮されなければならない。女性が病院を選ばない場合、イヤであるのは、病院そのものではなく、病院の医療従事者の態度かもしれない。

5　中絶中に誰が傍にいるかも、中絶をする女性に大切な点である。経口中絶薬を服用し、初期妊娠中絶を自宅などで行うことの安全性が確立されている以上、「中絶中、誰も側にいて欲しくない」と女性が希望する場合、その希望を支援する制度も必要である。

6　暴力を受けていても、暴力を受けていると自覚していないケースもある。暴力を受けているとき、これは暴力だと人間が自覚できることは大切である。性教育から改革をする必要性もある。

7　医療機関に出向くことができない理由は様々である。

8　在留外国人のため、医療機関において、少なくとも英語、できれば多言語での対応が可能である。

冒頭で「なぜ日本に住む女性がＷｏＷの支援を希望するのか」という問いを投げかけたが、日本に住む女性がＷｏＷに支援を求めてくるのは、それらの問題点をＷｏＷが認識・実践し、満たしているからであると言える。最後に、女性が尊厳を持って安全に、その選択を尊重されながら中絶を受けることができる日本社会の構築を願いつつ筆を擱（お）く。

【註】

＊1　中絶薬提供に際するその他の条件はＷｏＷａを参照。

＊2　Online abortion service、オンライン診察と呼ばれる。

＊3　フランス。自分の国では中絶薬が標準医療だから中絶薬を積極的に選びたいという人はほかにも英国、アメリカ、スウェーデン、デンマーク出身の女性からも連絡があった。

【参考文献】（アルファベット順）

Aiken, ARA, PA Lohr, J Lord, N Ghosh, J Starling (2021) Effectiveness, safety and acceptability of no-test medical abortion (termination of pregnancy) provided via telemedicine: a national cohort study, *in BJOG: An international Journal of Obstetrics & Gynaecology*, 128(9), pp. 1464-1474. https://obgyn.onlinelibrary.wiley.com/doi/10.1111/1471-0528.16668 (Accessed 9 July 2024)

ARS (Agence Régionale de Santé) *Interruption Volontaire de Grossesse (IVG) médicamenteuse à domicile*, 2022. https://www.nouvelle-aquitaine.ars.sante.fr/guides-interruption-volontaire-de-grossesse-ivg (Accessed 9 July 2024)

Atay, H, H Perivier, K Gemzell-Danielson, J Guilleminot, D Hassoun, J Hottois, R Gomperts, E Levrier (2021) Why women choose at-home abortion via teleconsultation in France?: A mixed-method study on drivers of telemedicine abortion, BMJ Sexual & Reproductive Health. https://www.medrxiv.org/content/10.1101/2021.04.19.21255757v1 (Accessed 9 July 2024)

BPAS (UK Birth Pregnancy Advisory Service). *Medical abortion treatment at home*. https://www.bpas.org/abortion-care/abortion-treatments/the-abortion-pill/remote-treatment/(Accessed 9 July 2024)

Jayaweera R, Egwuatu BS, Nmezi S, Kristianingrum IA, Zurbriggen R, Grosso B, Bercu C, Gerdts C and Moseson H. (2023) Medical abortion safety and effectiveness with Misoprostol alone, Obstetrics and Gynaecology 6(10).

加藤雅枝・ゴンパーツ、レベッカ「中絶薬に伴う痛みと出血 ——２０２１年にＷｏＷから支援を受けた日本人女性の中絶薬服用体験」ＷｏＷ（https://www.womenonweb.org/en/page/21664/)

Lohr et al., (2023) Should COVID-specific arrangements for abortion continue? The views of women experiencing abortion in Britain during the pandemic, in *BMJ Sexual & Reproductive Health*, 48(4). https://srh.bmj.com/content/48/4/288.abstract (Accessed 9 July 2024)

ＷｏＷａ「経口中絶薬——あなたが知る必要があるすべて」。https://www.womenonweb.org/ja/abortion-pill#toc2（二〇二四年七月九日閲覧）

WoWb. "Why do you only need 4 tablets of Misoprostol after taking Mifepristone?". https://www.womenonweb.org/en/page/16446/why-do-you-only-need-4-tablets-of-misoprostol-after-taking (Accessed 9 July 2024)

ＷｏＷｃ「中絶薬を頼む——妊娠 初期 経口 中絶 薬 通販」。https://www.womenonweb.org/ja/i-need-an-abortion（二〇二四年七月九日閲覧）

WHO. Medical Management of Abortion, 2018. https://iris.who.int/bitstream/handle/10665/278968/9789241550406-eng.pdf?ua=1 (Accessed 9 July 2024)

【追記】

ＷｏＷは、日本で中絶にアクセスできない女性のために、左のようなスティッカーを作成した。

中絶薬は安全です
womenonweb.org に連絡をください。

ASK ME about ABORTION
Get abortion pills at womenonweb.org

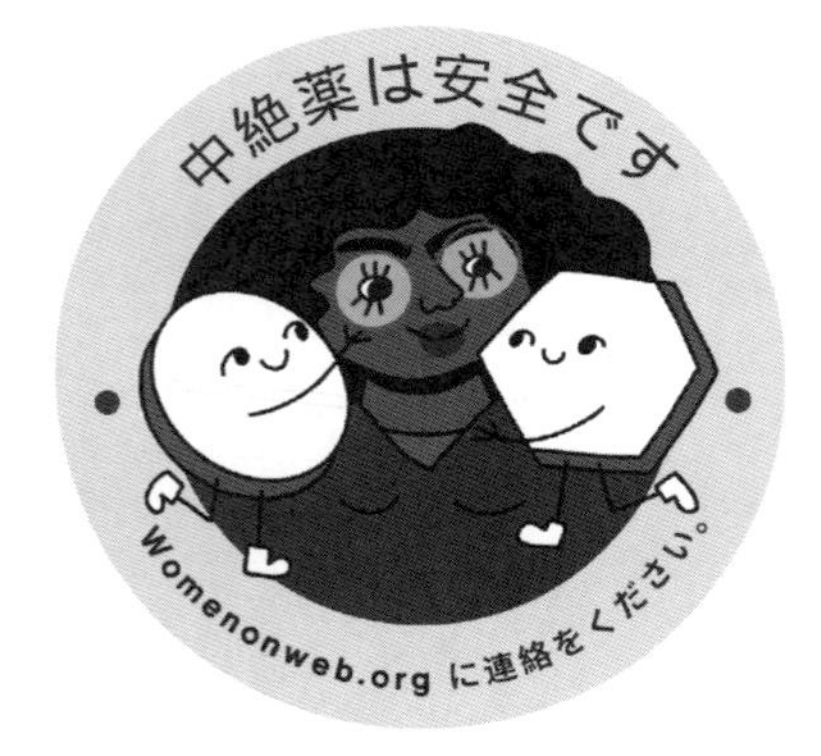

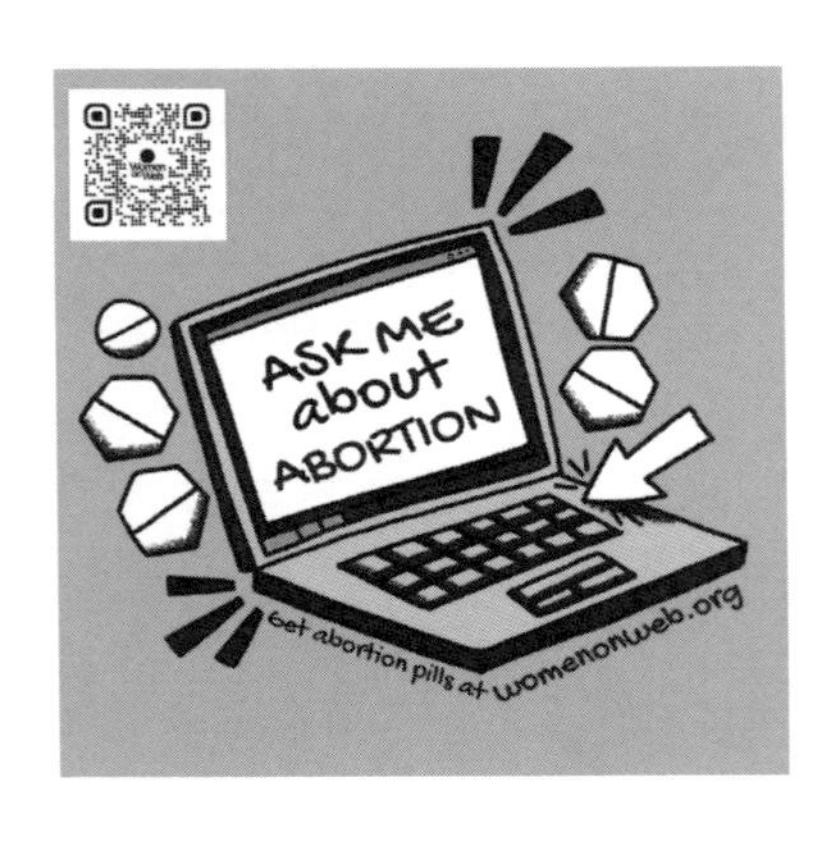

おわりに

大橋由香子

本書を読まれて、どのような感想をお持ちでしょうか。

人工妊娠中絶といっても、歩む人生によって、まわりの環境によって、相手男性との関係によって、その時の気持ちによって、ほんとうにいろいろな、様々な、誰とも違う、その人だけの経験があるのだなあと、つくづく感じます。中絶の意味合いも、選んだ・選ばざるをえなかった理由も、同じものはありません。

と同時に、異なる経験のそれぞれが、どこかでつながっていたり、似ていることがあったりして、不思議な気分にもなります。安易に共通点を見出すことは、危ういことです。それでも、仕方ないとあきらめてきたこと、生きづらいこと、周囲の態度に傷ついたことも、どんな言葉に助けられ、安心し、どんな情報が役に立ったのかも、まるで共鳴しているかのようです。女性への差別や偏見、性や身体を支配してきた暴力的な構造、権力の片寄りも、多くの経験から垣間見えてきます。

違うことと共通することは、相反(あいはん)するわけではないのかもしれません。そして、時代はこんなに変化したのに、変わっていないことの多さにも愕然とします。
だれの人生も、「正しい／間違っている」などと判定(ジャッジ)させてたまるものか――そんな怒りも、ふつふつと湧いてきます。中絶だけではありません。避妊も不妊手術も、自分が希望するものであれ、強いられたものであれ、なぜ、こんなに語りにくくさせられてきたのでしょう。

そして、「語られてこなかった」と言われるけれど、小さな声であっても、実は女たちは語ってもいます。「はじめに」で石原燃さんが書いてくれたように、本書はその声を集めようとしました。第I部では、中絶についての、つぶやき、言葉、証言や記録が、細い糸のように、ずっと存在していたこと、世の中の空気や法律がどんな影響を与えてきたのか、それに抗する動きについて、わたしのごく限られた見聞や体験から記述してみました。〝そういえば、こんな話を聞いた、あの本にあんなことが書かれていた〟と、本書が呼び水となって様々な経験が発見され共有されていくことを願っています。

副題にある38とは、第II部で大切な経験を文字にしてくれた二八人、第III部で自分の近くにいる／想いを寄せる人たちが、どのような状況で妊娠や中絶に遭遇しているか執筆してくれた七人、石原燃さんと対談してくれたイ・ランさん、そして編者二人を足した人数です。でも、それぞれの人が書いた・語ったものには、また別の中絶体験も出てきます。かつて女たちが集めたアンケートや手記もあれば、自伝の中で触れられた経験、母親や、姉妹、友だちの話も入っています。本書の中のそうした経験を数えあげてみたら、何人になるでしょう。その入り口にいる人という意味で「38の異なる経験」としました。読者の皆さんも、自分や誰かのことが脳裏をよぎるのではないでしょうか。

本書編集の大詰めのタイミングで、優生保護法強制不妊手術の国家賠償訴訟について、最高裁判所の判決が出ました（三四二頁参照）。その後、裁判の原告団、弁護団、優生連（優生保護法問題の全面解決をめざす全国連絡会）は、判決を上回る基本合意、新たな補償法をつくるべきだと、省庁や国会議員と交渉してきました。優生連共同代表の一人として、わたしも微力ながらできることをしてきました。柴田邦子さんが中絶体験について語ったことも力となり、一〇月八日に成立した法律では、最高裁判決では触れていない、優生的な理由による中絶も謝罪や補償の対象になったのです。今後、その運用も気になります。

また一〇月下旬には、女性差別撤廃委員会（CEDAW）が日本政府に対して、刑法堕胎罪と母体保護法を改正して、安全に中絶できるようにすること、母体保護法の配偶者同意要件をなくすこと、経口中絶薬を含む中絶サービスを、安価に、すべての女性が利用できるようにすること、と勧告を出しました。これは、日本において女性運動が求めてきたことです。中絶を罰するのではなく、ケアの対象として、女性の権利と捉える方向に舵をきり、人々を苦しめてきた罪悪感の根っこを揺るがす時期がきています。

小学生の頃から、わたしは、ユウセイホゴホウという言葉を聞いていました。内緒話というわけでもなく、母親の話によく出てくるのです。結婚して妊娠したと思った母が、喜んで病院に行くと、あなたならユウセイホゴホウですぐに（無料で）中絶できる、と言われたそうです。医師や看護師に、出産は無理と決めつけられた母は、その病院には二度と行かず、近所のお産婆さんの助産院でお産をしました。最初の大きな病院では、赤ん坊をおぶい幼な子を連れて困りはてた様子の女性に向かって、「また妊娠？　そんな子宮とっちゃいなさい」と医療者が叱っていたというのも、何回も聞いた母の昔話です。中絶や優生保護法にわたしが関心を持ちつづける理由のひとつに、母が語ってきたことが関係しているかもしれません。

本書ができあがるまでに、原稿をお寄せくださった皆さんをはじめ、たくさんの方々のお世話になり、お力をかしていただきました。お名前をあげることはしませんが、厚くお礼を申し上げます。そして、共編者の石原燃さん、明石書店の赤瀬智彦さん、殿垣くるみさん、この本を一緒にかたちにできたことに、心からの感謝をお伝えします。

二〇二四年一一月

中絶に関する書籍・作品リスト

※中絶に関する見解は、編者・筆者と異なる場合もある。
※本文で引用・言及した論文や書籍については各章末のリストも参照されたい。

書籍／単行本／本（末尾に＊マークがあるのは小説）

朝日新聞社会部『母さんごめん、もう無理だ きょうも傍聴席にいます』幻冬舎、二〇一六年。
朝日新聞社会部『ひとりぼっちが怖かった きょうも傍聴席にいます』幻冬舎、二〇二一年。
アーシュラ・K・ル＝グウィン著、畔柳和代訳「立場を守る」平石貴樹編『しみじみ読むアメリカ文学――現代文学短編作品集』松柏社、二〇〇七年、三三～五四頁。＊
アニー・エルノー著、堀茂樹訳『嫉妬』早川書房、二〇〇四年。＊
石井美智子「中絶の権利」『生命倫理とは何か』市野川容孝編、平凡社、二〇〇二年。
石川義正『存在論的中絶論』月曜社、二〇二三年。
石原燃「いくつかの輪郭とその断片」『文藝界』八月号、文藝春秋、二〇二三年。＊
井上理津子『遊廓の産院から――産婆50年、昭和を生き抜いて』河出書房新社、二〇一三年。

上野千鶴子・綿貫礼子編著『リプロダクティブ・ヘルスと環境——共に生きる世界へ』工作舎、一九九六年。

江原由美子編『生殖技術とジェンダー——フェミニズムの主張3』勁草書房、一九九六年。

太田典礼『堕胎禁止と優生保護法』経営者科学協会、一九六七年。

オード・ピコー著、大西愛子訳『クレール——パリの女の子が探す「幸せ」な「普通」の日々』DU BOOKS、二〇一九年。

大橋由香子「産む産まないは女（わたし）が決める　優生保護法改悪阻止運動から見えたもの」『講座女性学3　女は世界をかえる』女性学研究会編、勁草書房、一九八六年、四八～七三頁［岩波書店『新編日本のフェミニズム．5（母性）』一九九一年、一五八～一七四頁に後半部分のみ収録］。

——「産むか・産まないか——からだと健康をめぐる女性の運動」『学生のためのピース・ノート二』コモンズ、二〇一五年、一六六～一八四頁。

——「人口政策の連続と非連続——リプロダクティブ・ヘルス／ライツの不在」西山千恵子・柘植あづみ編著『文科省／高校「妊活」教材の嘘』論創社、二〇一七年、一六二～一八九頁。

——「優生保護法によって傷ついた女たちの経験から」『世界』四月号、岩波書店、二〇一八年、二一三～二二一頁。

——「国に強制された不妊手術　自由奪われた被害者の苦悩」『ジャーナリズム』六月号、朝日新聞社、二〇一八年、六六～七三頁。

——「性暴力と人工妊娠中絶——優生保護法と母体保護法は何を『保護』してきた？」『現代思想』七月号、青土社、二〇一八年、八七～九五頁。

――「『なまじっか』という困った事態――日本で中絶薬が承認されず同『姓』婚が強要される理由を考える」『エトセトラ』7巻、エトセトラブックス、二〇二二年、九二～九五頁。

――「避妊・中絶への自己決定権を求めて」『世界』四月号、岩波書店、二〇二三年、一二〇～一二七頁。

緒方房子『アメリカの中絶問題――出口なき論争』明石書店、二〇〇六年。

荻野美穂『生殖の政治学――フェミニズムとバース・コントロール』山川出版社、一九九四年。

――『中絶論争とアメリカ社会――身体をめぐる戦争』岩波書店、二〇〇一年。

――『「家族計画」への道　近代日本の生殖をめぐる政治』岩波書店、二〇〇八年。

――『女のからだ――フェミニズム以後』岩波新書、二〇一四年。

小野美由紀「産むのを手離した時のこと」『わっしょい！妊婦』CCCメディアハウス、二〇二三年、一五二～一七四頁。

女たちの情報をひろげる会編『女たちの便利帳』ジョジョ企画。一九九〇年から二〇〇九年まで、編集室編、教育史料出版会販売等に変わりながら七回発行。

「女の人権と性」シンポジウム有志編『沈黙をやぶった女たち』ミネルヴァ書房、一九八八年。

加藤シヅエ『ふたつの文化のはざまから――大正デモクラシーを生きた女』船橋邦子訳、青山館、一九八五年。

ガブリエル・ブレア著、村井理子訳『射精責任』太田出版、二〇二三年。

菊田昇『お母さん、ボクを殺さないで』暁書房、一九八八年。

キャロル・ギルガン著、川本隆史・山辺恵理子・米典子訳『もうひとつの声で――心理学の理論とケ

ア の倫理』風行社、二〇二二年。

共同通信社社会部編『わが子よ――出生前診断、生殖医療、生みの親・育ての親』現代書館、二〇一四年。

グループRIM編『産みます 産みません』NTT出版、一九九三年。

河野美代子『さらば、悲しみの性――産婦人科医の診察室から』高文研、一九八五年〔『新版 さらば、悲しみの性――高校生の性を考える』集英社、一九九九年〕。

齋藤有紀子編著『母体保護法とわたしたち――中絶・多胎減数・不妊手術をめぐる制度と社会』明石書店、二〇〇二年。

斎藤美奈子『妊娠小説』筑摩書房、一九九四年。

酒井あゆみ『堕ろすとき……』ぶんか社、二〇〇六年。

佐藤瑞枝『福田昌子とその時代――戦後改革期女性国会議員の一〇年』ドメス出版、二〇二一年。

澤地久枝『昭和史のおんな』文藝春秋、一九八〇年。

サンドラ・シュルツ著、山本知佳子訳『「欠陥だらけの子ども」と言われて――出生前診断と愛情の選択』岩波書店、二〇一九年。

志賀暁子『われ過ぎし日に』学風書院、一九五七年。

社会評論社編集部編『女性の性と中絶――優生保護法の背景』社会評論社、一九八三年。

ジョン・アーヴィング著、真野明裕訳『サイダーハウス・ルール』文藝春秋、一九九六年。＊

スリーク、イ・ラン著、吉良佳奈江訳『カッコの多い手紙』書肆侃侃房、二〇二三年。

谷口真由美著『リプロダクティブ・ライツとリプロダクティブ・ヘルス』信山社、二〇〇七年。

田間泰子『母性愛という制度――子殺しと中絶のポリティクス』勁草書房、二〇〇一年。

千葉徳爾、大津忠男『間引きと水子――子育てのフォークロア』農山漁村文化協会、一九八三年。

塚原久美『中絶技術とリプロダクティヴ・ライツ――フェミニスト倫理の視点から』勁草書房、二〇一四年。

――『日本の中絶』筑摩書房、二〇二二年。

柘植あづみ『妊娠を考える――〈からだ〉をめぐるポリティクス』NTT出版、二〇一〇年。

――『生殖技術――不妊治療と再生医療は何をもたらすか』みすず書房、二〇一二年。

――『生殖技術と親になること――不妊手術と出生前検査がもたらす葛藤』みすず書房、二〇二二年。

柘植あづみ、菅野摂子、石黒眞里『妊娠――あなたの妊娠と出生前検査の経験をおしえてください』洛北出版、二〇〇九年。

ティアナ・ノーグレン著、塚原久美・日比野由利・猪瀬優理訳『中絶と避妊の政治学――戦後日本のリプロダクション政策』青木書店、二〇〇八年→『新版　中絶と避妊の政治学』岩本美砂子監訳、塚原久美・日比野由利・猪瀬優理訳、岩波書店、二〇二三年。

利光惠子『受精卵診断と出生前診断――その導入をめぐる争いの現代史』生活書院、二〇一二年。

中沢けい『海を感じる時』講談社、一九七八年。＊

中西恵理子『マンガはじめての出生前診断』かもがわ出版、二〇一五年。

西成彦『世界文学のなかの「舞姫」』みすず書房、二〇〇七年。

日本家族計画連盟編『悲しみを裁けますか――中絶禁止への反問』人間の科学社、一九八三年。

萩原葉子『蕁麻の家』講談社、一九九七年。＊

原田皐月『獄中の女より男に』青鞜社、一九一五年。(aozora.gr.jp) ＊

バーバラ・ドゥーデン著、田村雲供訳『胎児へのまなざし――生命イデオロギーを読み解く』阿吽社、一九九三年。

パンドラ編『東京おんなおたすけ本』Part2パンドラ、一九八九年(Part1は、月日の種舎編、現代書館、一九八六年)。

日比野由利、柳原良江編『テクノロジーとヘルスケア――女性身体へのポリティクス』生活書院、二〇一一年。

フランシス・スピネル著、福井美津子訳『主婦マリーがしたこと』世界文化社、一九九二年。

藤目ゆき『性の歴史学――公娼制度・堕胎罪体制から売春防止法・優生保護法体制へ』不二出版、一九九七年。

婦人協同法律事務所編著(金住典子、石井小夜子、榊原富士子、志賀由美子、古財保子執筆)『いまなぜ優生保護法改悪か？』労働教育センター、一九八三年。

ヘレン・ハーデカー著、塚原久美監訳、清水邦彦監修、猪瀬優理・前川健一訳『水子供養　商品としての儀式――近代日本のジェンダー／セクシュアリティと宗教』明石書店、二〇一七年。

ボストン「女の健康の本」集団著、秋山洋子・桑原和代・山田美津子訳『女のからだ　性と愛の真実』合同出版、一九七四年。

ボストン女の健康の本集団、日本語版翻訳グループ訳『からだ・私たち自身』松香堂書店、一九八八年［WAN(women's action network)サイト「ミニコミ図書館」で公開］。(https://wan.or.jp/dwan/

detail/8285)

マーガレット・アトウッド著、大島かおり訳『浮かびあがる』新水社、一九九三年。＊

――――斎藤英治訳『侍女の物語』早川書房、二〇〇一年。＊

――――鴻巣友季子訳『誓願』早川書房、二〇二三年。＊

マグダ・ディーンズ著、加地永都子訳『悲しいけれど必要なこと――中絶の体験』晶文社、一九八四年。

松田解子『女性線』あけび書房、一九九五年。＊

松原洋子編『優生保護法関係資料集成』全六巻、六花出版、二〇一九～二〇二〇年。

丸本百合子、山本勝美『産む・産まないを悩む時――母体保護法時代のいのち・からだ』岩波書店（岩波ブックレット）一九九七年。

村田沙耶香『殺人出産』講談社、二〇一四年。＊

――――『消滅世界』河出書房新社、二〇一五年。＊

森冬実『からだのおしゃべり――安全な避妊・中絶と出産』亜紀書房、一九八七年。

森冬実・からだのおしゃべり会『女のからだ　わたしたち自身――避妊・中絶・セーフSEX』毎日新聞社、一九九八年。

山根純佳『産む産まないは女の権利か――フェミニズムとリベラリズム』勁草書房、二〇〇四年。

山中美智子、玉井真理子、坂井律子偏著『出生前診断　受ける受けない誰が決めるの？　遺伝相談の歴史に学ぶ』生活書院、二〇一七年。

ヤンソン柳沢由実子著『リプロダクティブ・ヘルス／ライツ　からだと性、わたしを生きる』国土社、一九九七年。

優生手術に対する謝罪を求める会編『優生保護法が犯した罪——子どもをもつことを奪われた人々の証言』現代書館二〇〇三年［(増補新装版）二〇一八年］。

米津知子、大橋由香子（聞き手）「重さくらべや後回しからは、何も生まれない——優生保護法問題をめぐる女性解放と障害者解放」『現代思想』二月号、青土社、一九九八年、二三四～二四二頁。

米津知子、大橋由香子「女（わたし）のからだから——SOSHIRENと障害者運動がつないできたもの」『現代思想』五月号、青土社二〇一七年、一五〇～一六五頁。

米本昌平・橳島次郎・松原洋子・市野川容孝『優生学と人間社会——生命科学の世紀はどこへ向かうのか』講談社、二〇〇〇年。

六花出版編集部編『優生保護法関係資料集成　第二期　市民運動編』全八巻、六花出版、二〇二〇～二〇二一年。

リード・ボーランド著、アニカ・ラーマン編、房野桂訳『性と生殖に関する権利　リプロダクティブ・ライツの推進』明石書店、一九九七年。

ルシア・ベルリン著、岸本佐知子訳『すべての月、すべての年』講談社、二〇二二年。＊

ローラ・カプラン著、塚原久美訳『ジェーンの物語——伝説のフェミニスト中絶サービス地下組織』書肆侃侃房、二〇二四年。

ロジャー・ローゼンブラッド著、くぼたのぞみ訳『中絶——生命をどう考えるか』晶文社、一九九六年。

ロビン・スティーブンソン著、塚原久美訳『中絶がわかる本』アジュマブックス、二〇二一年。

我妻尭『リプロダクティブヘルス——グローバルな視点から性の健康をみつめる』南江堂二〇〇二年。

雑誌、ムック等の特集

「特集　産む・産まない・産めない」『あごら』二八号あごら二八号編集委員会編、BOC出版、一九八三年。

「特集　産む・産まぬ……」『新しい家庭科――We』二巻（二）、ウイ書房、一九八三年五月号。

『女・妊娠中絶（シリーズ・いまを生きる九）』ユック舎、一九八四年。

「特集・いま、あらためて人工妊娠中絶を問う」〝人間と性〟教育研究協議会『ヒューマン・セクシュアリティ』No.13（第四巻第四号）東山書房、一九九三年。

「特集　SRHRは『からだの権利』」〝人間と性〟教育研究協議会企画編集『季刊セクシュアリティ』（一〇七）、エイデル研究所、二〇二二年。

「特集・中絶のケア」『助産雑誌』第五七巻第三号、医学書院、二〇〇三年三月。

「特集・人口が問題なのか？――リプロダクティブ・ライツの逆襲」『インパクション八九』インパクト出版会、一九九四年。

「特集・優生保護法と自己決定権」『インパクション九七』インパクト出版会、一九九六年。

「特集　人工妊娠中絶」『現代性教育研究』通巻五五号、財団法人日本性教育協会編集、小学館、一九八二年一二月号。

「特集 リプロダクションの経験と保健医療」『保健医療社会学論集』第二八巻一号、日本保健医療社会学会、二〇一七年。とくに、熱田敬子「『お母さん』支援としての中絶ケアの問題性――人工妊娠中絶の医療・看護の患者経験から」三四～四三頁。

パンフレット、自主刊行物

あさとりすみえ編集「第8回女と健康国際会議1997ブラジル報告集」一九九七年。

グループℓ制作（渡部愛子代表）『女性のだれにもいえないからだのことやセックスのことを考える本』グループℓ、改訂版、一九九九年。

女と健康連絡会編「ウガンダ　赤い大地より――第7回女と健康国際会議・ウガンダ報告集」女と健康連絡会、一九九三年。

女のためのクリニック準備会　編集・発行『中絶　女たちのメッセージ』一九八五年。

「特集・優生保護法と女たち」戦後の女性記録継承プロジェクト『福岡　女たちの戦後』第四号、福岡女性史研究会、二〇一九年。

戦争への道を許さない女たちの埼玉集会編「女には産めない時もある？　優生保護法「改正」ぜったい反対!!」五月社、一九八二年。

優生保護法改悪＝憲法改悪と闘う女の会編「優生保護法改悪とたたかうために」82優生保護法改悪阻止連絡会、一九八二年。

演劇・映画・ドラマ

アレックス・トンプソン監督『セイント・フランシス』ハーク、二〇二二年公開。

石原燃『彼女たちの断片』東京演劇アンサンブル、二〇二二年初公演。

エリザ・ヒットマン監督『17歳の瞳に映る世界』パルコ、二〇二一年公開。

オドレイ・ディワン監督『あのこと』ギャガ、二〇二二年公開。

クリスティアン・ムンジウ監督『4ヶ月、3週と2日』コムストック・グループ　二〇〇八年公開。

ゲイル・シンガー監督『中絶——北と南の女たち』T&Kテレフィルム、一九九五年公開。

セリーヌ・シアマ監督『燃ゆる女の肖像』ギャガ、二〇二〇年公開。

デイヴィッド・ショア監督『グッド・ドクター』シーズン1、ABC、二〇一七年公開。

ナンシー・サボカ、シェール監督『スリーウイメン　この壁が話せたら』一九九七年公開。

フィリス・ナジー監督『コール・ジェーン　女性たちの秘密の電話』プレシディオ、二〇二四年公開。

ベン・テイラー監督『セックス・エデュケーション』シーズン1、Netflix、二〇一九年公開。

マイク・リー監督『ヴェラ・ドレイク』二〇〇四年公開。

メアリー・ハロン監督『またの名をグレイス』Netflix、二〇一七年公開。

山上千恵子監督、佐々木靜子監修、ワーク・イン『中絶IIこころ編　わたしを生きるために』横浜市女性協会、一九九二年（ビデオ）。

山田由梨『わかろうとはおもっているけど』贅沢貧乏、二〇一九年初公演。

岩崎眞美子（いわさき・まみこ）
フリーランスライター・編集者。学生時代より編集・ライターの仕事に携わり、音楽系出版社を経てフリーランスに。近年の主な執筆テーマはリプロダクティブ・ヘルス&ライツ、教育、医療、女性史、ジェンダーなど。

田中雅子（たなか・まさこ）
上智大学教員、社会福祉士。アジアとアフリカで開発援助や社会運動にかかわった後、2010年より大学教員。人の移動が移民とその出身国にもたらす影響について研究。監訳・編著に『厨房で見る夢』（ビゼイ・ゲワリ著、上智大学出版）。

吉野 靫（よしの・ゆぎ）
クィア、トランスジェンダー。トランスジェンダーに関する研究のほか、講演や研修も行う。単著に『誰かの理想を生きられはしない』（青土社）、共著に『10代に届けたい5つの"授業"』（大月書店）、『マイノリティだと思っていたらマジョリティだった件』（ヘウレーカ）など。

加藤雅枝（かとう・まさえ）
Women on Web研究員。ライデン大学で政治学・女性学博士号取得。ライデン大学、アムステルダム大学、サセックス大学で研究員を経て、現職。オランダ在住。著書に*Women's Rights? Politics of Eugenic Abortion in Modern Japan*（Amsterdam University Press）など。

【編著者紹介】

石原 燃（いしはら・ねん）

劇作家。小説家。2010年、『フォルモサ！』が劇団大阪創立40周年戯曲賞大賞を受賞。2011年には短編戯曲『はっさく』がＮＹのチャリティー企画「震災 SHINSAI: Theaters for Japan」で取り上げられた。2020年に自身初の小説『赤い砂を蹴る』が第163回芥川賞候補、2023年に中絶する一夜を描いた戯曲『彼女たちの断片』が第67回岸田國士戯曲賞候補となる。その他、男性の性暴力サバイバーを描いた戯曲『蘇る魚たち』、『彼女たちの断片』の続編ともいえる小説『いくつかの輪郭とその断片』（文學界2023.7月号掲載）など。

大橋由香子（おおはし・ゆかこ）

フリーライター・編集者。著書に『翻訳する女たち中村妙子・深町眞理子・小尾芙佐・松岡享子』（エトセトラブックス）、『満心愛の人』（インパクト出版会）、『生命科学者中村桂子』『同時通訳者鳥飼玖美子』（理論社）、『ニンプ・サンプ・ハハハの日々』（社会評論社）。共編著『福島原発事故と女たち』（梨の木舎）。『千代田区女性史（1996～2020）』（千代田区）の企画委員・編集委員。「SOSHIREN　女（わたし）のからだから」や「優生手術に対する謝罪を求める会」でSRHRに関する活動もしている。

【第Ⅲ部執筆者紹介】

加地紗弥香（かじ・さやか）

神奈川新聞記者。早稲田大学卒業後、地方のブロック紙勤務を経て、調査報道に特化したNPO法人「ワセダクロニクル（現Tansa）」で旧優生保護法の問題に取り組む。2021年に神奈川新聞に入社、現在は横浜市政を担当。

篠原芙由（しのはら・まゆ）＊仮名

助産師。大学卒業後、沖縄県内の総合病院で助産師として勤務。その後、他県の総合病院で勤務し、2025年4月から大学院に進学。

中島かおり（なかじま・かおり）

認定NPO法人ピッコラーレ代表理事、助産師。著書に『漂流女子』（朝日新聞出版）がある。

わたしたちの中絶――38の異なる経験

2024年12月25日　初版第1刷発行
2025年 4 月14日　初版第2刷発行

編著者 ――― 石原 燃・大橋由香子
発行者 ――― 大江道雅
発行所 ――― 株式会社 明石書店
〒101-0021 東京都千代田区外神田 6-9-5
電話 03-5818-1171　FAX 03-5818-1174
振替 00100-7-24505
https://www.akashi.co.jp

装　丁 ――― 清水 肇（prigraphics）
印　刷 ――― 株式会社文化カラー印刷
製　本 ――― 協栄製本株式会社

ISBN 978-4-7503-5859-8
（定価はカバーに表示してあります）

ジェンダーに基づく暴力の連鎖を断ち切る

被害者／サバイバー中心ガバナンスによる包括的アプローチ

経済協力開発機構（OECD）編著
濱田久美子 訳

■A5判／上製／240頁 ◎3800円

親密なパートナーからの暴力、性的虐待、身体的・経済的・心理的虐待、テクノロジーを悪用した暴力、人身売買、女性器切除、強制的な児童婚など、女性や女児に対する暴力を撲滅するにはどうしたらよいか。OECD調査研究をもとに、この複雑な問題の根本的な解決に迫る。

●内容構成●

近代日本の優生学

〈他者〉像の成立をめぐって

本多創史 著

■四六判／上製／336頁 ◎4500円

ある人々を断種手術の対象として見なすのは、彼らが子孫を残すことは共同体のためにならないと判断したからだ。では科学者たちはいかに彼らを〈他者〉として措定し、手術の導入を正当化したのか？ 近代日本で優生学が定着していく様相を描きとった気迫の書。

●内容構成●

〈価格は本体価格です〉